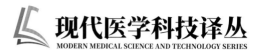

现代医学科技译丛
MODERN MEDICAL SCIENCE AND TECHNOLOGY SERIES

肾癌：现状与前沿

Renal Cancer Current Status and Innovations

[英] 克里斯托弗·安德森（Christopher Anderson）
[英] 迈赫兰·阿夫沙尔（Mehran Afshar）　主编

王林辉　吴震杰　甘欣欣　主译

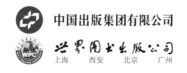

中国出版集团有限公司

世界图书出版公司
上海　西安　北京　广州

图书在版编目（CIP）数据

肾癌：现状与前沿 / (英) 克里斯托弗·安德森，
(英) 迈赫兰·阿夫沙尔主编；王林辉, 吴震杰, 甘欣欣
译. -- 上海：上海世界图书出版公司, 2025.1
　　ISBN 978-7-5192-9665-0

　　Ⅰ.①肾… Ⅱ.①克… ②迈… ③王… ④吴… ⑤甘
…Ⅲ.①肾癌—诊疗 Ⅳ.①R737.11

中国国家版本馆CIP数据核字(2024)第091054号

First published in English under the title
Renal Cancer: Current Status and Innovations
edited by Christopher Anderson and Mehran Afshar
Copyright © Springer Nature Switzerland AG, 2022
This edition has been translated and published under licence from
Springer Nature Switzerland AG.

书　　名	肾癌：现状与前沿	
	Shen'ai : Xianzhuang yu Qianyan	
主　　编	[英] 克里斯托弗·安德森　　[英] 迈赫兰·阿夫沙尔	
主　　译	王林辉　　吴震杰　　甘欣欣	
策　　划	曹高腾	
责任编辑	芮晴舟	
出版发行	上海世界图书出版公司	
地　　址	上海市广中路 88 号 9-10 楼	
邮　　编	200083	
网　　址	http://www.wpcsh.com	
经　　销	新华书店	
印　　刷	运河（唐山）印务有限公司	
开　　本	889 mm × 1194 mm 1/16	
印　　张	13.75	
字　　数	347 千字	
版　　次	2025 年 1 月第 1 版　　2025 年 1 月第 1 次印刷	
版权登记	图字 09-2023-0890 号	
书　　号	ISBN 978-7-5192-9665-0/R·733	
定　　价	130.00 元	

译者名单

主　译　王林辉　吴震杰　甘欣欣

副主译　包业炜　董　凯　皇甫钊　王　正

译　者（按姓氏笔画排序）

王　杰　王　城　王欣政　刘　影　江爱民

孙玮豪　李金鑫　杨懿人　吴　涵　何紫微

宋家璈　陈　童　周　烨　胡佳涛　柳文强

祝宝华　顾　迪　蒋文韬

（译者单位：海军军医大学第一附属医院）

主译简介

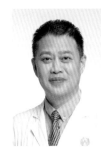

　　王林辉，海军军医大学第一附属医院（上海长海医院）泌尿外科主任医师、教授，博士生导师。兼任上海市医师协会泌尿外科医师分会会长，上海市医学会男科学专科委员会主任委员，上海市医学会泌尿外科专科委员会候任主任委员，中华医学会泌尿外科分会委员，中国医师协会内镜医师分会副会长，中国医师协会男科医师分会副会长，中国医师协会泌尿外科医师分会常委会委员，中国医师协会医学机器人医师分会常委会委员，上海市医学会第 36 届理事会理事，中国医师协会第 4 届理事会理事。担任《中国外科年鉴》副主编、《中华泌尿外科杂志》常务编委、《机器人外科学杂志》常务编委以及《中国肿瘤生物治疗杂志》《中华腔镜外科杂志》《微创泌尿外科杂志》《临床泌尿外科杂志》等杂志编委。兼任上海大学医学院和上海理工大学研究生导师。

　　擅长泌尿系肿瘤的微创治疗、晚期肿瘤的综合治疗、泌尿系先天性疾病及泌尿系统损伤的综合诊治。以通讯作者或第一作者发表论文 180 余篇，SCI 论文 60 余篇，影响因子 10 分以上 6 篇，单篇影响因子最高 27.4 分，主编或副主编专著 7 部。作为项目主要负责人，先后主持国家自然科学基金重点项目、科技部重大专项子课题、国家自然科学基金面上项目、军队重点研发项目等省部级以上基金 20 余项，总资助额达 8000 余万元。先后获国家科技进步奖二等奖 3 项、教育部科技进步奖一等奖 1 项、上海市科技进步奖一等奖 2 项、上海市科技进步奖二等奖 2 项、上海医学科技奖一等奖 2 项、军队医疗成果奖一等奖 2 项、军队医疗成果奖三等奖 1 项和军队科技进步奖三等奖 1 项。入选上海市领军人才、上海市优秀学科带头人、上海市卫生系统"新百人"等人才计划项目；荣获上海市卫生系统银蛇奖一等奖、仁心医者·上海市杰出专科医师奖、第 15 届上海市科技精英、军队医疗工作先进个人等荣誉。荣立军队个人二等功 1 次，军队个人三等功 3 次，2016 年起享受国务院特殊津贴。

主译简介

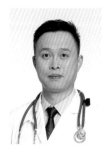

吴震杰，医学博士，海军军医大学第一附属医院泌尿外科副主任医师、副教授、硕士研究生导师，兼任美国拉什大学医学中心、意大利佛罗伦萨大学医学院、都灵大学医学院、那不勒斯费德里科二世大学客座教授，2022年长海医院首批"优博计划"引进人才。主攻肾脏肿瘤及腹膜后肿瘤，长期扎根临床一线，专注于手术技术改良和创新，临床技能全面。精通开放手术、腹腔镜手术、机器人手术、泌尿内镜手术。30岁开始在国际性或全国性学术会议现场进行手术演示，在国际上首次提出了改良肾盂输尿管肿瘤手术的 P.R.E.S.S. 技术，并在国内外推广应用。近5年以第一负责人主持国家自然科学基金面上项目3项，入选上海市教育委员会"曙光学者"计划（2022）、上海市卫生健康委员会"医苑新星"优秀青年医师计划（2019）、上海市科学技术委员会青年科技英才"扬帆计划"（2016）以及医院"国家优青"后备人才计划（2018）。作为副主编参与编写《肾脏肿瘤外科学》，参编英文专著 *The Training Courses of Urological Laparoscopy*。获国家发明专利及实用新型专利授权各2项。以第一或通讯作者（含共同）在 *Cancer Cell*、*European Urology*、*Nature Communications* 等杂志发表 SCI 论文 30 余篇，H-index 26，负责多项国际或国内多中心临床研究。荣获国家科技进步奖二等奖1项（2019年，第5完成人）、国家教育部高等院校科技进步奖一等奖1项（2018年，第5完成人）、上海市科技进步奖一等奖1项（2013年，第5完成人）、上海市医学科技奖一等奖1项（2020年，第4完成人）以及军队医疗成果奖三等奖1项（2014年，第2完成人）。先后担任欧洲泌尿外科学会（EAU）青年学术委员会（YAU）委员（中国大陆首位）、美国弗吉尼亚联邦大学医学院高级职称国际通讯评审专家、国家自然科学基金函审专家、亚洲男科学会青年委员、中国医师协会泌尿外科医师分会（CUDA）青年委员、中华医学会泌尿外科学分会青年委员会微创学组成员、中国医师协会男科医师分会青年委员、上海市医学会男科学分会青年委员会副主任委员、上海市泌尿外科质量控制督导委员会专家组成员、上海市中西医结合学会智慧医疗与人工智能专委会委员。

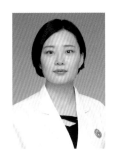

甘欣欣，毕业于复旦大学，专注于肾癌转移及耐药基础研究，探索肾癌肿瘤标志物、分子分型以及药物新靶点，参与负责多项肾癌相关临床多中心研究，注重临床与基础转化研究；以第一作者或共同第一作者发表 SCI 论文 6 篇，单篇最高影响因子 12 分，参与编写《肾脏肿瘤外科学》。

中文版序

  肾癌是我国三大常见泌尿系统肿瘤之一，其发病率呈现逐年上升趋势。数据显示，2020 年全球肾癌发病人数为 43.1 万，死亡人数为 17.9 万；我国的发病人数为 7.3 万，死亡人数为 4.3 万。近 20 年来，随着技术发展以及研究深入，在肾癌致病因素、早期诊断、治疗方式及晚期肾癌综合治疗等方面均取得突破性进展。

  肾癌的诊治需要医生对临床标准疗法以及技术前沿都有足够的了解。《肾癌：现状与前沿》（*Renal Cancer: Current Status and Innovations*）由英国著名泌尿外科专家克里斯托弗·安德森（Christopher Anderson）和迈赫兰·阿夫沙尔（Mehran Afshar）主编，并由施普林格（Springer）出版社出版，旨在为全球读者提供全方位的肾癌诊疗知识以及现代进展的综述。本书共 23 章，内容涵盖了肾癌流行病学数据、早期筛查诊断、生物标志物、肾癌手术治疗以及患者护理的心理策略，还包括了人工智能大数据在肾癌研究及管理中的作用等。对全球致力于肾癌临床治疗和研究的泌尿外科医生来说，这是一本内容全面、论题新颖的指导用书。

  为了提升本书的可读性和易读性，上海长海医院（海军军医大学第一附属医院）泌尿外科团队将其翻译成中文译本，团队成员通过深入发掘该书内涵，精心编排章节结构，细致组织科学语言，在保证原著内容完整性的同时，编译成中国学者易读易懂的专著，将大大增加读者对肾癌科学前沿的认知和理解，是一本值得推荐的好书。

目录

第一章 引言

Christopher Anderson, Mehran Afshar　著

包业炜　译

王　正　校

在过去的 20 年里，肾癌的诊疗模式不断革故鼎新。技术的迭代速度之快，使得很多论文在发表后不久就成为历史文献。这些进展不仅代表了现代医学的飞速前进，更映射出人类对治愈疾病的不懈追求。例如，21 世纪抗血管生成药物的发现，使转移性肾癌的治疗方式发生巨大转变；而血管生成的概念，早在 1787 年就被英国外科医生约翰·亨特（John Hunter）提出 [1]，这甚至比查尔斯·达尔文的《物种起源》还要早近百年。尽管机器人手术在外科中的应用日益广泛并被视为尖端技术，但事实上，郭（Kwoh）等人 [2] 在半个世纪前就利用 PUMA 560 机器人系统执行了精确度极高的神经外科活检。在肾癌手术中，机器人技术的运用已日渐成熟，而手术技术也在持续迅猛地发展。无论是在疾病的哪个阶段，肾癌的治疗都是肿瘤学领域中一个备受瞩目的发展方向。

历年来的外科技术进展虽然显而易见，但不可否认的是，近年来的发展尤为迅速。正因如此，作者们编写了这本书，旨在为全球读者提供全方位的肾癌诊疗知识以及现代进展的综述。本书将涉及肾癌治疗相关的所有领域，无论是正在从事肾癌诊疗的医生，还是希望深入了解技术前沿与肾癌标准治疗方案的学者，都可以从中获益。书中内容涵盖了从流行病学和筛查、诊断与生物标志物，到复杂的外科问题（如肾实质的保留），再到患者护理的心理策略，乃至大数据的作用等多个方面。本书的诞生受到了作者们在英国的实践中所采纳的多学科肾癌治疗管理方法的启发。多学科团队为肾癌患者提供的综合性、个性化治疗方案，正是本书所强调的；而书中所涉及的丰富章节，使其成为肾脏肿瘤学领域的理想辅助读物。

参考文献

1. Folkman J. History of angiogenesis. In: Figg WD, Folkman J, editors. Angiogenesis: an integrative approach from science to medicine. New York: Springer; 2008. p.1-14.
2. Kwoh YS, Hou J, Jonckheere EA, et al. A robot with improved absolute positioning accuracy for CT guided stereotactic brain surgery. IEEE Trans Biomed Eng. 1988;35:153-6i.

第二章　肾细胞癌的流行病学和筛查

Sabrina H. Rossi, Grant D.Stewart　著

王　城　译

刘　影　校

第一节　流行病学

肾细胞癌（renal cell carcinoma，RCC）是男性第六常见和女性第十常见的癌症[1]，发达国家的发病率比发展中国家高 15 倍[2]，且是增长最快的癌症之一。事实上，过去 10 年中，RCC 的发病率增加了47%[1]。这种增长至少部分归因于肥胖和人口老龄化等危险因素的增加[2-4]。此外，一个主要原因是越来越多的用于腹部其他症状检查的腹部成像，从而导致 RCC 的偶然发现[5]。一方面，生存率较低（10 年生存率：52%）[6]，这意味着需要提高患者的预后（图 2.1）[8]；另一方面，尽管总体发病率正在增加，但转移性疾病和死亡的发病率保持不变，这表明检测到的癌症中有一部分不会影响患者的生存，反而引起了有关过度诊断的担忧[9]。然而，东欧 RCC 的死亡率仍在上升[10]。这些流行病学数据凸显出了增进对 RCC 病理生理学的理解的必要性。

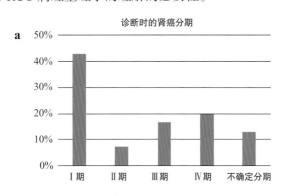
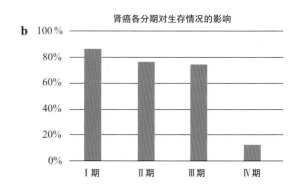

图 2.1　诊断时肾癌分期（a）和各分期的 5 年生存率（b）

（a）2012—2017 年在英国诊断的肾癌患者分期[7]；（b）英国 2013—2017 年肾癌各分期的 5 年生存率[6]

第二节　风险因素

RCC 的主要风险因素和相关相对风险（relative risk，RR）[1,6,11,12]是：①年龄增加，最大发病区间在 60~70 岁；②男性（$RR=1.5$~2）；③种族，与高加索人相比，非裔美国人的风险更高；④肥胖（当BMI>35 kg/m² vs.<25kg/m² 时，$RR=1.7$）；⑤吸烟（吸烟者 vs. 从不吸烟者时，$RR=1.3$~1.5）；⑥高血压（$RR=1.7$）；⑦肾脏疾病，获得性囊性肾病、终末期肾衰竭及肾移植（RCC 影响自体肾脏）；⑧

家族史，许多遗传性罕见癌症综合征倾向于肾细胞癌。散发的肾细胞癌，受影响的一级亲属 *RR* 为 2。目前已发现多个单核苷酸多态性（single nucleotide polymorphism，SNP），可合并为多基因风险评分（与最低分位数相比，最高分位数的肾细胞癌风险增加 3 倍）[13]；2 型糖尿病（*RR*=1.6）。

适量饮酒和高体力活动被认为具有保护作用[14-17]。一些潜在的风险因素已经被确定，但这些因素的建立尚不明确，需要进一步的研究。根据国际癌症研究机构（International Agency for Research on Cancer，IARC）的研究，暴露于三氯乙烯、γ 和 X 线辐射与 RCC 风险增加有关；而其他职业暴露的证据有限[18]。在肾结石、产次 / 激素因素、水果 / 蔬菜摄入和镇痛药使用方面观察到了矛盾的结果。

第三节　筛查的理论依据

RCC 的早期检测和筛查已被两个独立的优先权设定倡议以及患者倡议小组确定为关键的研究重点[19-22]。这是因为该疾病往往是无症状的，会导致诊断延迟，而发现时疾病的分期与生存之间有明确的联系。事实上，60% 的肾细胞癌患者在诊断时无症状，其中 T1a 期肾癌的这一比例更高（87%），此期也是预后最好的（手术治疗的 T1a 期肾癌患者肿瘤特异性生存率＞95%）[23,24]。20%~25% 的病例在诊断时已发生转移，这些患者的 5 年癌症特异性生存率为 12%。

因此，人们认为，早期诊断并在可治愈的阶段治疗该疾病，将提高总体生存率。此外，晚期疾病的系统治疗费用相对较高，这意味着将资源投资于筛查可能具有成本效果。

然而，迄今为止尚未有进行随机对照试验（RCT）的研究，因此尚不清楚理想的筛查模式和目标人群是什么，以及筛查是否会影响生存期[8,11]。任何筛查方案都必须在 Wilson 和 Jungner 标准的背景下考虑，并权衡潜在的利益和损害（表 2.1）[28]。

表 2.1　Wilson 和 Jungner 标准适用于肾细胞癌的筛查，突出了关键的研究问题

筛查标准	内容
1. 被筛查的疾病应该是一个重要的健康问题	• RCC 的筛查是一个重点研究方向 • RCC 是欧洲第七大最常见的癌症[25]，5 年生存率为 52% • 20%~25% 的患者在确诊时已发生转移，5 年生存率为 12%，提示早期发现可提高生存率
2. 对于患有已知疾病的患者，应该有公认的治疗方法	• 早期发现较小的肿瘤可能优先考虑微创技术，降低开放手术率，从而降低相关的发病率和住院时间，改善生活质量和肾功能
3. 应具备诊断和治疗的设施	• 筛查会增加疾病发病率，对这一成本和资源影响的进一步研究是关键
4. 应有一个可识别的潜伏或早期症状阶段	• 小型肾脏占位的自然病史尚不完全清楚。然而，由于＞50% 的 RCC 是偶然发现的，这表明存在一个潜在无症状阶段，可以在此阶段进行干预
5. 应该有一个合适的检测	• 目前，超声或低剂量CT筛查似乎是最可行的选择。理想情况下，筛查将分阶段进行，以提高效率和成本效益。首先，风险分层工具和（或）预测模型将从普通人群中识别出高风险患者。这些人将被邀请进行尿液或血液生物标志物的初步检测（最好是在家中或社区进行检测）。然后，在二级医疗机构中进行进一步的影像学检查

筛查标准	内容
6. 检测应被人群可接受	• 调查显示公众接受并愿意参与筛查
7. 应充分了解病情的自然病史，包括从潜伏到宣布疾病发展	• 该领域是目前研究的最高优先级
8. 应就视谁为患者制定一项协议	• 欧洲泌尿外科学会（European Association of Urology，EAU）已经发布了关于肾细胞癌管理的明确指南[26]，包括针对局部疾病的主动监测、消融和手术选择
9. 病例发现（包括确诊患者的诊断和治疗）的成本应与整个医疗服务的可能支出在经济上保持平衡	• 一项使用超声筛查肾细胞癌的成本效果分析提示，在男性中筛查可能具有潜在的成本效果[27]。低患病率是成本效果的关键决定因素，表明风险分层筛查将是一个理想的选择
10. 病理分析应该是一个持续的过程，而不是一个"一劳永逸"的项目	• 目前尚不清楚筛查是应作为一次性还是定期重复进行

第四节　筛查测试

许多程序已被提出作为潜在的筛查工具（表2.2）。这些工具包括通过影像学或分期方法进行初筛，其中无创血液或尿液检测（如尿试纸或生物标志物等）可用于鉴别需要进一步调查的个体。在20世纪90年代进行了一些超声评估作为筛查工具的研究，但没有一项研究在本质上是随机的，也没有能力评估生存期（表2.2）。使用超声或低剂量CT进行筛查仍然是最有可能的候选选择。将RCC筛查与其他现有或未来可能的筛查项目（例如，主动脉瘤的超声检查或肺癌的CT检查）相结合，可能会提高成本效益，并获得公众的积极评价[48]。

表 2.2　潜在的筛查工具

工具	优势	劣势
超声	- 非侵入性 - 易于耐受 - 相对便宜 - 广泛可用性（大部分科室有超声） - 不涉及电离辐射 - 研究最充分的筛选工具，已经进行了许多观察性研究，但这些研究收集的数据有限，没有一个是随机研究，所有这些研究都是在10多年前发表的[29-36] - 有潜力与现有的基于超声的腹主动脉瘤筛查方案相结合[36] - 聚焦肾脏超声具有对肾脏进行单独成像的优势，因此减少了对其他腹部器官的意外探查。相反，对整个腹部进行成像可以识别其他情况，从而最大限度地提高筛查的效益	- 依靠操作者 - 准确性取决于病灶大小：检测到85%~100%的肿瘤>3 cm，而有67%~82%的肿瘤在2~3 cm，因此存在假阴性的潜在可能[37,38] - 取决于解剖学因素，如肥胖和上覆的肠道气体的存在

工具	优势	劣势
低剂量无对比剂的CT检查	- 在提出的筛查工具中最具敏感性及特异性 - 作为肺癌筛查的一部分，胸部CT可以扩展到包括肾脏。目前正在进行的Yorkshire肾癌筛查试验正在研究这种方法的可行性（参考：https://www.isrctn.com/IS-RCTN18055040）	- 电离辐射 - 高昂的费用和大量的偶然发现表明，全身CT用于同时检测不太可能有一些成本效果[39-41]
尿液检测试纸	- 无创、快捷、价格便宜 - 可以在初级护理中进行最低限度的培训或由患者自己在家中进行 - 可联合用于泌尿系统恶性肿瘤的筛查 - 在非肉眼血尿的患者中，膀胱癌的检出率为0~16%，上尿路上皮癌的检出率为0~3.5%，肾细胞癌的检出率为0~9.7%[42]	- 非肉眼可见的血尿是一种非常常见和非特异性的发现，这意味着使用试纸条筛查会产生大量需要进一步调查的参与者，只能检测出极少数的肾细胞癌[11] - 假阴性的数量较高，因为只有35%的肾细胞癌患者有肉眼可见或不可见的血尿，而在尿路上皮癌患者中这一比例为94%[43] - 对1747名50~75岁的男性进行家庭尿试纸筛查，发现不可见血尿的患病率为23%。但只检测到1例肾细胞癌，并漏诊1例肾细胞癌[44]
血液和尿液生物标志物	- 非侵入性 - 也许最有前景的生物标志物是尿液水通道蛋白-1、围脂滴蛋白-2[45]和血浆Kim-1[46]	- 许多血液和尿液生物标志物已被研究，包括蛋白质[47]、尿液外泌体和循环肿瘤DNA（ctDNA），但尚未应用于临床

虽然已经对许多血液和尿液生物标志物（如蛋白质、microRNA、循环肿瘤DNA和循环肿瘤细胞）进行了研究，但没有一个经过验证并用于临床实践。生物标志物的研究具有异质性，样本量较小，缺乏外部验证，有时会产生相互矛盾的结果[47]。现有生物标志物的一个主要局限性是缺乏对RCC的敏感性和特异性。此外，研究中使用的技术，如免疫印迹（如用于蛋白质）或昂贵的下一代测序方法（如用于循环肿瘤DNA），在人群筛查计划下无法推广。该领域的进一步研究仍然很有前景。

第五节　筛查人群

理想的筛查人群尚待确定。一种潜在的策略是根据年龄和性别筛查个体。进一步的工作应该阐明理想的起始年龄，以及对男性和女性来说是否有差异。与筛查相关的主要挑战是肾细胞癌的患病率相对较低[29]；患病率是成本效益的主要决定因素[27]。通过识别高危人群进行针对性筛查可克服这一点，从而使他们从筛查中获益最多，进而最大限度提高效率[49]。一项针对肾细胞癌的风险预测模型的全面系统综述确定了11种已报告性能指标的模型。然而，只有6个模型得到了验证，其中仅有2个模型使用外部人群进行了验证[50]。大多数风险模型结合了人口统计/生活方式因素，这些因素很容易通过医疗记录或自我评估问卷和（或）生物标志物确定。仅有1项研究考虑了遗传风险（例如单核苷酸多态性）。没有一项生物标志物危险因素被纳入多个研究，且存在较高的偏倚风险，这再次凸显了生物标志物研究的挑战。大多数模型在开发和验证中具有可接受的良好区分度（受试者工作曲线下面积＞0.7）。最常见的风险因素有年龄、吸烟状况和BMI。研究者面临的一个关键挑战是，肾癌的风险因素中没有一个具有疾病特异性。风险预测模型的外部验证是当务之急。

第六节　筛查实施及公众可接受性

RCC的最佳筛查频率有待确定（例如，一次性筛查 *vs.* 定期重复筛查）。迄今为止，还没有研究能解决这个问题，对于未确诊疾病的自然病史和生长速度了解不足，无法推测重复筛查的价值[11]。一旦确定了最优的筛查策略，确定医疗保健系统是否有足够的资源支持执行至关重要。

虽然普通公众对RCC的认知度较低（82%的人对RCC一无所知或只听说过），但参与筛查的意愿较高[48]。绝大多数参与者表示他们将"非常可能"或"可能"接受以下筛查测试：①尿检：94%；②血液化验：90%；③超声：90%；④低剂量CT：79%；⑤低剂量CT作为肺部筛查的一部分：95%[48]。这是否会转化为高筛查率尚未可知。公众对风险分层筛查持积极态度。结合表型或遗传风险因素的模型估计的风险，改变RCC筛查的起始年龄对大多数（83%）个体来说是可以接受的，并且比单独使用性别更可取。这可能会增加筛查率，因为85%的参与者表示，如果得分表明他们是高危人群，则他们更有可能参加筛查[51]。

第七节　当前细节

和其他的筛查计划一样，RCC筛查潜在的花费包括个人成本（生理和社会心理方面）和社会成本（机会成本：经济和资源分配）两个部分。

理想的筛查策略包含一种高灵敏度和特异性检测，且为非侵入性检测、具有成本效益并可被大众所接受。检测的高灵敏度是避免漏诊癌症（假阴性）、避免让人们错误地打消对疾病的疑虑以及在筛查过程中保持公众信心的关键。

高特异性非常重要，因为对大量的个体（例如整个人口）进行筛查可能会导致需要进一步调查和潜在治疗的人群数量过大，并存在后续发病率、焦虑和生活质量（quality of life，QOL）下降的风险。例如，即使测试的特异性是99%，但对一个假定每年50万人的队列进行筛查将会导致每年出现5000例假阳性。这促使我们减少对健康人的过度调查和过度治疗，并阻止对担忧者过度医疗[9]。这需要与相对较低的RCC患病率相平衡，意味着可能为了检出少量罹患癌症人群而出现潜在的危害。现已开展两项系统回顾和荟萃分析，评估分别借助超声和CT筛查过的无症状个体中未诊断的RCC患病率。在接受CT检查的北美队列中RCC患病率为0.21%（95%*CI*：0.14%~0.28%），而在接受超声检查的欧洲和北美队列中RCC患病率为0.17%（95%*CI*：0.09%~0.27%）[29,52]。这表明，对1000人进行筛查将会检测出1~3例癌症患者；因此对我们假定的50万人的队列进行筛查将检测到多达1500例RCC病例。如前所述，风险分层筛查可能有助于解决这一挑战。

独特的筛查需要考虑的因素与我们目前对肾细胞癌自然病史的理解以及我们明确诊断和预后的能力有关。与其他已有筛查计划的恶性肿瘤不同，RCC 不具有可识别的癌前病变（例如，乳腺癌原位癌、宫颈上皮内瘤变和结肠腺瘤性息肉）。据推测，所有的 RCC 都必须由肾脏小肿块（small renal masses，SRM）发展而来，且有基因组研究表明，影响 VHL 通路的拷贝数异常早在青春期就已发生[53]。然而，一旦检测到 SRM，如果不进行影像学检查和肾脏活检，就很难区分良恶性疾病（尤其是乏脂性血管平滑肌脂肪瘤和嗜酸细胞瘤）。这意味着手术治疗的 SRM 中，20% 在手术后发现肿块为良性[54]。更多近期研究表明，良性肿块比例可能高达 30%[55]。

除了与 SRM 相关的诊断挑战外，患者风险分层和预后也存在复杂性。30% 的 SRM 表现出积极的生长（快速生长或倍增时间<12 个月），而其余的 SRM 生长缓慢或保持稳定[56,57]。3%~12% 的 SRM 或同时出现转移，或以后发生转移[58]。然而，我们缺乏经过验证的风险分层评分。线性增长率被认为是侵袭性的标志，但最近这一观点受到了质疑，因其与总体预后无关，并且在良性和恶性（低级别及高级别）SRM 中可观察到相似的平均生长速率[59,60]。

因此，筛查的潜在后果是过度诊断不会影响患者生存的惰性 SRM。在筛查中，领先时间偏倚是指人为夸大的生存时间，仅通过早期诊断癌症而不真正影响死亡率。病程长度偏倚是指筛查中检测到惰性的生长缓慢的疾病（相对于更有可能通过因症状检测到的侵袭性疾病）后人为夸大的生存时间[8]。偶然检测到的 RCC 具有更低的分级和更早的分期，且生存率高于因症状而被检测到的癌症[61]。近年来，由于诊断活检、患者登记和主动监测（active surveillance，AS）试验的使用越来越多，我们对于疾病自然病程的认识逐渐加深。影像方面的改进（如对比增强超声和 MRI）以及更细致的治疗策略（使用主动监测、消融和保留肾单位手术）都旨在减少过度治疗，并提供基于风险的疾病管理。此外，关键是要确定筛查能否会进一步提高肾细胞癌检出率，而不是因腹部成像的使用增加所致。在美国，有医疗保险的 65~85 岁患者中，有 43% 的患者在 5 年内接受胸部或腹部 CT 检查[5]，尽管在非私有化医疗体系中这一数据可能更低。最终，随机对照试验将使我们能够梳理出筛查是否会导致分期转变，以及是否会影响生存。

利用临床所使用的筛查工具（聚焦于肾脏的超声及全腹部成像），偶发病灶将被识别出来。尽管其中一些病灶的临床意义不确定，并可能导致更多的调查和担忧/焦虑，但这可与其他腹部恶性肿瘤或可能危及生命的良性疾病（如主动脉瘤）的识别增加获益相平衡。尚无研究探究 RCC 筛查本身对参与者生活质量的潜在影响[29]，尽管其他情况下的研究表明，筛查的影响可以忽略不计或短暂存在（动脉瘤[62]、乳腺癌[63] 和卵巢癌[64,65]）。

关键点
- RCC 的发病率在发展中国家最高，且发病率正在上升——部分原因是危险因素增加，但也有部分是因其他情况行腹部成像时偶然发现。
- RCC 的主要危险因素是年龄增长、男性、肥胖、高血压与吸烟。
- RCC 的筛查已被临床医生、研究人员和公众确定为首要研究重点。

- 据推测，RCC 筛查可通过早期检测提高生存率。然而，理想的筛查方式和筛查人群尚未明确。尚未进行 RCC 筛查的随机对照试验。
- 最有可能的潜在筛查工具基于影像学检查，包括超声或低剂量 CT（可能与其他筛查项目相结合）。尽管具有良好前景，但目前还没有血液或尿液生物标志物被批准用于临床。
- RCC 相对较低的发病率限制了成本效益。风险分层筛查可以克服这一问题，但已知的风险因素对于 RCC 无疾病特异性，进而限制了准确性。
- RCC 筛查是公众可以接受的，并且公众希望进行筛查研究。
- 重要的筛查考虑因素包括：过度诊断的风险、偶然发现病灶的管理以及与对肾脏小肿块的自然病程了解有限相关的细微差别。

参考文献

1. Capitanio U, Bensalah K, Bex A, et al. Epidemiology of renal cell carcinoma. Eur Urol. 2019;75(1):74–84.

2. Znaor A, Lortet-Tieulent J, Laversanne M, et al. International variations and trends in renal cell carcinoma incidence and mortality. Eur Urol. 2015;67(3):519–530.

3. Hock LM, Lynch J, Balaji KC. Increasing incidence of all stages of kidney cancer in the last 2 decades in the United States: an analysis of surveillance, epidemiology and end results program data. J Urol.2002;167(1):57–60.

4. Lightfoot N, Conlon M, Kreiger N, et al. Impact of noninvasive imaging on increased incidental detection of renal cell carcinoma. Eur Urol. 2000;37(5):521–527.

5. Welch HG, Skinner JS, Schroeck FR, et al. Regional variation of computed tomographic imaging in the United States and the risk of nephrectomy. JAMA Intern Med. 2018;178(2):221–227.

6. Cancer Research UK Kidney Cancer Statistics. Available from: http://www.cancerresearchuk. org/health-professional/cancer-statistics/statistics-by-cancer-type/kidney-cancer.

7 Service Public Health England and the English National Cancer Registration Service. National Cancer Registration and Analysis Service: TNM stage group by CCG by tumour type for 10+3 tumour types, 2012–2017. Available from: http://www.ncin.org.uk/view?rid＝3864.

8. Usher-Smith J, Simmons RK, Rossi SH, et al. Current evidence on screening for renal cancer. Nat RevUrol. 2020;17(11):637–42.

9. Welch HG, Kramer BS, Black WC. Epidemiologic signatures in cancer. N Engl J Med. 2019;381(14):1378–1386.

10. Wong MCS, Goggins WB, Yip BHK, et al. Incidence and mortality of kidney cancer: temporal patterns and global trends in 39 countries. Sci Rep. 2017;7(1):15698.

11. Rossi SH, Klatte T, Usher-Smith J, et al. Stewart GD. Epidemiology and screening for renal cancer. World J Urol. 2018;36(9):1341–1353.

12. Macleod LC, Hotaling JM, Wright JL, et al. Risk factors for renal cell carcinoma in the VITAL study. J Urol. 2013;190(5):1657–1661.

13. Scelo G, Purdue MP, Brown KM, et al. Genomewide association study identifes multiple risk loci for renal cell carcinoma. Nat Commun. 2017;8:15724.

14. Wozniak MB, Brennan P, Brenner DR, et al. Alcohol consumption and the risk of renal cancers in the European prospective investigation into cancer and nutrition (EPIC). Int J Cancer. 2015;137(8):1953–1966.

15. Bellocco R, Pasquali E, Rota M, et al. Alcohol drinking and risk of renal cell carcinoma: results of ameta-analysis. Ann Oncol. 2012;23(9):2235–2244.

16. Song DY, Song S, Song Y, et al. Alcohol intake and renal cell cancer risk: a meta-analysis. Br J Cancer. 2012;106(11):1881–1890.

17. Behrens G, Leitzmann MF. The association between physical activity and renal cancer: systematic review and meta-analysis. Br J Cancer. 2013;108(4):798–811.

18. International Agency for Research on Cancer list of classifcations by cancer sites with suffcient or limited evidence in humans 2017 [2]. Available from: http://monographs.iarc.fr/ENG/Classifcation/Table4.pdf.

19. Rossi SH, Blick C, Handforth C, et al. Renal cancer gap analysis C. essential research priorities in renalcancer: a modifed Delphi consensus statement. Eur Urol. Focus. 2020;6(5):991–998.

20. Rossi SH, Fielding A, Blick C, et al. , Stewart GD. Setting research priorities in partnership with patients to provide patient-centred urological cancer care. Eur Urol. 2019;75(6):891–893.

21. Jones J, Bhatt J, Avery J, et al. The kidney cancer research priority-setting partnership: identifying the top 10 research priorities as defned by patients, caregivers, and expert clinicians. Can Urol Assoc J. 20 17;11(12):379–387.

22. The Kidney Cancer UK patient survey report 2018 2018 Available from: https://www.kcuk.org.uk/wp-content/uploads/2018/01/2018-Kidney-Cancer-UK-Patient-Survey-Report-1.pdf.

23. Vasudev NS, Wilson M, Stewart GD, et al. Challenges of early renal cancer detection: symptom patterns and incidental diagnosis rate in a multicentre prospective UK cohort of patients presenting with suspected renal cancer. BMJ Open. 2020;10(5):e035938.

24. Pierorazio PM, Johnson MH, Patel HD, et al. Management of Renal Masses and Localized Renal Cancer: systematic review and meta-analysis. J Urol 2016.

25. Kidney cancer incidence statistics: Kidney cancer incidence in Europe and worldwide 2014[19/01/2017]. Available from:http://www.cancerresearchuk.org/health-professional/cancer-statistics/statistics-by-cancer-type/kidney-cancer/incidence#heading-Ten.

26. Ljungberg B, Albiges L, Abu-Ghanem Y, et al. European Association of Urology guidelines on renal cell carcinoma: the 2019 update. Eur Urol. 2019;75(5):799–810.

27. Rossi SH, Klatte T, Usher-Smith JA, et al. A decision analysis evaluating screening for kidney cancerusing focused renal ultrasound. Eur Urol Focus.2019.

28. Wilson JM, Jungner YG. Principles and practice of mass screening for disease. Bol Ofcina Sanit Panam. 1968;65(4):281–393.

29. Rossi SH, Hsu R, Blick C, et al. Meta-analysis of the prevalence of renal cancer detected by abdominal ultrasonography. Br J Surg. 2017;104(6):648–659.

30. Spouge AR, Wilson SR, Wooley B. Abdominal sonography inasymptomatic executives: prevalence of pathologic fndings, potential benefts, and problems. J Ultrasound Med. 1996;15(11):763–767. quiz 9-70.

31. Fujii Y, Ajima J, Oka K, et al. Benign renal tumors detected among healthy adults by abdominal ultrasonography. Eur Urol. 1995;27(2):124–127.

32. Mihara S, Kuroda K, Yoshioka R, et al. Early detection of renal cell carcinoma by ultrasonographic screening– based on the results of 13 years screening in Japan. Ultrasound Med Biol. 1999;25(7):1033–1039.

33. Tsuboi N, Horiuchi K, Kimura G, et al. Renal masses detected by general health checkup. Int J Urol. 2000;7(11):404–408.

34. Mizuma Y, Watanabe Y, Ozasa K, et al. Validity of sonographic screening for the detection of abdominal cancers. J Clin Ultrasound. 2002;30(7):408–415.

35. Filipas D, Spix C, Schulz-Lampel D, et al. Screening for renal cell carcinoma using ultrasonography: afeasibility study. BJU Int. 2003;91(7):595–599.

36. Malaeb BS, Martin DJ, Littooy FN, et al. The utility of screening renal ultrasonography: identifying renal cell carcinoma in an elderly asymptomatic population. BJU Int. 2005;95(7):977–981.

37. Warshauer DM, McCarthy SM, Street L, et al. Detection of renal masses: sensitivities and specifcities of excretory urography/linear tomography, US, and CT. Radiology. 1988;169(2):363–365.

38. Jamis-Dow CA, Choyke PL, Jennings SB, et al. Small (< or = 3-cm) renal masses: detection with CT versus US and pathologic correlation. Radiology. 1996;198(3):785–788.

39. Beinfeld MT, Wittenberg E, Gazelle GS. Cost-effectiveness of whole-body CT screening. Radiology. 2005;234(2):415–422.

40. Ishikawa S, Aoki J, Ohwada S, et al. Mass screening of multiple abdominal solid organs using mobilehelical computed tomography scanner–a preliminary report. Asian J Surg. 2007;30(2):118–21.

41. Wernli KJ, Rutter CM, Dachman AH, et al. Suspected extracolonic neoplasms detected on CT colonography: literature review and possible outcomes. Acad Radiol. 2013;20(6):667–674.

42. Jubber I, Shariat SF, Conroy S, et al. Non-visible haematuria for the detection of bladder, upper tract, and kidney cancer: an updated systematic review and meta-analysis. Eur Urol. 2020;77(5):583–598.

43. Sugimura K, Ikemoto SI, Kawashima H, et al. Microscopic hematuria as a screening marker for urinary tract malignancies. Int J Urol. 2001;8(1):1–5.

44. Bangma CH, Loeb S, Busstra M, et al. Outcomes of a bladder cancer screening program using home hematuria testing and molecular markers. Eur Urol. 2013;64(1):41–47.

45. Morrissey JJ, Mellnick VM, Luo J, et al. Evaluation of urine Aquaporin-1 and Perilipin-2 concentrations as biomarkers to screen for renal cell carcinoma: a prospective cohort study. JAMA Oncol. 2015;1(2):204–212.

46. Scelo G, Muller DC, Riboli E, et al. KIM-1 as a blood based marker for early detection of kidney cancer: a prospective nested case-control study. Clin Cancer Res. 2018;24(22):5594–601.

47. Jordan Flitcroft JV, Tarun Vemulkar, Emma Welbourne, Sabrina H Rossi, Sarah J Welsh, Russell Cowburn, Grant D Stewart Early detection of kidney cancer using urinary proteins: a truly non-invasive strategy. BJU Int 2021.

48. Harvey-Kelly LLW, Harrison H, Rossi SH, et al. Public attitudes towards screening for kidney cancer:an online survey. BMC Urol. 2020;20(1):170.

49. Shea MW. A proposal for a targeted screening program for renal cancer. Front Oncol. 2013;3:207.

50. Harrison H, Thompson RE, Lin Z, et al. Risk prediction models for kidney cancer: a systematic review. Eur Urol Focus 2020.

51. Usher-Smith JA, Harvey-Kelly LLW, Rossi SH, et al. Acceptability and potential impact on uptake of using different risk stratifcation approaches to determine eligibility for screening: a population-based survey. Health Expect 2020.

52. Fenton JJ, Weiss NS. Screening computed tomography: will it result in overdiagnosis of renal carcinoma? Cancer. 2004;100(5):986–990.

53. Mitchell TJ, Turajlic S, Rowan A, et al. Timing the landmark events in the evolution of clear cell renal cell cancer: TRACERx renal. Cell. 2018;173(3):611–23 e17.

54. Johnson DC, Vukina J, Smith AB, et al. Preoperatively misclassifed, surgically removed benign renal masses: a systematic review of surgical series and United States population level burden estimate. J Urol.2015;193(1):30–35.

55. Kim JH, Li S, Khandwala Y, et al. Association of Prevalence of benign pathologic fndings after partialnephrectomy with preoperative imaging patterns in the United States from 2007 to 2014. JAMA Surg. 2019;154(3):225–231.

56. Jewett MA, Mattar K, Basiuk J, et al. Active surveillance of small renal masses: progression patterns of early

stage kidney cancer. Eur Urol. 2011;60(1):39–44.

57. Volpe A, Panzarella T, Rendon RA, et al. The natural history of incidentally detected small renal masses. Cancer. 2004;100(4):738–745.

58. Pierorazio PM, Hyams ES, Mullins JK, et al. Active surveillance for small renal masses. Rev Urol. 2012;14(1–2):13–19.

59. Jang A, Patel HD, Riffon M, et al. Multiple growth periods predict unfavourable pathology in patients with small renal masses. BJU Int. 2018;121(5):732–736.

60. Gordetsky J, Eich ML, Garapati M, et al. Active surveillance of small renal masses. Urology. 2019;123:157–166.

61. Ficarra V, Prayer-Galetti T, Novella G, et al. Incidental detection beyond pathological factors as prognostic predictor of renal cell carcinoma. Eur Urol. 2003;43(6):663–669.

62. Ashton HA, Buxton MJ, Day NE, et al. The multicentre aneurysm screening study (MASS) into the effect of abdominal aortic aneurysm screening on mortality in men: a randomised controlled trial. Lancet.2002;360(9345):1531–1539.

63. Tosteson AN, Fryback DG, Hammond CS, et al. Consequences of false-positive screening mammograms.JAMA Intern Med. 2014;174(6): 954–961.

64. Barrett J, Jenkins V, Farewell V, et al. Psychological morbidity associated with ovarian cancer screening: results from more than 23 000 women in the randomised trial of ovarian cancer screening (UKCTOCS). BJOG. 2014;121(9):1071–1079.

65. Reade CJ, Riva JJ, Busse JW, et al. Risks and benefts of screening asymptomatic women for ovarian cancer: a systematic review and meta-analysis. Gynecol Oncol. 2013;130(3):674–681.

第三章　遗传性肾癌易感综合征

Scott T. C. Shepherd, Samra Turajlic　著
柳文强，周　烨，王　正　译

第一节　概述

肾细胞癌（RCC）是在组织病理学上和分子机制上均表现出高度异质性的癌症。除了吸烟、肥胖和高血压这些已知的环境因素外，遗传因素也在其发病过程中起到了关键作用。目前已知，至少有 12 种基因（表 3.1）的胚系致病性变异与肾癌终身风险增加有关，这些遗传变异占所有肾细胞癌诊断的 4%~6%[1]。此外，尚未明确描述的其他基因及其胚系遗传背景很可能也是家族性肾癌发病的关键因素。

表 3.1　已知遗传性 RCC 综合征、相关种系变异基因和 RCC 组织学亚型综述

综合征	突变基因	染色体位置	蛋白质	类型	肾癌组织学	终身肾癌风险
VHL 综合征	*VHL*	3p25	pVHL	抑癌基因	透明细胞肾癌 乳头状肾细胞癌 肾囊肿	60%~70%
遗传性乳头状肾细胞癌	*MET*	7q31	肝细胞生长因子	原癌基因	1 型乳头状肾细胞癌	100%
遗传性平滑肌瘤病和肾细胞癌	*FH*	1q43	延胡索酸水合酶	抑癌基因	HLRCC- 相关性肾癌	15%~35%
遗传性副神经节瘤 - 嗜铬细胞瘤	*SDHA*	5p15	琥珀酸脱氢酶复合体 A 亚基	抑癌基因	SDH- 缺失型肾癌	—
	SDHB	1p36	琥珀酸脱氢酶复合体 B 亚基			
	SDHC	1q23	琥珀酸脱氢酶复合体 C 亚基			
	SDHD	11q23	琥珀酸脱氢酶复合体 D 亚基			
Birt-Hogg-Dubé 综合征	*FLCN*	17p11	卵巢滤泡激素	抑癌基因	肾脏杂合性嗜酸细胞和（或）肾嫌色细胞癌 肾嗜酸细胞瘤 乳头状癌 透明细胞肾癌	15%~29%

续表

综合征	突变基因	染色体位置	蛋白质	类型	肾癌组织学	终身肾癌风险
BAP1 肿瘤易感综合征	BAP1	3p21	BRCA1- 相关蛋白 1	抑癌基因	透明细胞肾癌	–
结节性硬化症	TSC1	9q34	错构瘤蛋白	抑癌基因	血管平滑肌脂肪瘤	2%~3%
	TSC2	16p13	马铃薯球蛋白	抑癌基因	肾嗜酸细胞瘤	
					肾嫌色细胞癌	
					透明细胞肾癌	
Cowden 综合征	PTEN	10q23	同源性磷酸酶 - 张力蛋白	抑癌基因	肾乳头状癌	34%[1]
					肾嫌色细胞癌	
					透明细胞肾癌	

　　遗传性肾癌通常呈常染色体显性遗传。然而，如果患者的遗传变异存在外显率不完全性或是新生突变，那么可能不会出现明显的肾细胞癌家族史。

　　绝大多数的临床指南推荐：对于患有双侧和（或）多中心肾癌、早发型肾癌（≤46 岁[1]），或一级或二级亲属患有任何形式肾肿瘤的患者，应该接受遗传咨询[2]。此外，患者存在的其他非肾癌相关的临床特征或某些特定的组织病理学表现，可能提示某种特定的遗传性肾癌综合征，这为后续的分子遗传学研究提供了方向（见表 3.1）。

　　在本章中，我们将重点探讨已经明确描述的与肾癌相关的临床已知遗传性 RCC 综合征、相关种系变异基因和 RCC 组织学亚型综述（表 3.2）。

表 3.2　临床特征、肾脏筛查和治疗建议

综合征	基因	肾外表现	影像学肾癌监测推荐	临床治疗建议
VHL 综合征	VHL	嗜铬细胞瘤 / 副神经节瘤	16 岁开始[1]	积极监测，当肿瘤＞3 cm 时进行干预
		胰腺神经内分泌肿瘤	每年腹部 MRI 和超声检查交替进行[1]	优先推荐保留肾单位的手术或进行热和（或）冷冻消融术[1]
		视网膜 / 中枢神经系统血管母细胞瘤		
		囊性病变：胰腺、阔韧带、附睾		
		内淋巴囊肿瘤		
遗传性乳头状肾细胞癌	MET	无	至少每 36 个月进行 1 次腹部影像学检查（优先推荐 MRI）[2]	积极监测，当肿瘤＞3 cm 时进行干预[2]
				优先推荐保留肾单位的手术（优于消融手术）[2]

综合征	基因	肾外表现	影像学肾癌监测推荐	临床治疗建议
遗传性平滑肌瘤病和肾细胞癌	*FH*	子宫平滑肌瘤	10 岁开始 [3]	手术干预标准较低 [2]
		皮肤平滑肌瘤	每年进行 MRI（推荐）或增强 CT 检查	广泛切除
		子宫平滑肌肉瘤		
遗传性副神经节瘤 - 嗜铬细胞瘤	*SDHA SDHB SDHC SDHD*	嗜铬细胞瘤	每 2 年进行 1 次腹部 MRI 检查 [4]	立即进行切除手术
		副神经节瘤		
		胃肠道间质瘤		
Birt-Hogg-Dubé 综合征	*FLCN*	皮肤纤维滤泡瘤	至少每 36 个月进行 1 次腹部影像学检查（推荐 MRI [2]）	积极监测，当肿瘤＞3 cm 时进行干预
		囊性病变：肺、肾		优先推荐保留肾单位的手术或进行热和（或）冷冻消融术 [1]
BAP1 肿瘤易感综合征	*BAP1*	葡萄膜黑色素瘤	每 2 年进行 1 次腹部 MRI 检查 [5]	没有已发表的明确的临床指南
		皮肤黑色素瘤		立即进行切除手术 [6]
		间皮瘤		
结节性硬化症	*TSC1 TSC2*	皮肤病变：低色素斑、血管纤维瘤等	每 1~3 年进行 1 次腹部 MRI 检查 [7]	考虑活检鉴别肾癌和肾血管平滑肌脂肪瘤
		中枢神经损伤：皮质发育不良、错构瘤、巨细胞形星形细胞瘤		mTOR 抑制剂（如西罗莫司）是血管平滑肌脂肪瘤的首选治疗方法
		视网膜血管瘤		对肾癌优先推荐保留肾单位的手术
		心脏横纹肌瘤		
Cowden 综合征	*PTEN*	皮肤损伤：错构瘤、毛鞘瘤、口腔纤维瘤、点状掌跖角化症	每 2 年进行 1 次腹部 MRI 检查 [8]	没有已发表的明确的临床指南
		乳腺癌		
		甲状腺癌		
		子宫内膜癌		
		结直肠息肉和（或）癌		

第二节　VHL 综合征

一、临床病理特征

VHL 综合征是一种常染色体显性遗传的多器官肿瘤易感性综合征，由 von Hippel-Lindau 肿瘤抑制基因（von Hippel-Lindau，VHL）的胚系失活突变所引起，该综合征的发病率大约为每 34 000 个新生儿中有 1 例，而在患者达到 60 岁时，其外显率几乎为 100%[3,4]。患者可能在不同的组织环境中发展出各种与 VHL 相关的病变，包括大量的肾囊肿、透明细胞肾细胞癌（clear cell renal cacner，ccRCC）、良性胰腺囊肿、中枢神经系统和视网膜的血管母细胞瘤，以及嗜铬细胞瘤（phaeochromocytoma，PCT）的神经内分泌肿瘤。虽然基于嗜铬细胞瘤的倾向性已经提出了分类（表 3.3），但临床表型在家族内部及家族之间都存在显著的差异 [5]。

表 3.3　VHL 病的亚型分类及基因型 / 表型相关性

VHL 亚型	VHL 基因变异类型	临床表型高风险	临床表型低风险
类型 1	删除、插入、截断、错义突变	中枢神经系统 / 视网膜血管母细胞瘤、透明细胞肾细胞癌	嗜铬细胞瘤 / 副神经节瘤
类型 1B	连续基因缺失涵盖 VHL	中枢神经系统 / 视网膜血管母细胞瘤	嗜铬细胞瘤 / 副神经节瘤、透明细胞肾细胞癌
类型 2A	错义突变	中枢神经系统 / 视网膜血管母细胞瘤、嗜铬细胞瘤 / 副神经节瘤	透明细胞肾细胞癌
类型 2B	错义突变	中枢神经系统 / 视网膜血管母细胞瘤、嗜铬细胞瘤 / 副神经节瘤、透明细胞肾细胞癌	—
类型 2C	错义突变	嗜铬细胞瘤 / 副神经节瘤、透明细胞肾细胞癌	中枢神经系统 / 视网膜血管母细胞瘤、透明细胞肾细胞癌缺失

注：详见文献 [1,2]

患有 VHL 综合征的人发展为肾癌的终身风险为 60%~70%，平均发病年龄为 44 岁，这比散发性 ccRCC 提前了约 20 年。值得注意的是，已有文献描述了影响青少年的病例 [6]。原位的肾癌生长通常比较缓慢 [7]，而原发性肿瘤的大小被视为预后的一个关键因素：当肿瘤<3 cm 时，转移的风险几乎为零 [8]。

二、遗传学与分子病理机制

VHL 基因定位于 3 号染色体短臂（3p25）上 [9]，其编码产品为 213 个氨基酸组成的 pVHL。pVHL 与延长蛋白 B 和 C 一同构成 VCB 复合物，并作为 E3 泛素连接酶复合体中的底物识别部分，在细胞内对氧的感知以及协调对低氧的转录应答中发挥关键作用（图 3.1）。该 VCB 复合物能够依赖氧的存在将低氧诱导因子（如 HIF1a 和 HIF2a）定向到蛋白酶体进行降解。在低氧环境中，HIF 的累积会导致所谓的低氧反应元件（*HRE*）基因的转录激活，从而引起代谢途径的重新编程，增加细胞增殖、血管生成和细胞存活。当 *VHL* 失活时，即使在非低氧的环境中也会导致 *HRE* 的激活，这种"假性低氧"状态在散发性和遗传性 ccRCC 中均为典型特征。

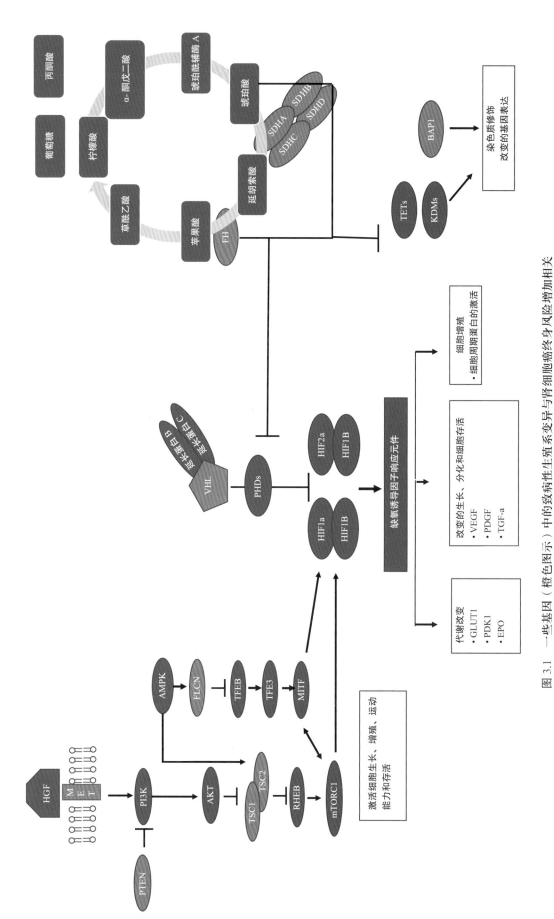

图 3.1 一些基因（橙色图示）中的致病性生殖系突变导致肾细胞癌终身风险增加相关

肿瘤中 pVHL 的丢失导致 VHL E3 泛素连接酶复合体无法将 HIF 转录因子定向到蛋白酶体降解，从而导致 HIF 稳定化和低氧应答的激活。假性低氧状态通过表达促进增殖、存活和血管生成的生长因子（包括 VEGF、PDGF 和 TGFα）而具有促肿瘤特性，并增加调节葡萄糖代谢和细胞增殖的蛋白质（包括 GLUT1、LDHA、PDK1 和 CCND1）的表达。*MET* 的活化突变、*PTEN*、*TSC1*、*TSC2* 和 *FLCN* 的失活突变导致肿瘤中 PI3K/AKT/mTOR 途径的增加活化，这个途径调节细胞生长、增殖和存活。PI3K/AKT/mTOR 途径的失调导致通过 mTORC1 和 MITF 信号途径增加 HIF 转录因子的产生，间接影响 VHL/HIF 氧感应途径。延胡索酸水合酶（FH）或琥珀酸脱氢酶（SDHB、SDHC、SDHD）组分的丢失改变了 TCA 循环的活性，导致代谢改变，以及延胡索酸和琥珀酸（这两者分别为癌症代谢产物）的积累。延胡索酸或琥珀酸都可以抑制调节 HIF 转录因子的 α- 酮戊二酸依赖性脯氨酸羟化酶，从而抑制 VHL/HIF 氧感应途径。其他 α- 酮戊二酸依赖性酶包括 Ten-eleven 转位（TET）和赖氨酸特异性去甲基酶（KDM），它们调节 DNA/ 组蛋白的甲基化、乙酰化和影响染色质重塑。染色质重塑蛋白 BAP1 的丢失也改变了 RCC 中的基因表达谱。

目前，已在超过 900 个 VHL 综合征家族中鉴定出 500 多种独特的胚系致病变异 [10,11]，变异范围从特定的错义突变到外显子或整个基因的缺失（见表 3.3）。基于嗜铬细胞瘤的倾向性，人们描述了基因型与表型之间的相关性，但这些关联并不总是完美的。具有相同失活突变的家族内外 VHL 的临床表现存在很大的差异 [5]。

三、临床管理与治疗策略

对于被诊断为携带 VHL 致病性变异或有携带此种变异风险的患者，定期放射学监测是首选的管理手段。已发布的监测方案为诊断肾脏及其他非肾脏病变，并建议采用限制电离辐射暴露的影像学手段 [12]。

对于肾脏疾病，管理策略主要包括连续的放射学监测，并在主要病变达到最大值为 3 cm 时采取外科干预 [8]。小于 3 cm 的病变转移风险微小，但超过此临界点后，全身扩散的风险逐步上升 [8]。为保持肾功能，应尽可能地采取保留肾单位的手段（如部分肾切除或剜除术，手术策略见文献 [13]）。对于终末期肾脏疾病的患者，肾脏移植显然是安全的，并且与非 VHL 综合征患者相比，移植肾的功能和整体存活率并无显著差异 [14]。

针对 VEGF 通路的受体酪氨酸激酶抑制剂已在临床局限性疾病患者中显示出活性 [15,16]。在一项非随机的 2 期临床试验中，42% 的 VHL 综合征患者对帕唑帕尼治疗存在客观反应。肾癌的部分反应率为 52%，胰腺病变为 53%，但中枢神经系统血管网状细胞瘤仅为 4%。不同器官的中位病变缩小率有所差异，肾脏病变为 40.5%（IQR 21~53），胰腺病变为 30.5%（IQR 18~36），而血管网状细胞瘤为 13%（IQR 7~23）。这提示 VEGF 靶向治疗具有组织特异的敏感性。同时，与治疗相关的毒性显著，23% 的患者因不良反应而中止治疗。除临床试验外，还有文献报道了 VEGF 抑制剂治疗转移性疾病的疗效 [17,18]。详细信息，请参考链接：FDA 批准 belzutifan 用于治疗与 Von Hippel-Lindau 疾病相关的癌症（https://www.fda.gov/drugs/resources-information-approved-drugs/fda-approves-belzutifan-cancers-associated-von-hippellindau-disease）。

第三节　胚系 *MET* 变异：遗传性乳头状肾细胞癌综合征

一、临床病理特征

遗传性乳头状肾细胞癌（hereditary papillary renal cell carcinoma，HPRC）是一种罕见的常染色体显性遗传性肾癌综合征，其典型特点是多发性、双侧性 1 型乳头状肾细胞癌。此综合征具有近乎完全的外显率（几乎为 100%），但患者的发病年龄差异显著，中位年龄为 41 岁，范围为 19~66 岁[1,19]。单个肾脏内可能存在超过 3000 个显微镜可见的乳头状肿瘤[20,21]。据悉，HPRC 并没有已知的肾外表现[19,22]。

二、遗传与分子病理机制

位于 *MET*（7q31）酪氨酸激酶域的胚系错义突变[23,24]导致不依赖配体的 *MET* 激活[23-25]，并触发与细胞增殖、生存及运动相关的下游信号途径[26]。特定的 *MET* 错义突变可能会影响发病年龄[19]。在 TCGA 数据集中，81% 的散发性 1 型 pRCC 表现出 *MET* 基因状态改变或染色体 7 的拷贝数增加[27]。

三、临床管理与治疗策略

虽然 HPRC 相关的肿瘤已被报告具有转移的能力[21]，但其生长通常缓慢。在临床管理中，医生会对患者进行持续的积极监测，直至主要病变的大小达到 3 cm。当考虑进行手术时，应尽可能采用保留肾单位的手术策略[28]。

在遗传性和散发性乳头状肾细胞癌患者中，已发现存在活化的 *MET* 突变，这促使了对靶向治疗方法的考察和评估。Foretinib 作为一种口服多激酶抑制剂，可以靶向 *MET* 和 VEGFR，它在晚期疾病和带有胚系 *MET* 突变的患者中展现出了 100% 的疾病控制率[29]，因此得到了 FDA 的正式批准。携带 *MET* 突变的患者对 *MET* 激酶抑制剂如 crizotinib[30] 和 savolitinib[31] 也显示出了临床反应。目前，一个涉及在乳头状肾细胞癌中使用多种靶向 *MET* 药物的随机研究正在进行中（NCT02761057）。

第四节　遗传性平滑肌瘤病及肾细胞癌综合征

一、临床病理特征

遗传性平滑肌瘤病和肾细胞癌（herediatry leiomyomatosis and renal cell carcinoma，HLRCC）是一种常染色体显性家族遗传性癌症综合征，患者发生良性皮肤平滑肌瘤、子宫平滑肌瘤的风险较高，以及一种侵袭性的肾细胞癌，即 HLRCC 相关的肾细胞癌（正式名称为 2 型乳头状肾细胞癌）[32]。尽管文献中描述了数百例此疾病，但其实际患病率仍不明确。鉴于其罕见性，HLRCC 可能仍存在大量未被确诊的病例，但随着最近 WHO 病理分类中对 HLRCC 相关的 RCC 的确认以及分子诊断技术的进步，其诊断数量有可能增加。

HLRCC 的主要临床表现是皮肤平滑肌瘤，76%~100% 的患者[33-35]会出现多个坚实、肉色的小结节

（10~100 个甚至更多，直径＜2.5 mm），主要分布在躯干和四肢[36]。超过 80% 的受影响女性患有子宫平滑肌瘤，其中许多人会出现频繁且严重的不规则子宫出血，可能需要行子宫切除术[33]。极少数的子宫平滑肌瘤病例报告转化为子宫肌瘤肉瘤[37]。

患者终生发展为肾细胞癌的风险为 15%~35%[33,38,39]，中位发病年龄为 41 岁（范围 10~90 岁），并且有 5% 的患者在 20 岁之前被诊断[38]。这些肾细胞癌病变往往是孤立的，即使原发肿瘤很小，也具有快速生长并早期转移的潜力[40]。

二、遗传基因学和分子病理

在受影响的个体中检测到延胡索酸水合酶（*FH*）基因（1q43）[41,42] 中的致病性生殖系变异。目前尚未发现基因型 - 表型相关性描述[42]。

FH 酶在克雷布斯循环中扮演着至关重要的角色，它使延胡索酸水合成苹果酸（见图 3.1）。缺乏 *FH* 的细胞经历了 Warburg 代谢转变[43]，其特点是依赖有氧糖酵解，氧化磷酸化受损，以及细胞内延胡索酸的积累（见下文肾细胞癌中的肿瘤代谢产物）。这些变化通过稳定 HIFs、增加活性氧物质的产生和组蛋白高度甲基化，导致肿瘤表型（综述[44,45]）。

三、临床管理与治疗策略

对于与 HLRCC 相关的 RCC，推荐从 8 岁开始实施放射学监测筛查[46]。鉴于其侵袭性表型，当检测到肾脏肿瘤时，应迅速进行广泛切除手术以确保充分的切缘。考虑到淋巴结转移的频率较高，淋巴结清扫可能有助于提高病变分期的准确性[38]。

合成致死是指两个基因同时受到干扰导致细胞死亡的现象。这一策略已被应用于特异性地靶向 *FH* 缺失细胞。例如，联合使用贝伐单抗（抗 VEGF-A）和厄洛替尼（抗 EGFR）可能会限制肿瘤细胞的葡萄糖供应，从而利用其对有氧糖酵解的依赖性。在一项 HLRCC 相关的 RCC 研究中，这种组合疗法显示出 100% 的疾病控制率及超过 24 个月的中位无进展生存期（progression free survival，PFS）[47]。目前正处于临床评估阶段的另一策略是，增加 *FH/SDH* 缺失的 RCC 对聚（ADP）- 核糖聚合酶（PARP）抑制剂的敏感性（关于 RCC 中的肿瘤代谢物，请参阅后文）。

第五节　琥珀酸脱氢酶缺陷型 RCC

一、临床病理特征

胚系致病性 *SDH* 基因变异与遗传性嗜铬细胞瘤（PCT）和副神经节瘤（paraganglioma，PGL）综合征有关，并与较低外显率的胃肠道间质瘤（gastrointestinal stromal tuomurs，GIST）及 RCC 相关[48]。该疾病的发病率目前尚不明确。

患者终身患肿瘤的风险超过 70%，而临床表现则根据突变的 *SDH* 亚基而异（相关综述[49]）。*SDHB* 基因携带者患有肾肿瘤的终身风险预估为 5%，但对于其他受到影响的亚基，这一风险可能会更低[48]。RCC 通常为孤立性并仅影响一侧肾。其中位诊断年龄为 37 岁[50]，但已有报道指出，患者在仅 14 岁时就出现了 RCC[51]。在一系列包括 27 例患者的研究中，9 例患者发生了远处转移，这可能与原始肿瘤中的肉瘤样分化有关[28]。

二、遗传与分子病理机制

SDH 是一个由 4 个亚基（SDHA、SDHB、SDHC、SDHD）组成的四聚体酶复合体，这些亚基定位于线粒体的内膜并参与 Kreb 循环和电子传递链，其可催化琥珀酸氧化为延胡索酸（见图 3.1）[52]。

2016 年，根据其特有的特性，SDH 缺失型肾细胞癌被列入世界卫生组织（WHO）对肾肿瘤的分类中[32]。在肾细胞癌患者中，最常见的基因突变是 SDHB，其次是 SDHC、SDHD 和 SDHA[50,53]。SDH 的双等位基因失活引发了有氧糖酵解的 Warburg 效应转变，并导致氧化磷酸化功能障碍以及琥珀酸在细胞内的积聚（见下文关于肾细胞癌中的肿瘤代谢产物部分）。

三、临床管理与治疗策略

目前尚无专门针对 SDH 缺失型肾细胞癌的临床管理指南。已提出的监测策略[51,54]建议对异时性 RCC 和（或）PCT/PGL 进行持续的放射学检测。在检测到肾脏肿瘤时，鉴于其早期转移的高风险，应迅速实施摘除手术。值得注意的是，SDH 与 HLRCC 相关的肾细胞癌对 FDG-PET 有很高的亲和性，这对于识别隐性的转移病灶可能具有价值。

第六节　TCA 循环的破坏：肾细胞癌中的肿瘤代谢物

由于 SDH 和 FH 酶的功能丧失，琥珀酸和延胡索酸（即所谓的肿瘤代谢物）会积累，并拥有促癌功能[45]。这些肿瘤代谢物能够抑制 α 酮戊二酸（αKG）依赖的双氧酶家族，进而导致表观遗传调控的失常和形成伪低氧表型。特定的 αKG 依赖性双氧酶，如 KDM4A 和 KDM4B 的抑制，会导致同源重组 DNA 修复机制的压制和基因组的不稳定性。研究在临床前模型中展示，存在同源重组缺陷的细胞对 PARP 抑制剂表现出较高的敏感性，这可能为肾癌治疗带来一种新的靶向策略[55]。

第七节　伯特 - 霍格 - 杜伯综合征

一、临床病理特征

伯特 - 霍格 - 杜伯综合征（Birt-Hogg-Dube，BHD）是一种常染色体显性遗传的癌症易感性综合征，其主要特征是良性的皮肤纤维滤泡瘤和囊性肺病（在超过 85% 的家族成员中出现），这些病征主要在青年时期显现[56-58]。肺部的囊状变可导致自发性气胸的发生[59]。尽管 BHD 的确切流行率仍不明确，但据报道，全球有超过 200 个受此病症影响的家族[12]。

BHD 患者中有 15%~29% 会出现双侧和多发性肾癌；这些肿瘤的诊断中位年龄在 46~50 岁，但有时甚至可能在 20 岁时就已出现[58,60]。肿瘤的组织学亚型在不同的患者间，甚至在同一患者的不同瘤内，都可能存在差异（见表 3.1）。其中，混合型嗜酸细胞瘤最为常见（占 50%），接下来是嫌色细胞肾癌（chromophobe renal cell carcinoma，chRCC）（34%）和错构瘤（9%）[56,57]。在肾脏的宏观结构上看似正常的部分，在显微镜下却可见到分布有嗜酸细胞的小灶，这些可能是癌前病变[56]。

二、遗传学和分子发病机制

在受影响的家族中，可检测到 *FLCN* 基因（17p11）的致病性种系变异[61,62]，但并没有明确的基因型与表型之间的关联性[58,60]。*FLCN* 基因的失活可以通过干扰 PI3K/AKT-mTOR 通路以及激活线粒体生物合成来促进 RCC 的肿瘤发生，这导致了 ROS 的生成并激活了 HIF 的转录活动[52]。

三、临床管理与治疗策略

建议对肾脏肿瘤进行终身的放射学监测[12,46]，当病变最大直径达到 3 cm 时，应考虑采用保留肾单位的手术策略[63]。在未进行定期放射学监测的患者中，可能出现转移现象[59]，这些转移肿瘤通常为透明细胞组织学类型，并伴有不良的预后[56,59]。对于 BHD 相关的 RCC 患者，目前尚无特定的靶向治疗策略。

第八节　BRCA1 相关蛋白（BAP1）肿瘤易感性综合征

一、临床病理特征

这是一种常染色体显性遗传的肿瘤易感性综合征，其特点是生命周期内间皮瘤、葡萄膜黑色素瘤、皮肤黑色素瘤及肾细胞癌的风险增加[64]。与此相关的肿瘤全谱尚待明确。携带突变基因的患者中，有高达 85% 的人会患癌[65]。肾细胞癌的终生风险为 10%，其平均确诊年龄为 42 岁，范围为 36~70 岁。肾细胞癌通常呈现为孤立的透明细胞亚型，尽管已描述了其他组织学亚型[66]，但更大的样本量是必要的，以便更清晰地定义其表型。在 TCGA ccRCC 样本中，有 0.8% 的患者检测到了 *BAP1* 基因的种系突变，这暗示 *BAP1* 肿瘤易感性综合征可能是一个被低估的临床现象[67]。

二、基因组学与分子发病机制

BAP1（3p21）负责编码一种具有多种功能的去泛素化水解酶，这种酶在多种生物过程中都起到了关键作用，如调控染色质的动态变化、响应 DNA 损伤以及细胞增长[68-70]。在散发性肾细胞癌患者中，10%~15% 的患者出现 *BAP1* 的变异，这与不良的预后相关[67]。在受影响的亲属中，已检测到位于 *BAP1*（3p21）的致病性种系变种，并报告了至少 46 种独特的突变[65]，而且并未观察到明确的基因型与表型之间的相关性。大部分家族的亲属中至少被诊断出两种不同的肿瘤类型。

三、临床管理与治疗策略

目前尚未制定基于证据的治疗指南，但其管理策略主要涉及对受影响器官的定期检查与筛查，以便及早诊断肿瘤。对于肾脏肿瘤的患者，应考虑尽快进行手术，并确保手术切缘足够[65]。至今，还没有针对 *BAP1* 引发的恶性肿瘤的经认证的靶向治疗方法。

第九节　结节性硬化症

一、临床病理特征

结节性硬化症（tuberous sclerosis complex，TSC）是一种常染色体显性遗传的多器官肿瘤易感综合征，特征包括皮肤病变（如色素减退斑、血管纤维瘤）、中枢神经系统损伤（如错构瘤、皮质发育不良、室管膜下巨细胞星形细胞瘤）、心脏横纹肌瘤、视网膜错构瘤、神经认知障碍及肾肿瘤[71]。TSC 的发病率约为每 6000~10 000 名活产婴儿中有 1 例[72]。

在肾脏，良性的表现形式包括血管平滑肌脂肪瘤（在高达 70% 的病例中可见）、嗜酸细胞瘤和肾囊肿。不到 5% 的 TSC 携带者会发展为与 TSC 相关的 RCC，且其中包括多种组织病理学亚型，如 ccRCC、pRCC 和 chRCC（见表 3.1）。

二、遗传学、分子发病机制与形态学

TSC 综合征与 *TSC1*（染色体 9p34；编码错构体）或 *TSC2*（染色体 16p13；编码结节素）中的致病性种系变异有关。大约 2/3 的 TSC 携带者是没有家族史的新病例。Hamartin 和 tuberin 与 GTP 酶活性的异源三聚体复合物同时工作，参与对 mTOR 复合体 1（mTOR1）的负调控，该复合体是 PI3K/AKT/mTOR 通路的关键效应器。

三、临床管理和治疗策略

推荐进行 MRI 监测以筛查 / 监测 AML 和（或）RCC，可能需要肾肿瘤活检（renal tumour biopsy，RTB）来区分良性 AML 和 RCC[73]。直径 >3 cm 的 AML 有急性出血的危险，应使用 mTOR 抑制剂作为最有效的一线治疗[73-75]。这种方法似乎有效且耐受性良好，保守手术 / 消融为二线治疗方法[74]。对于疑似的恶性上皮肿瘤应进行组织活检以确认诊断（保证安全和可行的情况下），并转诊保肾手术。

第十节　Cowden 综合征

一、临床病理特征

Cowden综合征是一种常染色体显性遗传的肿瘤易感综合征,特征表现为错构瘤、特定的皮肤表现(如毛鞘瘤、口腔纤维瘤和点状掌跖角化病），以及乳腺癌、子宫内膜癌、甲状腺癌、肾癌和结直肠癌的患病风险增加[76]。据统计，发病率为 1/20 万，近乎 100% 的患者在 20 多岁时开始出现皮肤及黏膜损害。

二、遗传学特征与分子机制

常见的是 *PTEN*（10q23）的致病性错义种系变异[77]。*PTEN* 是 PI3K-AKT-mTOR 信号通路的负调控因子。在被临床诊断为 Cowden 综合征的患者中，有 20%~34% 的患者展现遗传位点的异质性，涉及如 *KLLN*、*PIK3CA* 和 *AKT1* 等关联蛋白的种系变异[78,79]。目前，还未观察到明确的基因型与表型之间的相关性。估计的肾癌终身风险可能高达 34%，并且在 40 岁之后，这一风险进一步上升[80]。在组织病理学上，其亚型可能各异，文献中曾描述过 pRCC、chRCC 及 ccRCC 的病例。

第十一节　结论

遗传性 RCC 综合征由多种致病性的种系变异引起，每一种综合征都伴随着特定的肾肿瘤发病率和肾外的独特表现。管理此类综合征依赖于专门定制的跨学科专家团队，并强调密切监测和以患者为核心的治疗原则。

通过鉴定相关致病基因，我们深入了解了肾细胞癌亚型的各种分子驱动机制，并强调了一个互联的信号转导网络。此网络涉及细胞对氧、营养和（或）能量产生的感知，这都是促进肾癌进展的关键因素。深入理解这些细胞过程有助于设计合理的靶向治疗方法，以改善疾病的遗传性和散发性表现的治疗结果。

遗传性 RCC 综合征很可能是一个被低估的临床病征，这对筛查和监测异时性癌症以及识别有风险的家庭成员具有重要意义。随着遗传性综合征在临床上变得更容易诊断和处理，及时诊断将通过采用创新的靶向治疗策略来优化治疗效果。

关键点

- 遗传性肾细胞癌（RCC）综合征占所有肾细胞癌诊断的 4%~6%，但在临床上某些综合征可能被低估。
- 可以根据家族史、临床特征（多发性或双侧病变；<46 岁）或组织病理学发现（例如，HLRCC 相关肾细胞癌）怀疑诊断。
- 管理应在多学科团队的背景下进行，该团队专门负责管理肾脏和非肾脏病变。
- 在无症状患者中，对怀疑或已知具有致病性生殖系变异的患者，积极监视是管理的主要手段。
- 在可能且临床适宜的情况下，应采用如 MRI 等成像方式，以最小化接触电离辐射。
- 在生长可能缓慢且转移风险小的综合征中，建议推迟手术直至主要实性病变的固体＞3 cm。
- 在即使原发肿瘤较小但存在高转移风险的综合征中，建议立即进行具有广泛手术切除范围的切除性干预。

- 在倾向于双侧和多发性肿瘤的患者中，保留肾单位的手术方法（部分肾切除／剜除术）对保持肾滤过功能至关重要，这些患者可能需要重复的手术干预。
- 对生殖系遗传事件后果的理解，正引导某些综合征的靶向治疗策略的发展，应尽可能将患者纳入临床研究。

参考文献

1. Shuch B, et al. Defining early-onset kidney cancer: implications for germline and somatic mutation testing and clinical management. J Clin Oncol. 2014;32(5):431–7.

2. Hampel H, et al. A practice guideline from the American College of Medical Genetics and Genomics and the National Society of genetic counselors: referral indications for cancer pre- disposition assessment. Genet Med. 2015;17(1):70–87.

3. Maher ER, et al. Von Hippel-Lindau disease: a genetic study. J Med Genet. 1991;28(7):443–447.

4. Maddock IR, et al. A genetic register for von Hippel-Lindau disease. J Med Genet. 1996;33(2):120–127.

5. Chen F, et al. Germline mutations in the von Hippel-Lindau disease tumor suppressor gene: correlations with phenotype. Hum Mutat. 1995;5(1):66–75.

6. Maher ER, Webster AR, Moore AT. Clinical features and molecular genetics of Von Hippel- Lindau disease. Ophthalmic Genet. 1995;16(3):79–84.

7. Jilg CA, et al. Growth kinetics in von Hippel-Lindau-associated renal cell carcinoma. Urol Int. 2012;88(1):71–8.

8. Duffey BG, et al. The relationship between renal tumor size and metastases in patients with von Hippel-Lindau disease. J Urol. 2004;172(1):63–65.

9. Latif F, et al. Identification of the von Hippel-Lindau disease tumor suppressor gene. Science (New York, NY). 1993;260(5112):1317–1320.

10. Nordstrom-O'Brien M, et al. Genetic analysis of von Hippel-Lindau disease. Hum Mutat. 2010;31(5):521–537.

11. Beroud C, et al. Software and database for the analysis of mutations in the VHL gene. Nucleic Acids Res. 1998;26(1):256–258.

12. Genetics of Kidney Cancer (Renal Cell Cancer) (PDQ(R)): Health Professional Version, in PDQ Cancer Information Summaries. 2002: Bethesda (MD).

13. Metwalli AR, Linehan WM. Nephron-sparing surgery for multifocal and hereditary renal tumors. Curr Opin Urol. 2014;24(5):466–473.

14. Goldfarb DA, et al. Results of renal transplantation in patients with renal cell carcinoma and von Hippel-Lindau disease. Transplantation. 1997;64(12):1726–1729.

15. Jonasch E, et al. Pazopanib in patients with von Hippel-Lindau disease: a single-arm, single- Centre, phase 2 trial. Lancet Oncol. 2018;19(10):1351–1359.

16. Jonasch E, et al. Pilot trial of sunitinib therapy in patients with von Hippel-Lindau disease. Ann Oncol. 2011;22(12):2661–2666.

17. Kim HC, et al. Sunitinib treatment for metastatic renal cell carcinoma in patients with von hippel-Lindau disease. Cancer Res Treat. 2013;45(4):349–353.

18. Eric JF, et al. Belzutifan for Renal Cell Carcinoma in von Hippel–Lindau Disease. N Engl J Med. 2021;385(22):2036–46. https://doi.org/10.1056/NEJMoa2103425.

19. Schmidt LS, et al. Early onset hereditary papillary renal carcinoma: germline missense mutations in the tyrosine kinase domain of the met proto-oncogene. J Urol. 2004;172(4 Pt 1):1256–1261.

20. Ornstein DK, et al. Prevalence of microscopic tumors in normal appearing renal parenchyma of patients with hereditary papillary renal cancer. J Urol. 2000;163(2):431–433.

21. Lubensky IA, et al. Hereditary and sporadic papillary renal carcinomas with c-met mutations share a distinct morphological phenotype. Am J Pathol. 1999;155(2):517–526.

22. Zbar B, et al. Hereditary papillary renal cell carcinoma. J Urol. 1994;151(3):561–566.

23. Schmidt L, et al. Germline and somatic mutations in the tyrosine kinase domain of the MET proto-oncogene in papillary renal carcinomas. Nat Genet. 1997;16(1):68–73.

24. Schmidt L, et al. Novel mutations of the MET proto-oncogene in papillary renal carcinomas. Oncogene. 1999;18(14):2343–2350.

25. Dharmawardana PG, Giubellino A, Bottaro DP. Hereditary papillary renal carcinoma type I. Curr Mol Med. 2004;4(8):855–868.

26. Organ SL, Tsao MS. An overview of the c-MET signaling pathway. Ther Adv Med Oncol. 2011;3(1 Suppl):S7–S19.

27. Cancer Genome Atlas Research Network, et al. Comprehensive molecular characterization of papillary renal-cell carcinoma. N Engl J Med. 2016;374(2):135–145.

28. Walther MM, et al. Renal cancer in families with hereditary renal cancer: prospective analysis of a tumor size threshold for renal parenchymal sparing surgery. J Urol. 1999;161(5):1475–1479.

29. Choueiri TK, et al. Phase II and biomarker study of the dual MET/VEGFR2 inhibitor foretinib in patients with papillary renal cell carcinoma. J Clin Oncol. 2013;31(2):181–186.

30. Schoffski P, et al. Crizotinib in patients with advanced, inoperable inflammatory myofibro blastic tumours with and without anaplastic lymphoma kinase gene alterations (European Organisation for Researchand Treatment of Cancer 90101 CREATE): a multicentre, single drug, prospective, non-randomised phase 2 trial. Lancet Respir Med. 2018;6(6):431–441.

31. Choueiri TK, et al. Biomarker-based phase II trial of Savolitinib in patients with advanced papillary renal cell Cancer. J Clin Oncol. 2017;35(26):2993–3001.

32. Moch H, et al. The 2016 WHO classification of Tumours of the urinary system and male genital organs-part a: renal, penile, and testicular Tumours. Eur Urol. 2016;70(1):93–105.

33. Toro JR, et al. Mutations in the fumarate hydratase gene cause hereditary leiomyomatosis and renal cell cancer in families in North America. Am J Hum Genet. 2003;73(1):95–106.

34. Wei MH, et al. Novel mutations in FH and expansion of the spectrum of phenotypes expressed in families with hereditary leiomyomatosis and renal cell cancer. J Med Genet. 2006;43(1):18–27.

35. Smit DL, et al. Hereditary leiomyomatosis and renal cell cancer in families referred for fumarate hydratase germline mutation analysis. Clin Genet. 2011;79(1):49–59.

36. Schmidt LS, Linehan WM. Hereditary leiomyomatosis and renal cell carcinoma. Int J Nephrol RenovascDis. 2014;7:253–260.

37. Ylisaukko-oja SK, et al. Analysis of fumarate hydratase mutations in a population-based series of early onset uterine leiomyosarcoma patients. Int J Cancer. 2006;119(2):283–287.

38. Menko FH, et al. Hereditary leiomyomatosis and renal cell cancer (HLRCC): renal cancer risk, surveillance and treatment. Familial Cancer. 2014;13(4):637–644.

39. Muller M, et al. Reassessing the clinical spectrum associated with hereditary leiomyomatosis and renal cell carcinoma syndrome in French FH mutation carriers. Clin Genet. 2017;92(6):606–615.

40. Grubb RL 3rd, et al. Hereditary leiomyomatosis and renal cell cancer: a syndrome associated with an aggressive form of inherited renal cancer. J Urol. 2007;177(6):2074–9. Discussion 2079–2080.

41. Alam NA, et al. Localization of a gene (MCUL1) for multiple cutaneous leiomyomata and uterine fibroids to chromosome 1q42.3-q43. Am J Hum Genet. 2001;68(5):1264–1269.

42. Tomlinson IP, et al. Germline mutations in FH predispose to dominantly inherited uterine fibroids, skin leiomyomata and papillary renal cell cancer. Nat Genet. 2002;30(4):406–410.

43. Sudarshan S, et al. Fumarate hydratase deficiency in renal cancer induces glycolytic addiction and hypoxia-inducible transcription factor 1alpha stabilization by glucose-dependent generation of reactive oxygen species. Mol Cell Biol. 2009;29(15):4080–4090.

44. Linehan WM, Rouault TA. Molecular pathways: fumarate hydratase-deficient kidney cancer targeting theWarburg effect in cancer. Clin Cancer Res. 2013;19(13):3345–3352.

45. Linehan WM, Ricketts CJ. The metabolic basis of kidney cancer. Semin Cancer Biol. 2013;23(1):46–55.

46. Board., P.C.G.E., Genetics of Kidney Cancer (Renal Cell Cancer) (PDQ®): Health Professional Version. 2019.

47. Srinivasan R, Su D, Stamatakis L, et al. Mechanism based targeted therapy for hereditary leiomyomatosis and renal cell cancer (HLRCC) and sporadic papillary renal cell carcinoma: interim results from aphase 2 study of bevacizumab and erlotinib. Eur J Cancer. 2014;50(Supp 6):8.

48. Andrews KA, et al. Tumour risks and genotype-phenotype correlations associated with germline variants in succinate dehydrogenase subunit genes SDHB, SDHC and SDHD. J Med Genet. 2018;55(6):384–394.

49. Pasini B, Stratakis CA. SDH mutations in tumorigenesis and inherited endocrine tumours: lesson from the phaeochromocytoma-paraganglioma syndromes. J Intern Med. 2009;266(1):19–42.

50. Gill AJ, et al. Succinate dehydrogenase (SDH)-deficient renal carcinoma: a morphologically distinct entity: a clinicopathologic series of 36 tumors from 27 patients. Am J Surg Pathol. 2014;38(12):1588–1602.

51. Ricketts CJ, et al. Succinate dehydrogenase kidney cancer: an aggressive example of the Warburg effect in cancer. J Urol. 2012;188(6):2063–2071.

52. Linehan WM, et al. The metabolic basis of kidney Cancer. Cancer Discov. 2019;9(8):1006–1021.

53. Yakirevich E, et al. A novel SDHA-deficient renal cell carcinoma revealed by comprehensive genomicprofiling. Am J Surg Pathol. 2015;39(6):858–863.

54. Tufton N, Sahdev A, Akker SA. Radiological surveillance screening in asymptomatic succinate dehydrogenase mutation carriers. J Endocr Soc. 2017;1(7):897–907.

55. Sulkowski PL, et al. Krebs-cycle-deficient hereditary cancer syndromes are defined by defects in homologous-recombination DNA repair. Nat Genet. 2018;50(8):1086–1092.

56. Pavlovich CP, et al. Renal tumors in the Birt-Hogg-Dube syndrome. Am J Surg Pathol. 2002;26(12):1542–1552.

57. Schmidt LS, Linehan WM. Molecular genetics and clinical features of Birt-Hogg-Dube syn drome. NatRev Urol. 2015;12(10):558–569.

58. Toro JR, et al. BHD mutations, clinical and molecular genetic investigations of Birt-Hogg- Dube syndrome: a new series of 50 families and a review of published reports. J Med Genet. 2008;45(6):321–331.

59. Houweling AC, et al. Renal cancer and pneumothorax risk in Birt-Hogg-Dube syn drome; an analysis of 115 FLCN mutation carriers from 35 BHD families. Br J Cancer. 2011;105(12):1912–1919.

60. Schmidt LS, et al. Germline BHD-mutation spectrum and phenotype analysis of a large cohort of families with Birt-Hogg-Dube syndrome. Am J Hum Genet. 2005;76(6):1023–1033.

61. Nickerson ML, et al. Mutations in a novel gene lead to kidney tumors, lung wall defects, and benigntumors of the hair follicle in patients with the Birt-Hogg-Dube syndrome. Cancer Cell. 2002;2(2):157–164.

62. Lim DH, et al. A new locus-specific database (LSDB) for mutations in the folliculin (FLCN) gene. Hum Mutat. 2010;31(1):E1043–1051.

63. Pavlovich CP, et al. Evaluation and management of renal tumors in the Birt-Hogg-Dube syndrome. JUrol. 2005;173(5):1482–1486.

64. Popova T, et al. Germline BAP1 mutations predispose to renal cell carcinomas. Am J Hum Genet. 2013;92(6):974–980.

65. Rai K, et al. Comprehensive review of BAP1 tumor predisposition syndrome with report of two new cases. Clin Genet. 2016;89(3):285–294.

66. Carlo MI, et al. Prevalence of germline mutations in Cancer susceptibility genes in patients with advanced renal cell carcinoma. JAMA Oncol. 2018;4(9):1228–1235.

67. Ricketts CJ, et al. The Cancer genome atlas comprehensive molecular characterization of renal cell carcinoma. Cell Rep. 2018;23(1):313–326 e5.

68. Jensen DE, et al. BAP1: a novel ubiquitin hydrolase which binds to the BRCA1 RING finger and enhances BRCA1-mediated cell growth suppression. Oncogene. 1998;16(9):1097–112.

69. White AE, Harper JW, Cancer. Emerging anatomy of the BAP1 tumor suppressor system. Science. 2012;337(6101):1463–1464.

70. Scheuermann JC, et al. Histone H2A deubiquitinase activity of the Polycomb repressive complex PR-DUB. Nature. 2010;465(7295):243–247.

71. Randle SC. Tuberous sclerosis complex: a review. Pediatr Ann. 2017;46(4):e166–171.

72. Osborne JP, Fryer A, Webb D. Epidemiology of tuberous sclerosis. Ann N Y Acad Sci. 1991;615:125–127.

73. Krueger DA, Northrup H, G. International tuberous sclerosis complex consensus, tuberous sclerosis complex surveillance and management: recommendations of the 2012 international tuberous sclerosis complex consensus conference. Pediatr Neurol. 2013;49(4):255–265.

74. Bissler JJ, et al. Everolimus for renal angiomyolipoma in patients with tuberous sclerosis complex or sporadic lymphangioleiomyomatosis: extension of a randomized controlled trial. Nephrol Dial Transplant. 2016;31(1):111–119.

75. McCormack FX, et al. Efficacy and safety of sirolimus in lymphangioleiomyomatosis. N Engl J Med. 2011;364(17):1595–1606.

76. Pilarski R. Cowden syndrome: a critical review of the clinical literature. J Genet Couns. 2009;18(1):13–27.

77. Nelen MR, et al. Localization of the gene for Cowden disease to chromosome 10q22-23. Nat Genet. 1996;13(1):114–116.

78. Orloff MS, et al. Germline PIK3CA and AKT1 mutations in Cowden and Cowden-like syndromes. Am J Hum Genet. 2013;92(1):76–80.

79. Pilarski R, et al. Predicting PTEN mutations: an evaluation of Cowden syndrome and Bannayan-Riley-Ruvalcaba syndrome clinical features. J Med Genet. 2011;48(8):505–512.

80. Mester JL, et al. Papillary renal cell carcinoma is associated with PTEN hamartoma tumor syndrome. Urology. 2012;79(5):1187. e1-e7

第四章　肾癌成像

Vincenzo Ficarra, Simona Caloggero, Marta Rossanese, Silvio Mazziotti, Giuseppe Mucciardi, Giuseppe Cicero, Giuseppina Anastasi, Giorgio Ascenti　著

蒋文韬　译

包业炜　校

第一节　概述

影像学在肾脏肿物的检测、特征描述、体积评估、分期以及对内外科治疗反应的评估中起着关键的作用。此外，在过去的 10 年中，影像学特征也被用来测算肾脏肿瘤评分（nephrometry score），并预测拟行肾部分切除术患者的围手术期结局和并发症风险 [1,2]。

腹部超声检查（ultrasonography，US）、计算机断层扫描（computed tomography，CT）和磁共振成像（magnetic resonance imaging，MRI）是肾实质肿物管理中最常用的影像学检查方法。

腹部超声因广泛可用、无电离辐射，并且有高空间分辨率，通常是肾脏病变放射学诊断中的第一步 [3]。实际上，大多数肾肿瘤都是由于怀疑其他疾病而进行腹部超声检查时偶然诊断的。肾脏超声可以区分囊性和实性肿物，可能有助于识别血管平滑肌脂肪瘤（angiomyolipoma，AML），并可以通过使用超声造影剂（包括微泡）显示血管情况。动态超声造影（contrast enhanced ultrasound，CEUS）是通过注射由气体微泡制成的静脉造影剂来进行的，目前认为这种造影剂对过敏者和肾衰竭患者是安全的 [4-6]。此外，还可以通过自动计算特定参数（如强度曲线、达到峰值的时间、峰值强度等）来获得对增强特性的定量评估。同时腹部超声也可为肾肿物活检提供有用的指导 [7]，但因它既不如 CT 或 MRI 准确，又依赖于操作者，所以在术前手术规划中的作用有限。

腹部增强计算机断层扫描（contrast enhanced computed tomography，CECT）是肾肿物主要成像和分期的参考标准 [8]。建议采用多相检查方案，包括无对比剂（基础期）、皮髓质期（corticomedullary，CM）、肾实质期（nephrographic，NG）和尿路造影，以正确评估肾肿物。其主要局限性是细分隔评估的准确性较低、实性肿物之间的鉴别常不明确、放射线暴露和使用肾毒性造影剂 [3,6,9]。

最近的技术如双能 CT（dual-energy CT，DECT）是基于在不同能量水平上同时采集两次，以及灌注增强 CT（perfusion contrast-enhanced CT，pCECT），包括在造影剂给药后快速重复扫描，可以显著减少约 50% 的辐射暴露 [10]。如果把碘从对比图像中去除，就可以获得虚拟的非对比图像。对于肾脏肿物的表征，DECT 具有与常规两相 CT 检查相似的准确性，并具有真正的非对比期 [11]。虽然初步数据令人信服，但 DECT 技术尚未广泛使用，需要进一步的数据验证。

没有电离辐射和高软组织对比度使得腹部 MRI 成为当超声或 CT 结果不确定时的一种合适的影像学检查 [12]。此外，强烈建议对静脉注射 CT 造影剂过敏的患者或无肾功能损害的妊娠期患者进行 MRI

检查[8]。它的高软组织对比度分辨率可以检测脂肪或出血成分，并突出显示对比度增强。扩散加权成像（diffusion-weighted imaging，DWI）及其相关的表观弥散系数（apparent diffusion coefficient，ADC）值，是基于细胞外水分子的随机"布朗运动"的特殊序列，其性能可用于评估细胞密度。细胞密度高的组织，如恶性肿瘤，表现出较低的弥散系数。肾脏病变的血管供应可以在静脉注射钆或通过动脉自旋标记（arterial spin labelling，ASL）获得的非增强图像来了解，而 ASL 是一种利用流入血液作为内源性造影剂的技术[13]。然而，MRI 的主要局限性包括对钙沉积的敏感性低、扫描仪可用性低、医疗费用高以及 MRI 的一般禁忌证（即金属植入物、起搏器等）[6]。

其他检查，如肾动脉造影和下腔静脉造影在肾肿物的治疗中作用有限，只有经过严格筛选的病例才可以考虑。在肾实质肿瘤的检查中，正电子发射断层扫描（positron-emission tomography，PET）仍然不被国际指南所推荐。

第二节　检测与表征

根据其形态和结构特征，以及对病变的影响，肾病变一般分为囊性肾和实性肾。

一、肾囊性病变

Bosniak 分级是基于影像学表现来区分肾囊肿的最广泛使用和公认的系统[14,15]。这种分类能够预测不同的恶性肿瘤风险，并且每种类型都与明确的治疗方式相关（表4.1）。根据 Bosniak 分级，Ⅰ 级复杂肾囊肿病变的恶性肿瘤风险为 2%~3%；Ⅱ 级 6%~11%；Ⅱ F 级为 7%~27%；Ⅲ 级为 54%~55%；Ⅳ 级为 88%~91%[16,17]。因此，Ⅰ 级和 Ⅱ 级被认为是良性病变，Ⅱ F 级需要随访。这些病变可以在 6 个月后进行腹部 CT 扫描。如无任何进展迹象，可进一步随访患者，每 6 个月进行腹部超声检查，每 2 年进行腹部 CT 扫描，至少随访 5 年[18]。根据肾细胞癌指南[8]，Ⅲ 级和 Ⅳ 级囊性病变需要进行标准的手术治疗。

虽然 Bosniak 分级最初是基于 CT 结果，但后来也扩展到其他成像模式，如 CEUS 和 MRI[19]。

静脉注射对比剂后进行的 CT 扫描被认为是评估肾囊肿病变的诊断里程碑。然而，当前 CT 扫描的一个问题是伪增强现象，这是由于射线硬化伪影和周围实质的部分体积平均导致的简单囊肿在增强图像上的人工衰减增加（10~20 Hu），从而模拟出一个增强的实质性肿物。这种现象对于小尺寸（<10 mm）和中心移位的囊肿来说更为明显。双能 CT 通过碘叠加图、虚拟非对比（virtual non-contrast，VNC）和低能量虚拟单能量图像（virtual monoenergetic images，VMI）重建，显示出其在克服这种伪影和突出真实对比增强方面的能力[20,21]。

超声造影的高对比度分辨率和动态增强评价可以详细地了解间隔的数量、厚度、固体成分及其对比度分布。

多项研究表明，CT 和 MRI 在区分复杂肾囊肿和恶性病变方面至少具有相同的准确性，而 CT 的敏感性和特异性高于 MRI[6,19,22]。

表 4.1　根据 Bosniak 分级对肾囊性病变的检查和评估

分类	Bosniak[a,b]	2019 版本提议的 Bosniak 分类标准[c]	检查和评估
I	单纯的良性囊肿，其囊壁薄如发丝，无分隔、无钙化或固态成分。其密度与水相同，且不会因造影剂而增强	CT：边界清晰，薄（≤2 mm）而光滑的壁，均质的单一液体（20~29 Hu）；无分隔或钙化；壁可能有增强 MRI：结构清晰，壁薄（≤2 mm）且平滑；内含均质单一液体（信号强度与脑脊液相似）；无分隔或钙化；囊壁可能有强化现象	良性，无须随访
II	可能包含有几个薄如发丝的分隔，有或无可察觉的（不可测量的）增强的囊肿。囊壁或分隔中可能存在细小的钙化，<3 cm 的高衰减均质病变，边缘清晰，无增强	CT：带有少数（1~3 个）薄壁（≤2 mm）分隔的囊性肿物；分隔和囊壁可能有强化现象；可能存在任何类型的钙化；在无造影剂 CT 下，均质的高衰减（≥70 Hu）肿物；在肾脏肿物扫描 CT 下，均质的无强化肿物>20 Hu，可能存在任何类型的钙化；在无造影剂 CT 下，均质的肿物介于9~20 Hu；在门静脉相 CT 下，均质的肿物介于 21~30 Hu；均质的低衰减肿物，其直径太小，无法进行特性描述；MRI：带有少数（1~3 个）薄壁（≤2 mm）强化分隔的囊性肿物；任何无强化分隔；可能存在任何类型的钙化；在无造影剂 MRI 下，均质肿物在 T_1 加权成像呈明显高信号（与脑脊液相似）；在无对比剂 MRI 下，均质肿物在 T_1 加权成像呈明显高信号（大约是正常实质信号强度的 2.5 倍）	良性，无须随访
II F	囊肿包含更多的细如发丝的隔膜。分隔或囊壁轻微增厚和增强（感知到但无法测量的增强）。囊肿可能包含钙化，可能呈结节状并且增厚，没有对比增强。没有增强的软组织元素。该类别还包括完全在肾内、无增强、高衰减的≥3 cm 的肾脏病变。通常边缘清晰	CT：囊性肿物具有光滑的微厚（3 mm）的增强囊壁，或一个或多个光滑微厚（3 mm）的增强分隔，或许多（≥4）光滑薄壁（≤2 mm）增强分隔 MRI：囊性肿物具有光滑的微厚（3 mm）增强囊壁，或一个或多个光滑微厚（3 mm）的增强分隔，或许多（>4）光滑薄（≤2 mm）增强隔膜。在未经增强的脂肪饱和 T_1 加权成像中，囊性肿物呈异质性高信号	一般良性。随访包括腹部超声和（或）计算机断层 CT 扫描
III	不确定的囊性肿物，其分隔或囊壁厚度不规则，并且有可测量的增强	CT：一个或多个增强的厚（≥4 mm 宽）或增强的不规则（显示≤3 mm 钝边凸出部分）的分隔或囊壁 MRI：一个或多个增强的厚（≥4 mm 宽）或增强的不规则（显示≤3 mm 钝边凸出部分）的分隔或囊壁	恶性肿瘤概率中等。根据实体瘤的治疗进行手术或主动监测
IV	明显恶性，包含有可测量增强的软组织成分	CT：一个或多个增强的结节（≥4 mm 的凸起，并具有钝边缘，或任意大小的凸起，具有锐利边缘） MRI：一个或多个增强的结节（≥4 mm 的凸起，并具有钝边缘，或任意大小的凸起，具有锐利边缘）	主要为恶性。根据实体瘤治疗进行手术

注：[a]Silverman SG, Israel GM, Herts BR, e t a l. Management of the incidental renal mass.Radiology.2008;249（1）:16-31

[b]Bosniak MA. The Bosniak renal cyst classification: 25 years later. Radiology 2012;262（3）:781-785

[c]Silverman SG, et al. Bosniak Classification of Cystic Renal Masses, Version 2019: An Update Proposaland Needs Assessment. Radiology. 2019 Aug;292（2）:475-488. doi:https://doi. org/10.1148/radiol.2019182646. Epub 2019 Jun 18

另外，MRI 在区分液体和固体成分方面具有更高的准确性，这可能导致在肾囊肿的 Bosniak 分级中与 CT 扫描存在差异。用多相或动态方案获得的 DWI 和对比度增强图像，可以分别提供细胞密度和血管化方面的进一步信息[15]。

由于没有电离辐射，MRI 更适合长期随访患者[19,23]。值得注意的是，需要记住低血供或坏死的实性肾肿物也属于囊性病变的鉴别诊断范围[3]。

CEUS、CT 和 MRI 的序贯应用可以更好地确定囊性病变的特征，特别是确定适合手术治疗的Ⅲ~Ⅳ级病变。图 4.1 显示了一个Ⅱ F 级肾囊肿在 24 个月随访后进展Ⅲ级的演变过程（图 4.1）。

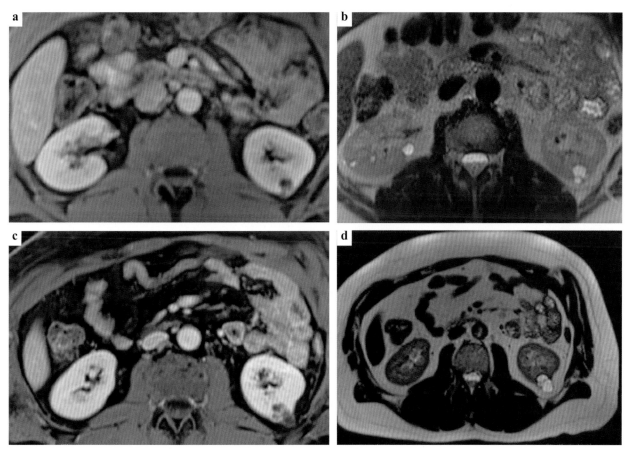

图 4.1　**轴向梯度回波 T_1 加权脂肪抑制图像**

（a）和轴向螺旋梯度回波 T_2 加权图像；（b）显示左肾内有一个边界清晰的囊性病变，病变内有细小分隔，符合 Bosniak Ⅱ F 病变；（c，d）为 1 年后得到的同样的图像，显示病变的大小和分隔的数量增加，此时呈现为 Bosniak Ⅲ级囊肿

二、肾实质肿物

肾实质肿物包括了在 2016 年世界卫生组织（World Health Organization，WHO）分类中新近描述的各种不同的组织病理实体[24]。最常见的良性组织学亚型包括血管平滑肌脂肪瘤和嗜酸细胞腺瘤。最常见的 3 种恶性肾肿瘤是透明细胞肾细胞癌（ccRCC）、乳头状肾细胞癌（papillary renal cell carcinoma，pRCC）和肾嫌色细胞癌（chRCC）。然而，非常具有侵袭性的组织学亚型，如肾髓质癌（renal medullary carcinoma，RMC）、集合管癌（collecting duct carcinoma，CDC）和与 *Xp11.2* 易位 /*TFE3* 基

因融合相关性肾癌，可能占肾实质肿瘤剩余的 10%[25]。

尽管恶性组织学亚型的正确描述仍然是一个有争议的问题，但泌尿科医生应考虑 CT 和 MRI 的特征，以区分组织学亚型预后更好的肿瘤（嗜酸细胞腺瘤和肾嫌色细胞癌）与预后不良的肿瘤（高级别的肾细胞癌、2 型乳头状肾细胞癌、集合管癌和髓质癌）。

仅依靠超声检查不能清楚地区分不同的肾实质性病变。虽然超声检查对血管平滑肌脂肪瘤的敏感性较高，但大量高回声肿物不能准确地与其他恶性肿瘤区分[26]。彩色多普勒超声和 CEUS 可以提供与血管生成现象相关的血供信息。前者仅能显示肿瘤内的血流信号，而 CEUS 提供了对造影剂分布的动态评估和相关参数的量化。CEUS 在肿瘤检测和"假病变"（如 Bertin 的突出柱、持续的胎儿叶状或骆驼峰）的正确识别上已经显示出高度的准确性，与 CT 和 MRI 有强烈的相关性[9,27,28]。恶性病变的可疑特征包括不均匀增强、存在假包膜、肿瘤周边的环状增强，以及大肿瘤中的出血、坏死和囊性病灶[27,29-31]。

在多相腹部增强 CT 检查中，增强度的评估对于描述肾实质性肿物特征至关重要。超过 15~20 Hu 的强化被视为恶性的最重要指标。皮髓质期被用来评估动脉系统（肾动脉数量，供应肿物的动脉），排泄期用来评估其与肾集合系统的接近程度和受累程度。三维 CT 重建以外科医生熟悉的格式描绘血管和肾肿物的解剖结构，为肾部分切除术提供指导，特别是在复杂的病例中。

肾血管平滑肌脂肪瘤的 CT 扫描中可观察到肉眼可见的脂肪（低于 20 Hu），因此可以将其与其他肾肿瘤区分。值得注意的是，由于体积平均效应，脂肪含量可能难以诊断小的血管平滑肌脂肪瘤，并且一部分血管平滑肌脂肪瘤的脂肪含量较低。嗜酸性细胞瘤通常为高血供且均质，可能有特征性的中央星状瘢痕。然而，CT 特征无法可靠地将嗜酸性细胞瘤与其他肾肿瘤区分开来。透明细胞肾细胞癌通常表现为早期高峰值，高于肾皮质，而乳头状肾细胞癌通常表现为延迟和较低的增强。此外，肾嫌色细胞癌通常以中等增强模式为特征[32,33]。

CT 扫描在检测实质性肾脏病变方面具有很高的灵敏性（如果病变 >2 cm，则敏感度超过 90%）[3,13]。由于其明显的血管化，透明细胞肾细胞癌在皮髓质期间通常显示出高度增强，并在肾实质期迅速洗脱（图 4.2）。相反，乳头状肾细胞癌的增强较微妙，甚至可能有高达 25% 的病例无增强现象。这两种亚型，特别是当尺寸较大时，由于退化现象，可能显示出不均匀的外观[9,13]。考虑到不同能量水平的采集，双能 CT 可以依赖后处理算法，如虚拟单能图像和碘覆盖图，有助于描绘和量化真实的碘含量（图 4.3）[34-36]。尽管已经多次尝试将碘含量与肾细胞癌的组织学亚型相关联，但由于不同供应商的扫描器之间存在差异，尚未建立一致的碘密度切点[37]。DECT 的限制是对 <1.5 cm 的病变的灵敏性降低，以及在虚拟非对比增强重建中对钙化的低估[38]。关于组织学亚型的关联以及治疗后的评估，还评估了灌注 CT 参数，如血流（blood flow，BF）、血容量（blood volume，BV）、平均通过时间（mean transit time，MTT）和渗透性（permeability，PMB）[10,39,40]。

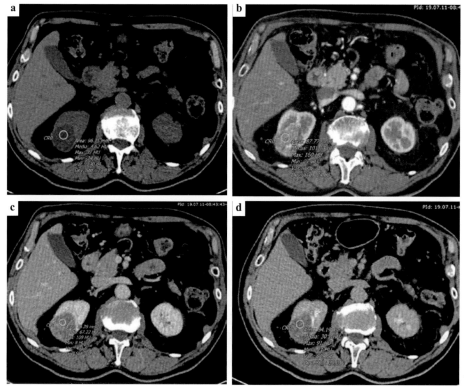

图 4.2　（a）轴向 CT 扫描可以获得静脉注射造影剂前的图像；（b,c,d）静脉注射造影剂后的图像（b 为皮髓质期，c 为肾实质期，d 为排泄期）。右肾内生的椭圆形肿物在非增强 CT 中表现出低 Hu 值，皮髓质期中强而不均匀的增强。在后续的采集阶段中，随后的扫描可观察到逐渐而缓慢的造影剂洗出。该病变与透明细胞肾细胞癌一致[4]

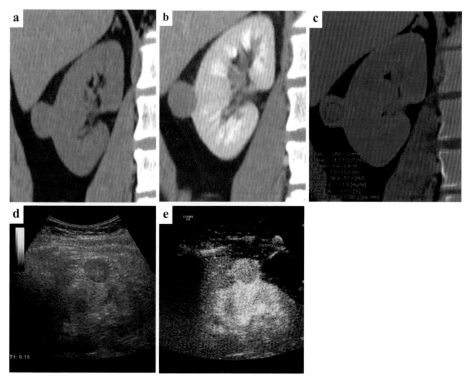

图 4.3　冠状位 CT 图像在注射造影剂前（a）和后（b）显示了一个直径为 2 cm、边界清晰的右肾外生性肿物，增强不明确（Hu 值：非增强扫描 21；肾脏造影 39）。这些特征可能代表囊性或实性肿物；冠状 DECT 色彩编码的碘叠加图像（c）显示了碘含量（ROI 上的 1 mgI/ml）的情况，从而证明了一个低血管化的病变；灰阶超声图像（d）显示了一个实质性的低回声肿物；CEUS（e）清楚地显示了轻度且均匀的增强。最终诊断为乳头状肾细胞癌

MRI 是另一种影像学检查方法，通常在对 CT 扫描结果不确定的患者（例如，对于复杂的囊性病变，非常小的肿物，只有 10~20 Hu 的增强病灶）或造影剂过敏时，MRI 可以作为解决的办法。透明细胞肾细胞癌通常在 T_1 加权序列上的信号强度与邻近的肾实质相似，在 T_2 图像上表现为更高的信号强度，在大的病变中有不均匀区域。在相当大比例（60%）的透明细胞肾细胞癌中，因为可以检测到细胞质内脂肪的一部分，所以表现为 T_1 加权化学位移序列中的信号下降。又由于它们的高血管性，可以观察到更大的对比增强，在皮质髓质相中更为显著。

相比之下，乳头状肾细胞癌通常在 T_2 加权扫描中被检测为低信号肿物，其增强程度远低于透明细胞肾细胞癌并且延迟增强。与前两种类型相比，肾嫌色细胞癌在 T_2 加权以及对比增强采集中具有中等信号强度特征 [9,39,41,42]。血管化模式也已经通过灌注 MRI 和非对比增强的 ASP 技术得到了确认 [9,13,43]。尽管到目前为止 DWI 和相关的 ADC 图像还没有实现与组织学结果的明确相关性，但是它们可以帮助提供细胞密度的信息。实际上，尽管有报道称嗜酸细胞腺瘤的 ADC 值高于恶性病变，乳头状肾细胞癌的 ADC 值高于透明细胞肾细胞癌，但良性病变和恶性病变之间仍有很大的重叠 [9,13,44,45]。

第三节　解剖和形态特征

欧洲泌尿外科学会（EAU）关于肾细胞癌（RCC）的指南建议使用肾脏肿瘤评分系统，以客观预测保留肾单位手术（nephron sparing surgery，NSS）和肾脏肿瘤消融技术的潜在并发症 [8]。这些工具为治疗计划、患者咨询以及不同的肾部分切除术（partial nephrectomy，PN）和消融技术系列之间的比较提供了重要的信息 [8]。

RENAL 肾脏肿瘤评分系统和 PADUA 分类于 2009 年提出，并在此后得到了广泛应用 [1,2]。多项外部研究证实这两种系统可以作为预测总并发症、热缺血时间（warm ischemia time，WIT）、估计失血量（estimated blood loss，EBL）和肾功能损害的指标 [46]。肿瘤大小、外生 / 内生率、中央 / 侧向位置、极性位置、距上部集合系统和（或）肾窦的距离是第一代肾脏肿瘤评分系统中包含的影像参数。此外，肿瘤根据轴向平面位置被分类为前方或后方 [1,2]。尽管在过去的几年中，一些第二代肾脏测量系统如直径 - 轴距 - 极距（diameter-axial-polar，DAP）肾脏测量系统、区域 Nephro 评分系统、基于动脉的复杂性（arterial based complexity，ABC）评分系统已经被提出，但 RENAL 和 PADUA 分类仍是最受欢迎和使用最广的肾单位计量评分 [46]。有趣的是，在原始 PADUA 分类发布 10 年后，菲卡拉（Ficarra）等人提出了一个更新和简化的版本（Simplified PAdua REnal—SPARE），只包括 4 个参数：肿瘤大小、边缘位置、外生 / 内生率，以及肾窦受累 [47]。表 4.2 总结了第一代肾脏肿瘤评分系统中包含的影像特征。图 4.4 显示了 SPARE 系统中包含的特征 [47]。

表 4.2　第一代肾脏肿瘤评分系统：RENAL 肾脏肿瘤评分[1] 和 PADUA 评分[2]

指标	RENAL 肾脏肿瘤评分系统	PADUA 评分
包含的变量		
肿瘤大小（cm）	≤4, 4~7, >7	≤4, 4~7, >7
外生率（%）	≥50%, <50%, 完全内生	≥50%, <50%, 完全内生
极部位置	上极、下极、中部	上极/下极、中部
内侧/外侧位置	未评估	外侧、内侧
腹侧/背侧位置	包括（a/p）	包括（a/p）
与肾窦关系	≥7 mm, 4~7 mm, <4 mm	无关、有关
与集合系统关系	无定义	无关、移位/浸润
解剖部位定义		
腹侧/背侧（D）	画一条与肾门结构方向平行的线，将实质一分为二，这个平面最好在轴向成像上评估，见图 4.3b 和图 4.3c 所示。字母 a 表示主要位于该轴向中线前方的肿瘤，而字母 p 表示位于更后方的肿瘤。当肿物从肾脏中长出，而无法用腹侧或背侧来命名时（例如横穿肾脏直接位于冠状平面上），则在肿瘤后标记 x	肾脏的腹侧和背侧分别定义为肾前筋膜或肾后筋膜所覆盖的区域
极部位置（D）	极线定义为轴向显像上肾实质同心缘被肾门血管、肾盂或脂肪所阻断的部分	肾脏的上部（上极）从上端延伸至首次出现肾窦低密度影像的 CT 图像（上窦线）。肾脏的中部（中极）对应肾窦的范围。肾脏的下部（下极）从首次消失肾窦低密度影像的 CT 图像（下窦线）延伸至下端
肾窦（D）	无定义	宽敞的肾盂被肾实质包围，被肾包膜内衬，几乎被肾盂和血管填满，其余空间被脂肪填满（Standring S,Borley NR,Collins P,et al., eds. Gray's anatomy.40th ed.Spain: Churchill Livingstone;2008.p.1225-1229） 在 CT 图像上，低衰减的脂肪描绘出集合系统和血管，并将肾窦与肾实质区分开来（Lockhart ME, Smith JK, Kenney PJ. The kidney and ureter. In: Lee JKT, Sagel SS, Stanley RJ, Heiken JP, eds. Computed body tomography with MRI correlation. Fourth ed. New York, NY: Lippincott William &Wilkins; 2005.p. 1234）
亚组分层	4-6 vs. 7~9 vs. 10~12（没有指定标准）	基于多变量分析，6~7 vs. 8~9 vs. ≥10

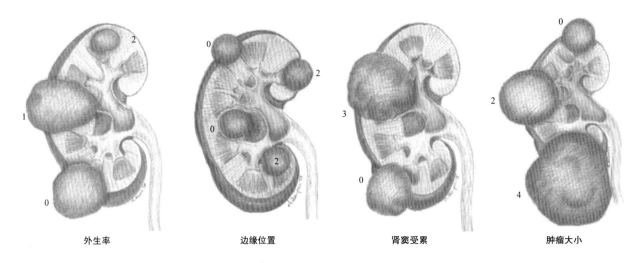

| 外生率 | 边缘位置 | 肾窦受累 | 肿瘤大小 |

图 4.4 该图展示了简化的 Padua Renal（SPARE）肾脏肿瘤评分系统包含的 4 个参数

外生率区分 3 个类别：（a）≥50%（0 分）；（b）<50%（1 分）；（c）完全内生长（2 分）
边缘位置：（a）侧面（0 分）；（b）中间（2 分）
肾窦受累：（a）无（0 分）；（b）有（3 分）
肿瘤大小：（a）≤4 cm（0 分）；（b）4.1~7 cm（2 分）；（c）>4 cm（3 分）

　　手术规划的其他重要参数可通过描述肾动脉和肾周脂肪组织来确定。在大约 75% 的病例中，双侧的单支动脉发自腹主动脉。为了充分规划手术，必须适当描述肾动脉或副肾动脉。有趣的是，CT 扫描重建应适当显示动脉血管与肾脏肿物之间的关系。在计划进行肾部分切除术时，节段动脉的描述和可视化对选择性夹闭技术的计划非常重要（图 4.5）。

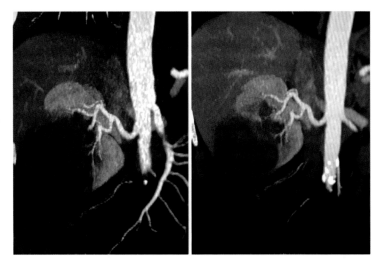

图 4.5 皮质髓质期冠状位 CT 扫描最大密度投影（MIP）重建
图中显示了肾脏肿块与肾动脉血管之间的关系，肾主动脉和节段动脉清晰可见

　　有趣的是，2014 年 Davidiuk 等人提出了梅奥粘连概率（mayo adhesive probability，MAP）评分，这是一种基于图像的精确评分系统，用于预测适合肾部分切除术患者的肾周组织的粘连情况[48]。该评分基于在肾静脉水平测量的侧方和后方肾周脂肪厚度以及肾周纤维索的分级。

第四节　分期

强烈建议使用腹部和胸部多相增强 CT 对可疑的恶性肾脏肿瘤进行分期。对于不适合使用静脉注射 CT 造影剂的患者，应考虑 MRI 检查。此外，骨扫描和（或）PET 并不常规用于肾肿瘤分期。仅当存在特定临床或实验室表现或提示转移的症状时，才应考虑进行骨扫描以及脑部 CT 或 MRI 检查。表 4.3 总结了 2017 年 TNM 分期系统。

表 4.3　2017 年肾实质肿瘤 TNM 分期

T- 原发肿瘤	
T_1	肿瘤≤7 cm，局限于肾脏
	肿瘤≤4 cm
T_{1a}	肿瘤 4.1~7 cm
T_{1b}	—
T_2	肿瘤＞7 cm，局限于肾脏
	肿瘤 7.1~10 cm
T_{2a}	肿瘤＞10 cm
T_{2b}	—
T_3	肿瘤侵犯主要静脉，或者肾周软组织，但未侵及同侧的肾上腺且未超出 Gerota 筋膜
T_{3a}	肿瘤侵犯肾静脉或其主要分支，或侵及肾盂，或肾周和（或）肾窦脂肪组织，但未超出 Gerota 筋膜
T_{3b}	肿瘤延伸至膈下方下腔静脉
T_{3c}	肿瘤延伸至膈上方下腔静脉或侵犯静脉壁
T_4	肿瘤超出 Gerota 筋膜（包括持续延伸至同侧肾上腺）
N- 区域淋巴结	
N_x	区域淋巴结无法评估
N_0	无区域淋巴结转移
N_1	区域淋巴结转移
M- 远处转移	
M_0	无远处转移
M_1	有远处转移

第五节　当前的细微差别

根据 CT 扫描图像对解剖结构进行三维（HA3D）重建是制定外科手术计划的新工具，该过程包括在高分辨率 CT 扫描的基础上绘制肾脏的 3D 虚拟模型。它重点关注肾脏血管（动脉和静脉）、集合系统、肾脏形状和肿瘤特征。三维图像使我们能够重建肾蒂及肾外、肾内动脉，并能够看到节段动脉及其余肾脏肿瘤的关系（图 4.6）。

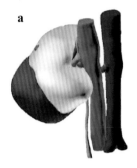 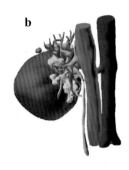 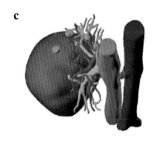 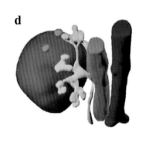

图 4.6　（a）根据 CT 扫描图像重建右肾和肾实质肿瘤的三维（HA3D）模型；（b）去除健康肾实质后的 3D 模型；（c）聚焦肾肿瘤和肾血管（动脉和静脉）之间关系的 3D 模型；（d）聚焦肾脏肿物和集合系统上部之间关系的 3D 模型

"影像组学"是最近开发的一种涉及成像模式的技术，该技术基于通过 CT 扫描、MRI 或 PET 获得的放射图像的数字数据，其目的是将这些量化原始数据集与基因组模式等外部信息进行阐述和关联。在这种特定情况下，其也被称为"影像基因组学"。

该技术需要一些必要步骤。首先是图像采集，这需要在同一成像模式下执行严格的标准化方案，以避免偏差或混杂因素影响后续分析。

其次是确定感兴趣的体积并进行清晰分割，可手动或自动操作。此时，可以提取获得的数据，并将其与组织病理学结果相关联。一旦确定了某种相关性，人工智能、机器算法或统计方法就可以对大规模数据进行分析[49,50]。

肿瘤学自然是该技术的主要应用领域，肾脏肿瘤病变也已得到评估。CT 扫描和 MRI 图像分析在良恶性区分以及同一肿瘤亚型的分级方面取得了令人鼓舞的结果[51-54]。尽管如此，该技术也有可能为治疗反应的定量评估提供重要信息[50]。

关键点
- 超声检查通常用于初步确定肾脏病变（液体或固体）特征。
- CEUS 是一项更敏感的增强评估技术，特别适用于复杂囊肿和 pRCC 评估。
- 对比增强 CT 扫描是成像的黄金标准，因为其具有广泛的可用性、高空间和对比分辨率，并能提供大量有用的肾内外肿瘤分期信息。
- DECT 可以区分密度相近的不同分子，从而进行材料分解和碘定量。

- MRI 是一种多参数成像技术，可以提供肾脏病变的内部信息、细胞密度和对比增强信息。

- 血管模式可以指导放射学诊断，并且可以通过 US、CT 或 MRI 进行多相或动态评估。

- 放射组学是一项前景广阔的技术，可对 CT 扫描、MRI 和 PET 数据进行定量分析，并与组织学信息相关联。

参考文献

1. Kutikov A, Uzzo RG. The R.E.N.a.L. nephrometry score: a comprehensive standardized system for quantitating renal tumor size, location and depth. J Urol. 2009;182:844–853.

2. Ficarra V , Novara G, Secco S, et al. Preoperative aspects and dimensions used for an anatomical (PADUA) classification of renal tumours in patients who are candidates for nephron- sparing surgery. Eur Urol. 2009;56:786–793.

3. Hindman NM. Imaging of cystic renal masses. Radiol Clin N Am. Mar;55(2):259–277.

4. Ascenti G, Mazziotti S, Zimbaro G, et al. Complex cystic renal masses: characterization with contrast-enhanced US. Radiology. Apr;243(1):158–65.

5. Albrecht T, Blomley M, Bolondi L, et al. Guidelines for the use of contrast agents in ultrasound: January 2004. Ultraschall Med. 2004;25:249–256.

6. Rossi SH, Prezzi D, Kelly-Morland C, et al. Imaging for the diagnosis and response assessment of renal tumours. World J Urol. 2018;36(12):1927–1942. https://doi.org/10.1007/ s00345-018-2342-3.

7. Sutherland EL, Choromanska A, Al-Katib S, et al. Outcomes of ultrasound guided renal mass biopsies. J Ultrasound. 2018;21(2):99–104. https://doi.org/10.1007/s40477- 018- 0299-0.

8. Ljungberg B, Albiges L, Abu-Ghanem Y , et al. European Association of Urology guidelines on renal cell carcinoma: the 2019 update. Eur Urol. 2019;75:799–810.

9. van Oostenbrugge TJ, Fütterer JJ, Mulders PFA. Diagnostic imaging for solid renal tumors: a pictorial review. Kidney Cancer. Aug 1;2(2):79–93.

10. Das CJ, Thingujam U, Panda A, et al. Perfusion computed tomography in renal cell carcinoma. World J Radiol. Jul 28;7(7):170–179. https://doi.org/10.4329/wjr.v7.i7.170.

11. Chandarana H, Megibow AJ, Cohen BA, et al. Iodine quantification with dual-energy CT: phantom study and preliminary experience with renal masses. Am J Roentgenol. 2011;196:693–700.

12. Kwon T, Jeong IG, Y oo S, et al. Role of MRI in indeterminate renal mass: diagnostic accuracy and impact on clinical decision making. Int Urol Nephrol. Apr;47(4):585–593.

13. Kay FU, Pedrosa I. Imaging of solid renal masses. Radiol Clin N Am. Mar;55(2):243–258.

14. Bosniak MA. The current radiological approach to renal cysts. Radiology. 1986;158(1):1–10.

15. Bosniak MA. The Bosniak renal cyst classification: 25 years later. Radiology. Mar;262(3):781–785.

16. Richard PO, Violette PD, Jewett MA, et al. CUA guideline on the management of cystic renal lesions. Can Urol Assoc J. 2017;11:E66–E73.

17. Sevcenco S, Spick C, Helbich TH, et al. Malignancy rates and diagnostic performance of the Bosniak classification for the diagnosis of cystic renal lesions in computed tomography–a systematic reviewand meta-analysis. Eur Radiol. 2017;27:2239–2247.

18. Weibl P , Hora M, Kollarik B, et al Management, pathology and outcomes of Bosniak category IIF and III cystic renal lesions. World J Urol. 2015;33:295–300.

19. Graumann O, Osther SS, Karstoft J, et al. Bosniak classification system: a prospective comparison of CT, contrast-enhanced US, and MR for categorizing complex renal cystic masses. Acta Radiol.Nov;57(11):1409–1417.

20. Tappouni R, Kissane J, Sarwani N, et al. Pseudoenhancement of renal cysts: influence of lesion size, lesion location, slice thickness, and number of MDCT detectors. Am J Roentgenol. 2012;198(1):133–7.

21. Song KD, Kim CK, Park BK, et al. Utility of iodine overlay technique and virtual unenhanced images for the characterization of renal masses by dual-energy CT. Am J Roentgenol.2011;197:6.

22. Xue LY , Lu Q, Huang BJ, et al . Contrast-enhanced ultrasonography for evaluation of cystic renal mass: in comparison to contrast-enhanced CT and conventional ultrasound. Abdom Imaging. Dec;39(6):1274–1283.

23. Ferreira AM, Reis RB, Kajiwara PP , et al. MRI evaluation of complex renal cysts using the Bosniak classification: a comparison to CT. Abdom Radiol (NY). 2016 Oct;41(10):2011–2019.

24. Moch H, Cubilla AL, Humphrey PA, et al .The 2016 WHO classification of tumours of the urinary system and male genital organs. Part a: renal, penile and testicular tumors. Eur Urol. 2016;70:93–105.

25. Ficarra V , Brunelli M, Cheng L, et al .Prognostic and therapeutic impact of the histopathologic definition of parenchymal epithelial renal tumors. Eur Urol. 2010;58:655–668.

26. Jinzaki M, Silverman SG, Akita H, et al. Renal angiomyolipoma: a radiological classification and update on recent developments in diagnosis and management. Abdom Imaging. 2014;39(3):588–604.

27. Ignee A, Straub B, Schuessler G, et al. Contrast enhanced ultrasound of renal masses. World J Radiol. Jan 28;2(1):15–31.

28. Mazziotti S, Zimbaro F, Pandolfo A, et al. Usefulness of contrast- enhanced ultrasonography in the diagnosis of renal pseudotumors. Abdom Imaging. 2010 Apr;35(2):241–245.

29. Oh TH, Lee YH, Seo IY . Diagnostic efficacy of contrast-enhanced ultrasound for small renal masses. Korean J Urol. Sep;55(9):587–592.

30. Li F, Bai M, Wu Y , et al. Comparative diagnostic performance of contrast- enhanced ultrasound versus baseline ultrasound for renal pelvis lesions. Ultrasound Med Biol. 2015 Dec;41(12):3109–3119.

31. Xue LY , Lu Q, Huang BJ, et al. Papillary renal cell carcinoma and clear cell renal cell carcinoma: differentiation of distinct histological types with contrast - enhanced ultrasonography. Eur J Radiol. Oct;84(10):1849–1856.

32. King KG, Gulati M, Malhi H, et al. Quantitative assessment of solid renal masses by contrast-enhanced ultrasound with time- intensity curves: how we do it. Abdom Imaging. Oct;40(7):2461–2471.

33. Gerst S, Hann LE, Li D, et al . Evaluation of renal masses with contrast-enhanced ultrasound: initial experience. AJR Am J Roentgenol. Oct;197(4):897–906.

34. Salameh JP , McInnes MDF, McGrath TA, et al. Diagnostic accuracy of dual-energy CT for evaluation of renal masses: systematic review and meta-analysis. Am J Roentgenol. 2019;212(4):W100–5.

35. Schabel C, Patel B, Harring S, et al. Renal lesion characterization with spectral CT: determining the optimal energy for virtual Monoenergetic reconstruction. Radiology. 2018;287(3):874–83.

36. Wortman JR, Shyu JY , Fulwadhva UP , et al. Impact analysis of the routine use of dual-energy computed tomography for characterization of incidental renal lesions. J Comput Assist Tomogr. Mar/Apr;43(2):176–182.

37. Zarzour JG, Milner D, V alentin R, et al. Quantitative iodine content threshold for discrimination of renal cell carcinomas using rapid kV-switching dual-energy CT. Abdom Radiol. Mar;42(3):727–734.

38. Kaza RK, Ananthakrishnan L, Kambadakone A, et al. Update of dual-energy CT applications in the genitourinary tract. AJR. 2017;208(6):1185–1192.

39. Low G, Huang G, Fu W, et al. Review of renal cell carcinoma and its common subtypes in radiology. World J Radiol. May 28;8(5):484–500.

40. Mazzei FG, Mazzei MA, Cioffi Squitieri N, et al. CT perfusion in the characterisation of renal lesions: an added value to multiphasic CT. Biomed Res Int. 2014;2014:135013.

41. Cornelis F, Grenier N. Multiparametric magnetic resonance imaging of solid renal tumors: a practical algorithm. Semin Ultrasound CT MR. Feb;38(1):47–58.

42. Lopes V endrami C, Parada Villavicencio C, et al. Differentiation of solid renal tumors with multiparametric MR imaging. Radiographics. 2017;37(7):2026–2042.

43. Lanzman RS, Robson PM, Sun MR, Patel AD, Mentore K, Wagner AA, Genega EM, Rofsky NM, Alsop DC, Pedrosa I. Arterial spin-labeling MR imaging of renal masses: correlation with histopathologic findings. Radiology. Dec;265(3):799–808.

44. Krajewski KM, Pedrosa I. Imaging advances in the Management of Kidney Cancer. J Clin Oncol. Oct 29;36:JCO2018791236.

45. Gillies RJ, Kinahan PE, Hricak H. Radiomics: images are more than pictures, they are data. Radiology. Feb;278(2):563–577.

46. Klatte T, Ficarra V , Gratzke C, et al. A literature review of renal surgical anatomy and surgical strategies for partial nephrectomy. Eur Urol. 2015;68:980–992.

47. Ficarra V , Porpiglia F, Crestani A, et al. The simplified PADUA renal nephrometry system: a novel classification of parenchymal renal tumors suitable for partial nephrectomy. BJU Int. 2019 Apr;9 https://doi.org/10.1111/bju.14772.

48. Davidiuk AJ, Parker AS, Thomas CS, et al. Mayo adhesive probability score: an accurate image-based scoring system to predict adherent perinephric fat in partial nephrectomy. Eur Urol. 2014;66:1165–1171.

49. de Leon AD, Kapur P , Pedrosa I. Radiomics in kidney cancer: MR imaging. Magn Reson Imaging Clin N Am. Feb;27(1):1–13.

50. Kocak B, Yardimci AH, Bektas CT, et al. Textural differences between renal cell carcinoma subtypes: machine learning- based quantitative computed tomography texture analysis with independent external validation. Eur J Radiol. Oct;107:149–57.

51. Shu J, Tang Y , Cui J, et al. Clear cell renal cell carcinoma: CT-based radiomics features for the prediction of Fuhrman grade. Eur J Radiol. Dec;109:8–12.

52. Y u H, Scalera J, Khalid M, et al. Texture analysis as a radiomic marker for differentiating renal tumors. Abdom Radiol (NY). Oct;42(10):2470–8.

53. V endrami CL, V elichko YS, Miller FH, et al. Differentiation of papillary renal cell carcinoma subtypes on MRI: qualitative and texture analysis. AJR Am J Roentgenol. Dec;211(6):1234–45.

54. Ding J, Xing Z, Jiang Z, et al. CT-based radiomic model predicts high grade of clear cell renal cell carcinoma. Eur J Radiol. Jun;103:51–56.

第五章　病理分类和生物标志物

Nicholas Archard, Athanasia Vargiamidou, Caitlin Beggan, Colan M.Ho-Yen　著

包业炜，陈　童　译

王　正，柳文强　校

第一节　概述

在过去的 25 年中，肾上皮性恶性肿瘤的分类已经显著发展[1-3]。1996 年和 1997 年的海德堡和罗切斯特共识会议时期，肾细胞癌（RCC）主要有 5 个亚型[1,2]。而现在的 WHO 分类中已包含了 14 个亚型[4]。一个最新的咨询会议讨论了与特定遗传变异相关的另外 5 个肿瘤组别，目前这些被视为"新兴肾癌类型"，并有可能在未来的分类版本中被确认为独立的实体[3]。

对 RCC 进行精确的亚型分类是非常重要的，原因有几点：首先，它可以提供关键的预后信息，不同的亚型与不同的生存率相关[5,6]；其次，亚型信息可能会影响治疗选择[4]；最后，在罕见的情况下，如果 RCC 的诊断揭示了遗传性综合征，则患者应接受专门的遗传咨询[4]。

在本部分，我们详细描述了公认的 RCC 亚型在形态学和免疫组织化学方面的特点，并单独探讨了与遗传性综合征有关的亚型。我们总结了两种可能被未来的 WHO 分类所包括的"新兴肾癌类型"的特性，并简要讨论了生物标志物在 RCC 组织学评估中的潜在角色。

第二节　肾细胞癌的 WHO 分类

一、透明细胞肾细胞癌

透明细胞肾细胞癌（ccRCC）是 RCC 的最常见亚型，占成人肾癌的 60%~70%[4,7]。

（一）形态学特点

绝大多数的 ccRCC 呈现为明确界定的、基于肾皮质的外生性病变，其中一些带有假包膜。它们的切面通常呈金黄色。肿瘤细胞以实性、小梁状、肺泡状和腺泡状的混合模式排列。肿瘤内散布着脆弱的薄壁血管网络。由于细胞内的高脂质和糖原含量，肿瘤细胞主要表现为透明细胞质（图 5.1）。根据核仁的显著度（1~3 级）以及是否存在显著的核多形性、肉瘤样或横纹肌样变化，肿瘤细胞核应当按照 1~4 级进行分级［国际泌尿病理学会（ISUP）分级系统］[8]。

大约 5% 的肿瘤显示出肉瘤样或横纹肌样形态。肉瘤样分化的特点是梭形细胞的生长模式，并指示 ccRCC 内部的去分化[9]。横纹肌样形态的特点是肿瘤细胞具有大的不规则细胞核、突出的核仁和丰富的偏心嗜酸性细胞质[10]。

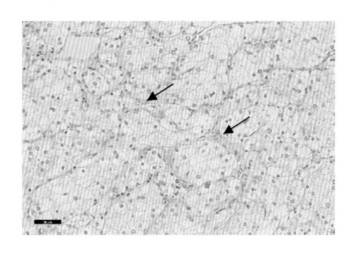

图 5.1　透明细胞肾细胞癌，显示肿瘤细胞具有光学上透明的细胞质、突出的细胞膜和明确的血管网络（箭头）

（二）免疫组织化学特征

ccRCC 的绝大多数病例在细胞核中对 PAX8 呈阳性反应。它们通常也对 CAIX、AE1/3、CAM5.2、EMA、CD10（膜染色）以及 Vimentin 呈阳性[4]（表 5.1）。

二、乳头状肾细胞癌（pRCC）

乳头状肾细胞癌（pRCC）是肾细胞癌（RCC）的第二常见亚型。

（一）形态学特点

pRCC 通常表现为位于肾皮质内的离散性肿块，且肿瘤可能呈多发性。这些肿瘤通常具有良好的界限，并常见假包膜。切面颜色可变，范围从灰色到黄色，甚至棕褐色或深棕色。pRCC 的显著特点是其乳头状结构，乳头内常见脆弱的纤维血管核心。这些核心通常包含泡沫状巨噬细胞或砂粒体（图 5.2）。肿瘤内部出血和广泛坏死也是常见现象。约 5% 的 pRCC 表现为肉瘤样或横纹肌样形态。

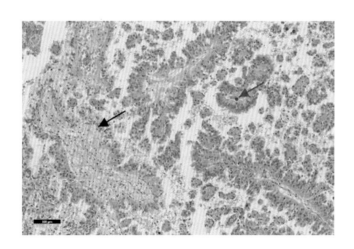

图 5.2　乳头状肾细胞癌（1 型），显示乳头状纤维血管核（其中一些含有泡沫状组织细胞，黑色箭头）和嗜碱性结石（砂粒体，蓝色箭头）

表 5.1　肾细胞癌亚型的免疫组化特征，新出现的实体以斜体表示

RCC 亚型	抗体															其他
	CAIX	CK7	CD117	组织蛋白酶K	HMB45	AMACR	34BE12	KSP-钙粘素	波形蛋白	配对盒基因8	INI-1/BAF47	Oct4	CD10	CK	EMA	
透明细胞 [4,11]	+（间充质）	-	-	-	-	-	-		+	+			+（间充质）	+	+	RCC抗体+
1型乳头状 [4,11,12]	-	+	-	-	-	+	-		+	+				+	-	RCC抗体+
2型乳头状 [4,11,12]	-	+/-	-	-	-	+	-		+	+			+	+	+	RCC抗体+
嫌色性 [4,11,12]	-	+	+（间充质）	-	-	-	-	+	-	+			-	+	+	小清蛋白+
透明细胞乳头状 [4,11,12]	+（杯状）	+	-	-	-	-	+		+	+			+/-	+	+	
MiT XP11 [11,12]	+（局部）	+/-	+/-	+	-	+	-		+	+			-	+/-	+/-	TFE3+
MiTt（6;11） [4,11,12]	+（局部）	-	-	+	+	+	-		-	+			-	+/-	+/-	TFEB+，黑色素瘤抗原家族A+
髓质 [4,11]	-	+	-	-	-	+/-	+	+	+/-	+	-	+	-	+	+	
集合管 [4,11]	-	+	-	-	-	+	+	+	+/-	+		+	-	+	+	p-CEA+，UEG-1+
黏液样小管状/梭形细胞 [4,11]	-	+	-	-	-	+	-			+				+		
管状囊性 [11,12]	-	-	-	-	-	+	-			+					-	
获得性囊性肾病相关 [4,11,12]	-	+/-	-	-	-	+/-	-	+		+			+		+	RCC抗体+
多房性囊性肾肿瘤 [11,12]	+	+	-	-	-	+/-	-			+			+	+	+	RCC抗体+
未分类的 [4,11]	-	+	-	-	-					+			+	+		RCC抗体+
SDH 缺陷的 [4,11]	-									+				+/-		SDHB-
遗传性平滑肌瘤相关性 [4,11]										+						FH-
嗜酸性实质性/囊性 [13]		-		+	-	+/-			+	+			+/-			CK20+
TFEB 扩增 [14,15]	+/-	+/-		+	+/-					+				+	+	黑色素瘤抗原家族A+，TFEB+

注：CAIX，碳酸酐酶 IX；CK，细胞角蛋白；EMA，上皮膜蛋白；p-CEA，多克隆癌胚抗原；UEG-1，荆豆凝集素 -1；SDHB，琥珀酸脱氢酶 -B；FH，延胡索酸水合酶。

传统上将 pRCC 分为 1 型和 2 型肿瘤，1 型肿瘤的特征是乳头上覆盖着核排列成单层的细胞，细胞质稀少呈苍白色。相比之下，2 型肿瘤显示出核级别更高的特点。2 型肿瘤中的细胞显示更丰富的嗜酸性细胞质。

（二）免疫组织化学特征

pRCC 典型特征为对 AE1/3、CAM5.2、高分子量细胞角蛋白（HMWCK）、AMACR、RCC 抗原以及波形蛋白表达阳性。CK7 的表达是可变的，在 1 型肿瘤中比在 2 型肿瘤中更为常见。EMA 和 CD10 在 2 型肿瘤中呈阳性（见表 5.1）。

三、肾嫌色细胞癌（ChRCC）

肾嫌色细胞癌占所有肾细胞癌的 5%~7%[4,7]，其中大多数肿瘤为散发性。

（一）形态学特点

ChRCC 通常是一个界限清晰的、未被包膜的肾皮质肿瘤，切面呈浅褐色至棕色。有时可见中央疤痕。肿瘤细胞以实体状片层排列。不常见的类型包括小巢状、管状、微囊状、小梁状，很少有局灶性乳头状区域[4]。肿瘤细胞通常是大的苍白细胞和嗜酸性细胞的混合群体。细胞膜明显，核具有明确的皱褶不规则的核膜，呈所谓的"葡萄干状"外观（图 5.3）。染色质质地粗糙，常见双核现象和细胞质围绕核的典型光环。肿瘤内肉瘤样变化出现在 2%~8% 的病例中[4]。ChRCC 不建议用 WHO/ISUP 分级系统进行分级[8]。

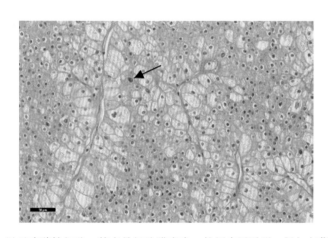

图 5.3 嫌色细胞肾细胞癌，显示嗜酸性细胞，特点是细胞膜突出，核周广泛透明，偶尔有葡萄干样细胞核（箭头）

（二）免疫组织化学特征

ChRCC 对 KIT（CD117）、抗酮体和肾特异性钙黏蛋白表达阳性。Hale 胶体铁通常显示弥漫性细胞质染色。CK7 通常广泛阳性，而 Vimentin 通常是阴性 (见表 5.1)。

四、MiT 家族易位相关肾细胞癌

MiT 家族易位相关肾细胞癌主要涉及 MiT 转录因子亚家族成员的基因融合，尤其是 *TFE3* 和 *TFEB*。Xp11 易位肾细胞癌通常涉及 *TFE3* 基因融合，而 t（6,11）肾细胞癌涉及 *MALAT1-TFEB* 基因融合。

这些肿瘤通常在儿童期或比其他肾细胞癌亚型更年轻的年龄段出现。

（一）形态学特点

Xp11 易位肾细胞癌最显著的形态学特征是乳头状肿瘤，伴有上皮样透明细胞和散在的沙粒体[7]。这些肿瘤的形态特征存在相当大的多样性，可以呈现出几乎任何其他肾细胞癌亚型的形态特征。

t（6;11）肾细胞癌最独特的组织学模式是由较大的上皮样细胞的巢状结构和围绕基底膜的较小的细胞团组成的一种双向分化肿瘤。它们在其边缘部分包围着单个自体肾小管[4]。较大的细胞具有透明的嗜酸性细胞质，其巢状结构类似于透明细胞肾细胞癌。较小的细胞聚集在基底膜周围，类似于成人颗粒细胞瘤的 Call-Exner 小体[16]。

（二）免疫组织化学特征

在免疫组织化学特性方面，MiT 家族易位肾细胞癌低表达如细胞角蛋白和 EMA 等上皮标志物，但它们一致性地表达 PAX8（见表 5.1）。Xp11 易位肾细胞癌表达 TFE3（核染色），大约 60% 的病例与组织蛋白酶 K 染色呈阳性[4]。

t（6;11）易位肾细胞癌始终表达黑色素瘤标志物 Melan A 和 HMB45 以及 cathepsin K[4]。TFEB 蛋白的核免疫反应对 t（6;11）易位肾细胞癌具有高度特异性。

五、肾髓质癌

肾髓质癌（RMC）是一种罕见且具有高侵袭性的肾脏恶性肿瘤，主要影响 20~30 岁的年轻男性。相较于高加索人群，该肿瘤在非洲裔人群中的发病率更高[4,17]。诊断 RMC 通常需要考虑镰状细胞性疾病或其他血红蛋白病作为重要的临床标准[7]。

（一）形态学特点

RMC 肿瘤主要定位于肾髓质，呈现为边界不明确的肿块。其微观形态多样，包括实心、索状、巢状、乳头状和小管乳头状结构，以及浸润于增生性纤维黏液样结缔组织中的中小型腺体。该肿瘤的细胞异型性明显，常为横纹肌样形态[4,17]。

（二）免疫组织化学特征

免疫组化分析显示，肿瘤细胞对 CK7、CAM5.2、PAX8、S100A 和荆豆凝集素 -1 均呈阳性反应。此外，RMC 肿瘤常表现为核内 INI1 染色缺失，这一现象通常是由于 *SMARCB1* 基因表达的丧失所引起的。该肿瘤还可能表现为 OCT3/4 免疫标记阳性（见表 5.1）。

六、肾集合管癌

集合管癌（CDC）是一种罕见且高度侵袭性的腺癌。该肿瘤在男性中比女性常见（2∶1）。CDC 与镰状细胞病或血红蛋白病无关。

（一）形态学特点

这是一种基于髓质的腺癌，与 RMC 非常相似。肿瘤显示浸润性腺体样、小管状、小管乳头状结构和小管囊状结构，位于纤维增生性间质上[4,17]。相邻的肾脏组织可能出现管腔内异型。

（二）免疫组织化学特征

该肿瘤在免疫标记方面呈 34BE12、CK19、CK7、PAX8 和 S100A1 阳性，而对 OCT3/4 呈阴性（见表 5.1）。CDC 需要与原发性尿路上皮癌、其他侵袭性肾腺癌以及转移性肿瘤进行明确鉴别，因此强烈建议进行广谱免疫组织化学分析。

七、透明细胞乳头状肾细胞癌

透明细胞乳头状肾细胞癌（CCP RCC）是一种惰性的、罕见的肿瘤（占肾脏肿瘤的 1%~4%）[4]，最近作为一个独立的实体被加到 WHO 分类中。该肿瘤在性别分布上无明显偏好，平均发病年龄为 60 岁。该肿瘤大多散发，但也可能与终末期肾病和 Von-Hippel-Lindau 综合征有关[4,18]。

（一）形态学特点

该肿瘤主要位于肾皮质，一般体积较小，边缘清晰并常有包膜。肿瘤主要表现为囊性变。在显微层面，肿瘤由小管、乳头、腺泡和囊肿组成，这些结构的细胞具有透明的细胞质和低分级的细胞核，这些核相对于基底膜呈反极性排列[18]。

（二）免疫组织化学特征

该肿瘤在免疫标志物方面呈 CK7、34BE12、CAIX（呈杯状染色）、PAX2、PAX8、波形蛋白、E-钙粘蛋白和 β- 连环蛋白阳性，而对 AMACR 和 TFE3 呈阴性（见表 5.1）。

八、肾黏液样小管状和梭形细胞癌

肾黏液样小管状和梭形细胞癌（mucinous tubular and spindle renal cell carcinoma，MTS RCC）是一种起源于近端肾单位的罕见、惰性、低级别的肾脏肿瘤。好发于女性，女性与男性的比例为 3 ： 1[4,19]。

（一）形态学特点

这是一种位于肾皮质、边界清楚且有部分包膜的肿瘤。肿瘤主要由紧密排列的、大小不一的管状结构组成，其细胞质稀少、形态温和。其第一个显著特点是肿瘤中常见的外观温和的细胞。肿瘤还包括位于这些小管之间的黏液或黏液样基质[4,19,20]；第二个主要特征是外观温和的梭形细胞。在肿瘤中，常能发现小管向梭形细胞过渡。肿瘤还包括小管之间的黏液或黏液样间质[4,19,20]。

（二）免疫组织化学特征

肿瘤对 CK7、AMACR 和 PAX8 的免疫标记呈阳性[4,11]（见表 5.1）。

九、低度恶性潜能多房囊性肾细胞肿瘤（MLCRCN）

多房囊性肾细胞肿瘤（Multilocular cystic renal cell neoplasm，MLCRCN）主要好发于中年成年人，男性患者较多，男女比例为 2 ： 1。该肿瘤罕见，发病率仅为 1%，但预后良好，没有复发或转移。

（一）形态学特点

该肿瘤具有明确的边界和包膜。由大小不一的囊肿组成，这些囊肿由薄纤维膜隔开。囊肿内衬有低级别（ISUP1、ISUP2）的非典型细胞，其细胞质主要为透明或颗粒状。这些非典型细胞也可以在纤维膜内形成巢状结构。与 ccRCC（伴囊性变）不同，这些巢状结构不形成膨胀性结节，这是其决定性特征。

囊肿内可含有透明的浆液、凝胶状物质或血性液体。

（二）免疫组织化学特征

MLCRCN 对 PAX8、EMA、CD10、CAIX 和 CK7 的免疫反应呈阳性[11,12]（见表 5.1）。

十、管状囊性肾细胞癌

管状囊性肾细胞癌很少见，占肾细胞癌不到 1%。好发于男性，通常是偶然发现的，多见于左肾。管状囊性肾细胞癌通常是一种惰性肿瘤，很少发生转移[4,21]。

（一）形态学特点

在宏观检查中，它们通常界限清楚，切面呈海绵状。组织学上，肿瘤由多个大小不一的小管组成，内衬单层细胞，从扁平或立方形到柱状不等。核仁通常突出。小管之间是纤维化的间质。

（二）免疫组织化学特征

肿瘤细胞表达 PAX8 和 AMACR，对 CAIX、CK7、CD10 和 EMA 呈阴性[11,12]（见表 5.1）。

十一、获得性肾囊肿相关性肾细胞癌

获得性肾囊肿相关性肾细胞癌（ACD RCC）发生在患有获得性囊性病变的患者中，通常发生在接受血液透析的患者[4,22,23]中。肿瘤可能是多发性和双侧的，并且可能由囊肿引起。获得性肾囊肿相关性肾细胞癌通常是惰性的，但也可能发生高级别转化并伴有侵袭行为[4,22]。

（一）形态学特点

从宏观上看，它们边界清楚，切面呈黄色至棕褐色。组织学上，它们由具有丰富嗜酸性细胞质和明显核仁的细胞组成。可以看到多种结构，但通常有明显的微囊状或筛状结构，有大量草酸钙晶体。

（二）免疫组织化学特征

获得性肾囊肿相关性肾细胞癌对 PAX8、CD10、EMA 呈阳性反应，对 CK7 和 AMACR 可能呈阳性反应；CAIX 呈阴性反应[11,12]（见表 5.1）。

十二、未分类的肾细胞癌

未分类的肾细胞癌不是一个独立的实体，而是一个类别，用于描述没有典型特征的已知亚型或显示不同亚型特征组合的肿瘤。因此，它由一个异质性肿瘤群体组成，包括低级别和高级别肿瘤[4]。该类别很少使用，未分类的肾细胞癌通常占肾细胞癌诊断的 5% 左右，预后的主要预测指标是肿瘤的分级和分期[24]。

免疫组织化学特征为，未分类的肾细胞癌应表达肾细胞癌标志物、CD10 和 PAX8[4,11]（见表 5.1）。

第三节　遗传性肾癌综合征

肾细胞癌通常是一种散发性恶性肿瘤，但可能发生在一些遗传性肿瘤综合征中。这些综合征通常作

为常染色体显性疾病遗传，并可能与肾外肿瘤和其他表现有关。有两种综合征与罕见、特定的肾细胞癌亚型相关：遗传性平滑肌瘤病和肾细胞癌（HLRCC）以及生殖系 SDH 基因突变。其他综合征也与偶发的肾细胞癌亚型有关。

HLRCC 是一种肿瘤综合征，与一种综合征特有的 RCC 亚型有关，即遗传性平滑肌瘤病和肾细胞癌综合征相关性肾细胞癌（HLRCC-RCC）。HLRCC 是由编码延胡索酸水合酶的 FH 基因（1q42）突变引起，除 HLRCC-RCC 外，其特征还表现为皮肤和子宫的多发性平滑肌瘤。组织学上，HLRCC-RCC 表现为乳头状形态，细胞大、富含嗜酸性细胞质、核大和有突出的包涵体样核仁。免疫组织化学显示肿瘤细胞丢失延胡索酸水合酶的表达（见表 5.1）。预后通常较差，转移常发生在早期 [4,25,26]。

种系 SDH 基因突变与副神经节瘤、嗜铬细胞瘤、胃肠道间质瘤和一种罕见的肾细胞癌亚型——琥珀酸脱氢酶缺失型肾细胞癌（SD-RCC）相关。SD-RCC 几乎总是发生在这种综合征的背景下。突变可能发生在 4 种编码线粒体复合体 Ⅱ 蛋白的 SDH 基因中的任何一种。突变最常发生在 SDHB 中，较少发生在 SDHA、SDHC 和 SDHD 中。SDH-RCC 有独特的形态学特征，细胞呈实性、嵌套或小管状排列，细胞质中有空泡。免疫组织化学染色显示 SDHB 丢失。大多数肿瘤是低级别的，预后良好，但偶尔会出现高级别特征，这种情况下预后较差 [4,27]。

在与散发的肾细胞癌亚型相关的肿瘤综合征中，Von Hippel-Lindau 病（VHL）和 Birt-Hogg-Dubé 综合征（BHD）可能是研究最充分的。VHL 是由编码 VHL 蛋白的 VHL 基因（3p25）突变引起的。它与透明细胞肾细胞癌（可能是多发性和双侧性）和肾囊肿有关。肾外肿瘤包括视网膜和小脑血管母细胞瘤、嗜铬细胞瘤、胰腺囊肿和神经内分泌肿瘤。BHD 是由编码卵泡蛋白的 FCLN 基因（17p11）突变引起的。相关的肾肿瘤包括肾嫌色细胞癌、杂交型嫌色细胞肾细胞癌、乳头状肾细胞瘤和乳头状肾细胞癌。肾外表现包括肺囊肿、气胸和面部纤维毛囊瘤 [4]。

第四节　新出现的肾癌类型

除了已确定的亚型外，越来越多的证据表明存在几种新的实体 [3]。

一、TFEB 扩增的肾细胞癌

与包括 TFEB 的 6p21.1 区域扩增相关的 RCC 与 t（6;11）RCC 共有一些特征，如 TFEB 的免疫组化表达、黑素细胞标志物（Melan-A 和 HMB45）以及组织蛋白酶 K 的表达 [14,15,28]。与 t（6;11）RCC 相比，6p21.1 扩增的肿瘤具有更加异质性的形态，包含高级细胞核的嗜酸性细胞以假乳头状、乳头状、巢状和管状乳头状排列 [14,15,28]。此外，6p21.1 扩增的肿瘤表现得比易位的肿瘤更具侵袭性，可能是由于该位点上共扩增的基因的作用 [29]。

二、嗜酸性实性和囊性肾细胞癌

嗜酸性实性和囊性肾细胞癌（ESC-RCC）最初被描述为结节性硬化症（TS）相关肾细胞癌的 3 种

类型之一 [30]，随后被证明以散发形式存在于没有 TS 临床特征的患者中，主要是女性 [13,31]。

在显微镜下，嗜酸性实性和囊性肾细胞癌表现为实质性（巢状）、微囊性和大囊性结构，由具有丰富细胞质的嗜酸性细胞组成，通常呈鞋钉状（hob-nail）外观。特征包括胞质内出现嗜碱性颗粒的点状沉积，并且免疫染色显示 CK20 呈阳性，在其他肾细胞癌中不常见 [13,31]。

在大多数 ESC-RCC 研究中已经发现 *TSC1/2* 的突变 [32]。其他潜在新实体，如 *ALK* 重排肾细胞癌和 *TCEB1* 突变的肾细胞癌的证据较弱，但它们可能是未来分类的候选者 [3]。

第五节　RCC 中的生物标志物

除了组织学亚型之外，一些已确定的参数在肾细胞癌中具有预后意义。例如，进行肿瘤分级、病理分期，判断肉瘤样分化和坏死的存在 [5,6]。

随着分子技术的广泛应用，出现了更多潜在的生物标志物可以完善肾细胞癌的预后。肿瘤抑制基因 *PBRM1*、*BAP1* 和 *SETD2* 在一定比例的透明细胞肾细胞癌中发生突变，并与免疫组化上的蛋白质表达缺失相关 [33]。*PBRM1*、*BAP1* 和 *H3K36 me3*（*SETD2* 的活性替代物）的蛋白表达缺失与高等级肿瘤分级 / 分期和坏死相关，尽管在多变量分析中没有生物标志物能够提供独立的预后信息 [33]。

针对晚期肾细胞癌的免疫检查点程序性细胞死亡蛋白 1（PD-1）及其配体（PDL-1）的新型疗法的出现，使得一些研究组将这些蛋白质作为潜在的预测 / 预后生物标志物进行评估 [34-36]。PD-1/PDL-1 的表达与不良临床病理因素相关，包括肉瘤样形态 [34]。这一发现得到了一项荟萃分析的支持，该分析显示肉瘤样组织学与抗 PD-1/PDL-1 治疗的反应良好相关 [35]。

尽管免疫组织化学中 PD-1/PDL-1 的表达具有作为生物标志物的潜力，但目前的实际应用受到肿瘤异质性、不同检测方法之间不一致性、缺乏标准化评分方法和观察者间差异的限制 [34,36,37]。

第六节　总结

近年来，我们对肾细胞癌生物学的理解有了显著的进展，其分类系统也在不断发展。尽管大多数肾细胞癌可以通过识别常规组织化学染色的特征来诊断，但在一些更为复杂的病例中，广泛的免疫组织化学检测成为必需。不寻常的形态学或免疫组织化学特征应提醒病理学家潜在遗传综合征或"新兴"亚型的可能性。将来，肾细胞癌的分类和新型生物标志物的应用可能会随着患者针对新疗法的被分层而变得更加相关。

关键点

- RCC 的病理学分类主要依赖于肿瘤的形态学特征（包括细胞学和结构属性）和免疫组织化学表达谱。
- 准确的分类对于预后评估、治疗指导以及判断是否需要进行遗传咨询具有至关重要的意义。
- 对世界卫生组织的 RCC 分类进行定期审议，部分原因是为了评估是否应正式确认新的亚型。
- RCC 最常见的亚型为透明细胞肾细胞癌（占总体 RCC 的 60%~70%），其次是乳头状肾细胞癌，然后是肾嫌色细胞癌。
- 与良好预后相关的亚型包括低度恶性潜能的多房囊性肾肿瘤、管状囊性肾细胞癌、获得性肾囊肿相关肾细胞癌、黏液性肾小管和梭形细胞肾细胞癌，以及透明细胞乳头状肾细胞癌。
- 集合管癌和肾髓质癌为侵袭性 RCC。
- 对于表现不典型或罕见亚型的肿瘤，特别是与遗传综合征相关的亚型，需要进行全面的免疫组织化学检查。
- 琥珀酸脱氢酶缺陷型肾细胞癌和延胡索酸水合酶缺陷型肾细胞癌分别与 *SDH* 基因和 *FH* 基因的生殖细胞突变有关。
- 除了对 RCC 进行亚型分类外，一些病理特征，例如分级（仅限透明细胞和乳头状肾细胞癌）、分期、肉瘤样分化以及是否存在坏死等，也提供了重要的预后信息。
- 新型生物标志物的病理学应用可能有助于未来更精准地选择接受靶向治疗的患者，但仍需要进一步的研究来制定评估 PD-1/PDL-1 表达的标准化方案。

参考文献

1. Kovacs G, Akhtar M, Beckwith BJ, et al. The Heidelberg classification of renal cell tumours. J Pathol. 1997 Oct;183(2):131–133.

2. Störkel S, Eble JN, Adlakha K, et al. Classification of renal cell carcinoma: workgroup no. 1. Union Internationale Contre le cancer (UICC) and the American joint committee on cancer (AJCC). Cancer. 1997 Sep 1;80(5):987–989.

3. Williamson SR, Gill AJ, Argani P, et al. Report from the International Society of Urological Pathology (ISUP) consultation conference on molecular pathology of urogenital cancers: III: molecular pathology of kidney cancer. Am J Surg Pathol. 2020 Jul;44(7):e47–65.

4. Moch H, Humphrey PA, Ulbright TM, et al. WHO classification of tumours of the urinary system and male genital organs (4th edition). Lyon: IARC; 2016.

5. Moch H, Gasser T, Amin MB, et al. Prognostic utility of the recently recommended histologic classification and revised TNM staging system of renal cell carcinoma: a Swiss experience with 588 tumors. Cancer. 2000 Aug 1;89(3):604–614.

6. Amin MB, Amin MB, Tamboli P, et al. Prognostic impact of histologic subtyping of adult renal epithelial neoplasms: an experience of 405 cases. Am J Surg Pathol. 2002 Mar;26(3):281–291. https://doi.

org/10.1097/00000478-200203000-00001.

7. Trpkov K, Hes O, Williamson SR, et al. New developments in existing WHO entities and evolving molecular concepts: the genitourinary pathology society (GUPS) update on renal neoplasia. Mod Pathol. 2021 Mar 4;34(7):1392–1424.

8. Delahunt B, Cheville JC, Martignoni G, et al. The International Society of Urological Pathology (ISUP) grading system for renal cell carcinoma and other prognostic parameters. Am J Surg Pathol. 2013;37:1490–1504.

9. Thomas JO, Tawfik O. Recent advances in the diagnosis of renal cell carcinoma. Diagn Histopathol. 2008;14(4):157–163.

10. Delahunt B. Advances and controversies in grading and staging of renal cell carcinoma. Mod Pathol. 2009 Jun;22(Suppl 2):S24–336.

11. Reuter VE, Argani P, Zhou M, et al. Members of the ISUP immunohistochemistry in diagnostic urologic pathology group. Best practices recommendations in the application of immunohistochemistry in the kidney tumors: report from the International Society of Urologic Pathology consensus conference. Am J Surg Pathol. 2014 Aug;38(8):e35–e49.

12. Kim M, Joo JW, Lee SJ, et al. Comprehensive Immunoprofiles of renal cell carcinoma subtypes. Cancers (Basel). 2020 Mar 5;12(3):602.

13. Trpkov K, Hes O, Bonert M, et al. Eosinophilic, solid, and cystic renal cell carcinoma: Clinicopathologic study of 16 unique, sporadic neoplasms occurring in women. Am J Surg Pathol. 2016 Jan;40(1):60–71.

14. Argani P, Reuter VE, Zhang L, et al. TFEB-amplified renal cell carcinomas: an aggressive molecular subset demonstrating variable melanocytic marker expression and morphologic heterogeneity. Am J Surg Pathol. 2016 Nov;40(11):1484–1495.

15. Gupta S, Johnson SH, Vasmatzis G, et al. TFEB-VEGFA (6p21.1) co-amplified renal cell carcinoma: a distinct entity with potential implications for clinical management. Mod Pathol. 2017 Jul;30(7):998–1012. https://doi.org/10.1038/modpathol.2017.24.

16. Argani P, Lae M, Hutchinson B, et al. Renal carcinomas with the t(6;11)(p21;q12): clinicopathologic features and demonstration of the specific alphaTFEB gene fusion by immunohistochemistry, RT-PCR, and DNA PCR. Am J Surg Pathol. 2005;29:230–40.

17. Ohe C, Smith S, Sirohi D, et al. Reappraisal of morphological differences between renal medullary carcinoma, collecting duct carcinoma, and fumarate hydratase-deficient renal cell carcinoma. Am J Surg Pathol. 2018;42(3):279–292.

18. Zao J, Eyzaguirre E. Clear cell papillary renal cell carcinoma. Arch Pathol Lab Med. 2019;143:1154–1158.

19. Nathany S, Monnapa V. Mucinous and spindle cell carcinoma: a review of histopathology and clinical and prognostic implications. Arch Pathol Lab Med. 2020;144(1):115–118.

20. Zhao M, He X, Teng X. Mucinous tubular and spindle cell renal cell carcinoma: a review of clinicopathologic aspects. Diagn Pathol. 2015;10:168.

21. Amin MB, Maclennan GT, Gupta R, et al. Tubulocystic carcinoma of the kidney: clinicopathologic analysis of 31 cases of a distinctive rare subtype of renal cell carcinoma. Am J Surg Pathol. 2009;33:384–392.

22. Tickoo SK, deParalta-Venturina MN, Harik LR, Worcester HD, Salama ME, Young AN, et al. Spectrum of epithelial neoplasms in end-stage renal disease: an experience from 66 tumorbearing kidneys with emphasis on histologic patterns distinct from those in sporadic adult renal neoplasia. Am J Surg Pathol. 2006;30:141–53.

23. Enoki Y, Katoh G, Okabe H, Clinicopathological features and CD57 expression in renal cell carcinoma in acquired cystic disease of the kidneys: with special emphasis on a relation to the duration of haemodialysis, the degree of calcium oxalate deposition, histological type, and possible tumorigenesis. Histopathology. 2010;56:384–394.

24. Lopez-Beltran A, Kirkali Z, Montironi R, et al. Unclassified renal cell carcinoma: a report of 56 cases. BJU Int. 2012;110:786–793.

25. Kiuru M, Launonen V, Hietala AK, et al. Aaltonen LA. Familial cutaneous leiomyomatosis is a two-hit condition associated with renal cell cancer of characteristic histopathology. Am J Pathol. 2001;159:825–829.

26. Launonen V, Vierimaa O, Kiuru M, et al. Inherited susceptibility to uterine leiomyomas and renal cell cancer. Proc Natl Can Sci USA. 2001;13(98):3387–3392.

27. Gill AJ, Hes O, Papathomas T, et al. Succinate dehydrogenase (SDH)-deficient renal cell carcinoma: a morphologically distinct entity: a clinicopathologic series of 36 tumors from 27 patients. Am J Surg Pathol. 2014;38:1588–1602.

28. Skala SL, Xiao H, Udager AM, Dhanasekaran SM, Shukla S, Zhang Y, et al. Detection of 6 TFEB-amplified renal cell carcinomas and 25 renal cell carcinomas with MITF translocations: systematic morphologic analysis of 85 cases evaluated by clinical TFE3 and TFEB FISH assays. Mod Pathol. 2018 Jan;31(1):179–197. https://doi.org/10.1038/modpathol.2017.99.

29. Gupta S, Argani P, Jungbluth AA, et al. TFEB expression profiling in renal cell carcinomas: Clinicopathologic correlations. Am J Surg Pathol. 2019 Nov;43(11):1445–1461.

30. Guo J, Tretiakova MS, Troxell ML, et al. Tuberous sclerosis-associated renal cell carcinoma: a clinicopathologic study of 57 separate carcinomas in 18 patients multicenter study. Am J Surg Pathol. 2014 Nov;38(11):1457–1467.

31. Li Y, Reuter VE, Matoso A, et al. Re-evaluation of 33 'unclassified' eosinophilic renal cell carcinomas in young patients. Histopathology. 2018 Mar;72(4):588–600. https://doi.org/10.1111/his.13395.

32. Palsgrove DN, Li Y, Pratilas CA, et al. Eosinophilic solid and cystic (ESC) renal cell Carcinomas Harbor TSC mutations: molecular analysis supports an expanding Clinicopathologic Spectrum. Am J Surg Pathol. 2018 Sep;42(9):1166–1181.

33. Bihr S, Ohashi R, Moore AL, Rüschoff JH, Beisel C, Hermanns T, et al. Expression and mutation patterns of PBRM1, BAP1 and SETD2 Mirror specific evolutionary subtypes in clear cell renal cell carcinoma. Neoplasia. 2019 Feb;21(2):247–56.

34. Ueda K, Suekane S, Kurose H, Chikui K, Nakiri M, Nishihara K, et al. Prognostic value of PD-1 and PD-L1 expression in patients with metastatic clear cell renal cell carcinoma. Urol Oncol. 2018 Nov;36(11):499.e9–499.e16. https://doi.org/10.1016/j.urolonc.2018.07.003.

35. Buonerba C, Dolce P, Iaccarino S, et al. Outcomes associated with first-line anti-PD-1/PD-L1 agents vs. Sunitinib in patients with Sarcomatoid renal cell carcinoma. A Systematic Review and Meta-Analysis Cancers (Basel). 2020 Feb 10;12(2):408.

36. Sommer U, Eckstein M, Ammann J, et al. Multicentric analytical and inter-observer comparability offour clinically developed programmed death-ligand 1 immunohistochemistry assays in advanced clear-cell renal cell carcinoma. Clin Genitourin Cancer. 2020 Oct;18(5):e629–642.

37. Kim KS, Sekar RR, Patil D, et al. Evaluation of programmed cell death protein 1 (PD-1) expression as a prognostic biomarker in patients with clear cell renal cell carcinoma. Onco Targets Ther. 2018 Jan 10;7(4):e1413519.

第六章 生物标志物、早期诊断和基于生物标志物的肾癌治疗

Sashi S. Kommu　著

何紫微　译

杨懿人，皇甫钊　校

第一节　概述

据估计，男性被诊断患有肾癌的终身危险约为 2%，而在女性中，这种终身危险约为 1%[1]，仍然是男性和女性最常见的 10 种癌症之一。肾细胞癌（RCC）仍是肾癌中最常见的类型。在过去的 20 年中，全球肾癌的年发病率一直呈上升趋势，增幅接近 2%[2,3]。肾癌的治疗给医疗保健系统带来巨大的健康负担。早期发现的肾癌，通常是随着影像工具使用的增加偶然发现，预后总体较好。当发现较晚时，尽管接受治疗，但存活率仍然很差。

治疗肾癌的一个主要挑战来自疾病的异质性。肾癌在肿瘤表型和组织学进展方面存在多样性。此外，肾肿瘤的类型可以从良性肿瘤，如嗜酸细胞瘤，到临床上侵袭性较低的亚型，如肾嫌色细胞癌，再到预后不良的亚型，如高级别透明细胞癌和乳头状 2 型肾细胞癌。更加复杂的是，其中一些癌症类型有自己的基因变异，因此，难以预测患者的长期预后情况。

发病率的增加和医疗保健负担的不断加重，加上生物标志物评估和成像模式的最新进展，使人们对生物标志物和其他早期诊断策略产生了新的兴趣。本章将论述关于生物标志物和早期诊断策略的现有观点和未来发展前景。其中，一些生物标志物已经作为特征标记使肿瘤学的治疗变得个体化和专业化，患者可结合手术切除进行治疗，也可仅用上述方法。

第二节　生物标志物和影像学方法

分子生物标志物可以根据其各自的生理位置进行广泛的划分。其中，循环生物标志物包括血管内皮生长因子（vascular endothelial growth factor，VEGF）和 VEGF 相关蛋白质、细胞因子和血管生成因子（cytokine and angiogenic factor，CAF）、乳酸脱氢酶（lactate dehydrogenase，LDH）和循环内皮细胞（circulating endothelial cell，CEC）。组织生物标志物（tissue based biomarker，TBM）包括与冯 - 希佩尔 - 林道病（von Hippel-Lindau，VHL）单核苷酸、哺乳动物雷帕霉素靶蛋白（mammalian target of rapamycin，mTOR）通路和单核苷酸多态性（SNP）相关的生物标志物。影像学生物标志物的作用是双重的，其主要作用是理想地应用一个非侵入性的平台来识别和预测肾脏病变可能的组织学表现。因此，可用来对更具侵袭性的亚型进行划分和择期治疗，同时推迟更多惰性的肿瘤类型或对其采用保守治疗[4]。第二个作用是预测治疗反应，以便调整肿瘤二线和三线治疗。

第三节　血清生物标志物

一、VEGF

血管内皮生长因子（VEGF）是一种同源二聚体糖蛋白，是癌症血管形成的关键介质，通过癌基因的表达、多种生长因子和缺氧来上调表达。它在肾细胞癌的血管生成中起着关键作用，同时，VEGF通路也是研究的重要热点。血清 VEGF 水平作为预测预后和治疗反应的生物标志物的作用已被研究。TARGET 研究（肾癌全球评估试验）观察了索拉非尼与安慰剂在肾细胞癌二线治疗中的作用，并探讨了VEGF 水平作为索拉非尼治疗反应生物标志物的实用性[5]。VEGF 基线水平与无进展生存期和总生存期（overall survival，OS）呈负相关。多因素分析显示，基线 VEGF 是接受安慰剂患者无进展生存期的独立预后预测因素。而在索拉非尼治疗组中，情况并非如此。与低 VEGF 组相比，高 VEGF 组患者从索拉非尼中获益更多[5]。

二、白细胞介素 -6

虽然已知在肾细胞癌患者的血浆中能检测到炎症细胞因子，并与不良预后相关，但所涉及的原代细胞类型尚不清楚。白细胞介素 -6（interleukin-6，IL-6）已被确定为一种潜在的生物标志物，有证据表明其为肾癌细胞缺氧时分泌[6]。菲兹杰拉德（Fitzgerald）等人发现白细胞介素 -6 和白细胞介素 -8（IL-6 和 IL-8）仅由缺氧的肾癌细胞分泌，并证明 NADPH 氧化酶异构体 Nox4 在肾癌细胞于缺氧状态下产生 IL-6 和 IL-8 的过程中起关键作用。他们还发现，IL-6 和 IL-8 水平的提高导致了 RCC 的侵袭，而 AMPK 的激活降低了 Nox4 的表达、IL-6 和 IL-8 的产生，以及 RCC 的侵袭。

德兰（Tran）等人的研究表明，血清中肝细胞生长因子（hepatocyte growth factor，HGF）、IL-6 和 IL-8 的水平与较大的肿瘤经过帕唑帕尼治疗后体积缩小相关[7]。祖里塔（Zurita）等人发现，低水平 IL-6 和高水平内皮细胞选择素与无进展生存时间的延长相关。鉴于前面讨论的索拉非尼研究的结果[8]，在接受帕唑帕尼治疗的患者中，低水平的 IL-8、HGF、骨桥蛋白和基质金属蛋白酶抑制剂 -1 均与较长的PFS 显著相关。在接受安慰剂治疗的患者中，IL-6、IL-8 和骨桥蛋白与 PFS 有预后相关性。尽管 IL-6 有望作为一种预测性的生物标志物，但仍缺乏可验证其作用的可靠前瞻性研究。船越（Funakoshi）等人对肾细胞癌 VEGF 靶向治疗的预测和预后生物标志物进行了系统回顾，未发现能预测 VEGF 靶向治疗生存的生物标志物的 1 级证据[9]。

三、LDH 和 mTOR

哺乳动物雷帕霉素靶蛋白（mTOR）和乳酸脱氢酶（LDH）也被探讨作为一种潜在的生物标志物应用于肾癌中。已知 LDH 在无氧糖酵解中的固有作用受 PI3-K/AKT/mTOR 通路的调节[10]。LDH 作为肾细胞癌的预后因素被嵌入纪念斯隆·凯特琳癌症中心（memorial sloan kettering cancer center，MSKCC）风险评分中，高血清 LDH 是公认的不良预后因素。阿姆斯特朗（Armstrong）等人的研究表明，高血清 LDH 是一个不良预后标志物，LDH 大于正常上限的患者其死亡的风险比为 2.8；与干扰素治疗相比，LDH 升高预测着患者的总生存期能从替西罗莫司中获得益处[10]。沃斯（Voss）等人确定了 5 个生物标志物（CSF1、ICAM1、IL-18BP、KIM1、TNFRII）与依维莫司（mTOR 抑制剂）PFS 的相关性最强，并创建了一个复合生物标志物评分（composite biomarker score，CBS）[11]。结果显示，依维莫司治疗的初始 CBS 高的患者，其 PFS 显著优于 CBS 低的患者。复合生物标志物评分与舒尼替尼患者的 PFS 无相关性。这体现了依维莫司特异性生物标志物和血清生物标志物在预测治疗结果方面的潜力[12]。

四、非 CAF 血清预后生物标志物

一些非细胞因子和血管生成因子（CAF）的血清生物标志物已被研究用作预测转移性肾细胞癌（metastatic renal cell cancer，mRCC）患者生存的预后模型。

衡（Heng）等人研究了使用血管内皮生长因子靶向药物治疗的 mRCC 患者总生存期的预后因素。随后的 Heng 评分是在此基础上进行描述的，并且现在作为一个有效的平台，用于帮助预测接受 VEGF TT 的 mRCC 患者中位总生存期[13]。莫策（Motzer）等人发表了 670 例晚期肾细胞癌患者的生存期和预后分层的研究结果。由此得到的 Motzer 评分（MSKCC 评分）利用血红蛋白、钙和 LDH 预测 mRCC 患者的中位 OS[14]。最近受关注的其他非 CAF 预后血清生物标志物与系统性炎症有关，因为慢性炎症可能抑制抗肿瘤免疫系统活性。中性粒细胞与淋巴细胞比值（neutrophil-lymphocyte ratio，NLR）也被用于研究作为一种与 RCC 相关的肿瘤 - 炎症动力学相关的生物标志物。布瓦西耶（Boissier）等人的 7 项研究探讨了 NLR 在 mRCC 或局部进展期 RCC 中的潜在作用。他们发现高 NLR 可独立预测较差的 OS[15]。

大野（Ohno）等人在一项关于预测可能不受益于减瘤性肾切除术（cytoreductive nephrectomy，CN）的转移性肾细胞癌患者的临床变量研究中发现，NLR 能独立预测接受减瘤性肾切除术的 mRCC 患者的 OS[16]。

第四节　尿液生物标志物

尿液生物标志物一直是泌尿系统癌症关注的焦点。目前在尿液蛋白质组学和基因组学评估方面的最新进展改变了在泌尿系统癌症特别是肾癌中寻找诊断和预后生物标志物的前景[17,18]。尽管有几项研究将尿液作为发现生物标志物的入口，但却很少能发现适用的生物标志物。莫里西（Morrissey）等人分析了 RCC 患者的尿液样本，并与对照组进行比较，发现 RCC 患者的水通道蛋白 -1（aquaporin-1，AQP-1）增加了 23 倍。他们还发现另一种名为围脂滴蛋白 -2（perilipin-2，PLIN2）的外泌体蛋白增加了 4 倍。

这两种蛋白质在肾切除术后均显著下降[19]。加托（Gatto）等人研究了尿液中糖胺聚糖（glycosaminoglycan，GAG）的预后价值，发现 GAG 在 mRCC 中转录上调。他们在一项涉及转移性透明细胞肾细胞癌患者的研究中收集了尿液和血清中的 GAG 水平，并且发现尿液 GAG 评分可以独立预测 PFS 和 OS[20]。尿液作为一种易于获取和非侵入性的介质，一直是生物标志物发现团队的重要兴趣所在。

第五节　ctDNA（液体活检）

液体活检涉及在流动（液体）样本中捕获基于肿瘤或其衍生的生物标志物，而不是实际组织。样品的高通量分析和获取样品的微创手段的最新进展，使液体活检成为一个受欢迎且不断发展的领域[21-23]。从血液样本中提取的循环肿瘤 DNA（circulating tumour DNA，ctDNA）是近年来研究的热点。帕尔（Pal）等人收集了接受一线或二线治疗的 mRCC 患者 ctDNA 及基因组改变（genomic alteration，GA），发现先前接受过一线 VEGF 靶向治疗的二线患者与一线队列相比，p53 和 mTOR 的 GA 具有显著差异[24]。其他观察循环肿瘤细胞的研究也发现了其有趣的相关性，但均为回顾性研究[25]。目前在液体活检中发现生物标志物方面的共识为强调大样本的前瞻性研究。

第六节　组织生物标志物

肾肿瘤的分类是复杂的，充满了疾病固有的异质性，因此在组织学、形态学和遗传变异的基础上进行进一步的划分存在困难。有些肿瘤需要免疫组织化学和染色体鉴定，其分类过程不断演进。因此，如何发现生物标志物是一个挑战，特别是在寻找基于组织的生物标志物时。

关于免疫组织化学，PAX8 和 PAX2 转录因子在正常及癌变的肾实质中均有表达。因此，它们可以作为生物标志物来指导治疗，以识别潜在的转移性肾癌病灶。它们在血管平滑肌脂肪瘤中呈阴性[26]。

虽然细胞角蛋白和波形蛋白较 PAX8 或 PAX2 特异性差、敏感性低，但在最常见的肾细胞癌类型中表达升高。透明细胞肾细胞癌和乳头状细胞癌均有表达，尤其是有助于鉴别肾嫌色细胞癌和嗜酸细胞腺瘤[27,28]。CK7 是一种可染细胞质的细胞角蛋白，可用于多种类型肾细胞癌的鉴别。马蒂托尼（Martignoni）等人验证了 34βE12 在鉴别 pRCC 并帮助区分其与 ccRCC 中的应用[29]。组织蛋白酶 K 被证明是血管平滑肌脂肪瘤和易位性肾细胞癌的标志物。α-SMA 和肌间丝蛋白是肌肉标志物，有助于血管平滑肌脂肪瘤的诊断。P53 是一种抑癌基因，在上皮样血管平滑肌脂肪瘤中呈阳性表达。它可能在典型的血管脂肪瘤中有染色，但在上皮样血管脂肪瘤中染色更强。其他免疫组织化学标记物有 α 甲基酰基辅酶 A 消旋酶（α-methylacyl coenzyme A racemase，AMACR）、上皮细胞膜抗原（epithelial membrane antigen，EMA）、CD10 和 CA-IX。免疫组织化学标记仍在继续发展，但其在早期诊断中除破译肿瘤特征以外的其他强大作用仍有待进一步确定。

第七节　基于遗传的生物标志物

一、VHL 基因

冯·希佩尔 - 林道病（VHL）是一种常染色体显性遗传性肿瘤综合征，患者易发生神经系统和内脏器官的良恶性肿瘤。希氏病的分子基础是 VHL 蛋白功能的丧失，导致缺氧诱导因子的积累，并对细胞的功能和分化产生下游效应。虽然大多数 RCC 是散发性的，但也有一些与遗传相关。最常见的 RCC，即 ccRCC，通常涉及 *VHL* 基因。临床上可将患者分为以无嗜铬细胞瘤为主的 VHL1 型和以嗜铬细胞瘤为主的 VHL2 型。VHL2 型进一步分为 2A 型和 2B 型，前者伴肾癌，后者不伴肾癌。在细胞遗传学方面，存在染色体 3p 杂合性丢失（loss of heterozygosity，LOH）、*VHL* 基因（3p25）双等位基因失活、5q22 增益以及 6q、8p、9p 和 14q 缺失。一个使用生物标志物和病变靶向治疗的筛查平台对 VHL 病变患者至关重要。

二、其他基于遗传的 RCC

Bart-Hogg-Dubé（BHD）综合征是由 17 号染色体 *FLCN* 基因胚系突变引起的遗传性肾癌综合征。患者有发展为皮肤纤维脂肪瘤、肺囊肿、自发性气胸和肾脏肿瘤的风险。越来越多的证据表明 *FLCN* 与许多其他分子途径和细胞过程有关，包括调节 TFE3/TFEB 转录活性，以及通过 Rag GTPases 激活氨基酸依赖的 mTOR、TGF-β 信号和 PGC1α 驱动的线粒体活性。生物标志物和通过影像方式进行监测的潜在作用显而易见。因此，有必要在这些癌症患者中发现生物标志物。

第八节　早期诊断的影像方法

定量 MRI、PET 扫描采集和放射组学分析提供了一种额外的方法来帮助破译异质性和更明显的肿瘤特征。放射基因组学、放射代谢组学以及它们与临床和基于组织的大数据的耦合，可以极大地改善对肾肿瘤的诊断和针对性治疗。

一、磁共振成像

磁共振成像（MRI）是一种有用的影像学生物标志物，可以帮助预测肿瘤亚型，并对患者进行随访，以监测治疗反应。

灌注 MRI（perfusion MRI，pMRI）在微血管水平检测组织灌注，包括动态对比增强（dynamic contrast enhanced，DCE）、动态磁敏感对比（dynamic susceptibility contrast，DSC）和动脉自旋标记（arterial spin labelling，ASL）。这 3 种方法均已在肾脏肿块的组织学和分级评估中得到验证。兰兹曼（Lanzman）等人研究了 ASL pMRI 在预测手术切除的肾肿瘤组织学诊断的准确性。他们将术前 MRI 与病理组织学联系起来，发现 ASL 灌注水平能可靠地区分乳头状肾细胞癌和其他类型肾细胞癌。他们还发现了嗜酸细胞腺瘤和肾细胞癌之间的差异性。另外，他们发现了 ASL pMRI 可用于监测 mRCC 全身治疗反应的可靠性 [30]。

贝泽莱尔（De Bezelaire）等人研究了 MRI 在 PTK787/ZK 222584 抗血管生成治疗后测量血流变化中的作用，发现其与转移性肾细胞癌的临床结局相关。患者在接受酪氨酸激酶抑制剂治疗 1 个月和 4 个月后使用 ASL pMRI，发现早期肿瘤的血流有变化，这意味着其可以预测临床结果 [31]。pMRI 在广泛和普遍应用方面的挑战仍然是技术挑战、成本和运行常规大容量服务所需的一致的专业知识。弥散 MRI 也有一定的作用。利用这些图像，我们能观察到水在不同组织界面运动的差异性，有助于肿瘤的组织学预测。康（Kang）等人对肾脏占位性病变的弥散加权成像（diffusion-weighted imaging，DWI）研究进行了系统回顾和荟萃分析，发现其在鉴别肾脏良恶性病变（86% 的敏感性和 78% 的特异性）和低级别与高级别 ccRCC（AUC 为 0.83）方面具有较高的准确性，但不能可靠地将 ccRCC 与其他肾脏肿瘤区分开 [32]。

二、PET

正电子发射断层扫描（positron emission tomography，PET）是一种利用分子生物学和肿瘤位置进行功能和动态成像的形式，通过标准化摄取值（standardized uptake value，SUV）提供代谢、细胞增殖、细胞膜代谢或受体表达变化的定量信息 [33-36]。而 ^{18}F- 氟 -2- 脱氧 -2-d- 葡萄糖（^{18}F-fluoro-2-deoxy-2-d-glucose，FDG）PET 是 PET 扫描中最常用的放射性示踪剂。2020 年美国国立综合癌症网络（National Comprehensive Cancer Network，NCCN）指南和 2019 年欧洲泌尿外科学会（EAU）指南均不建议在肾癌分期中使用 FDG PET 扫描 [37,38]。必须指出的是，早期研究中使用的 PET 扫描没有使用现代的 PET 扫描仪，即混合扫描仪，在 PET 扫描的同时使用多探测器 CT（multidetector row CT，MDCT）扫描系统来耦合解剖和功能扫描。

在肾细胞癌中表达的靶向前列腺特异性膜抗原（prostate specific membrane antigen，PSMA）和碳酸酐酶（carbonic anhydrase，CA）IX 的示踪剂为 PET 带来了更好的成像通道。大规模的研究正在进行中。现代 PET -CT 扫描仪具有潜在的破译肾脏原发灶、预测分级和根据 FDG 摄取强度指导预后的能力。它们在检测肾外同时性或异时性转移方面是敏感的。这有助于优化一线治疗和后续的计划。PET-CT 与MRI 的联合使用对特殊病例的个体化治疗具有重要作用，例如，与传统的影像学检查相比，PET-CT 或MRI 的联合使用较传统成像方式能更早地发现对 TKI 治疗有反应的患者的变化。这是因为其能够发现肿瘤微血管的改变。PET 的另一个作用是能够在单次治疗中为临床医生提供全身的图像。除诊断外，较新的药物如 ^{68}Ga 标记的 PSMA 可用于一线和二线治疗无效的转移性肾细胞癌的治疗。影像学方法作为生物标志物，在肾肿瘤诊断和治疗中的作用是目前研究团队关注的热点。

三、更新的影像平台

新的影像和放射组学分析包括纹理量化，这是一种自动图像分析技术，用于获取大量的成像数据，以对肿瘤区域进行定量决策 [39]。这可以用来帮助预测肿瘤的表型和特征。一些研究小组正在评估各种模态的作用，如含水率（fractional water content，FWC）、纹理分析（texture analysis，TA），这些模态从肾癌患者的常规 PET/MRI 中采集并生成生物学相关信息。

第九节 结论

对疾病进行早期诊断和治疗是现代医学的职责所在，肾癌也不例外。然而，肾癌具有其固有的异质性，且通常不可预测，再加上遗传变异，给临床医生在制定最佳治疗方案和预测长期预后方面带来了挑战。通过最佳的生物标志物能进行早期诊断，而肾肿瘤将得益于早期诊断和个性化治疗。这些显然需要使用高通量数据分析的跨专业研究和通过生物信息学的多中心协作努力[40]。目前，实验室和临床的新工具接近指数级的发展，加上先进的数据分析的推进，带来了一个令人兴奋的时代，可以看到生物标志物发现的范例。

> **关键点**
> - 肾癌持续给医疗保健系统带来巨大的健康负担。
> - 尽管基于高通量诊断平台的血清和尿流式分析技术发展迅速，但仍然缺乏肾癌最佳的生物标志物。
> - 需要在发现生物标志物的研究上投入更多资金。
> - 新的影像模式将在基于图像的肾肿瘤分层中发挥关键的作用。
> - 多中心的高容量中心合作与强大的组织库和评估将在未来的生物标志物发现中发挥关键作用。
> - 蛋白质组学、基因组学、代谢组学和影像组学以及这些平台与高通量实时的前瞻性评价的结合，将在未来的生物标志物发现中发挥关键作用。

参考文献

1. https://www.cancer.org/cancer/kidney-cancer/about/key-statistics.html.
2. Ferlay J, et al. Cancer incidence and mortality patterns in Europe: estimates for 40 countries and 25 major cancers in 2018. Eur J Cancer. 2018;103:356.
3. Capitanio U, et al. Epidemiology of renal cell carcinoma. Eur Urol. 2019;75:74.
4. Finelli A, Ismaila N, Bro B, et al. Management of small renal masses: american society of clinical oncology clinical practice guideline. J Clin Oncol. 2017;35:668–680.
5. Escudier B, Eisen T, Stadler WM, et al. Sorafenib for treatment of renal cell carcinoma: fnal effcacy and safety results of the phase III treatment approaches in renal cancer global evaluation trial. J Clin Oncol. 2009;27:3312–3318.
6. Fitzgerald JP, Nayak B, Shanmugasundaram K, et al. Nox4 mediates renal cell carcinoma cell invasion through hypoxia-induced interleukin 6- and 8- production. PLoS One. 2012;7:e30712.

7. Tran HT, Liu Y, Zurita AJ, et al. Prognostic or predictive plasma cytokines and angiogenic factors for patients treated with pazopanib for metastatic renal-cell cancer: a retrospective analysis of phase 2 and phase 3 trials. Lancet Oncol. 2012;13:827–837.

8. Zurita AJ, Jonasch E, Wang X, et al. A cytokine and angiogenic factor (CAF) analysis in plasma for selection of sorafenib therapy in patients with metastatic renal cell carcinoma. Ann Oncol. 2012;23:46–52.

9. Funakoshi T, Lee CH, Hsieh JJ. A systematic review of predictive and prognostic biomarkers for VEGF-targeted therapy in renal cell carcinoma. Cancer Treat Rev. 2014;40:533–547.

10. Armstrong AJ, George DJ, Halabi S. Serum lactate dehydrogenase predicts for overall survival beneft in patients with metastatic renal cell carcinoma treated with inhibition of mammalian target of rapamycin. J Clin Oncol. 2012;30:3402–3407.

11. Voss MH, Chen D, Marker M, et al. Circulating biomarkers and outcome from a randomised phase II trial of sunitinib vs everolimus for patients with metastatic renal cell carcinoma. Br J Cancer. 2016;114:642–649.

12. Modi PK, Farber NJ, Singer EA. Precision oncology: identifying predictive biomarkers for the treatment of metastatic renal cell carcinoma. Transl Cancer Res. 2016;5:S76–S80.

13. Heng DY, Xie W, Regan MM, et al. Prognostic factors for overall survival in patients with metastatic renal cell carcinoma treated with vascular endothelial growth factor-targeted agents: results from a large, multicenter study. J Clin Oncol. 2009;27:5794–5799.

14. Motzer RJ, Mazumdar M, Bacik J, et al. Survival and prognostic stratifcation of 670 patients with advanced renal cell carcinoma. J Clin Oncol. 1999;17:2530–2540.

15. Boissier R, Campagna J, Branger N, et al. The prognostic value of the neutrophil-lymphocyte ratio in renal oncology: a review. Urol Oncol. 2017;35:135–141.

16. Ohno Y, Nakashima J, Ohori M, et al. Clinical variables for predicting metastatic renal cell carcinoma patients who might not beneft from cytoreductive nephrectomy: neutrophil tolymphocyte ratio and performance status. Int J Clin Oncol. 2014;19:139–145.

17. Kommu S, Sharif R, Edwards S, et al. Proteomics and urine analysis: a potential promising new tool in urology. BJU Int. 2004 Jun;93(9):1172–1173.

18. Kommu S, Sharif R, Eeles RA. The proteomic approach to urological biomarkers. BJU Int. 2004 Dec;94(9):1215–1216.

19. Morrissey JJ, London AN, Luo J, et al. . Urinary biomarkers for the early diagnosis of kidney cancer. Mayo Clin Proc. 2010 May;85(5):413–421.

20. Gatto F, Maruzzo M, Magro C, et al. Prognostic value of plasma and urine glycosaminoglycan scores in clear cell renal cell carcinoma. Front Oncol. 2016;6(253).

21. Wan JCM, Massie C, Garcia-Corbacho J, et al. Liquid biopsies come of age: towards implementation of circulating tumour DNA. Nat Rev Cancer. 2017;17(4):223–238.

22. Quandt D, Zucht HD, Amann A, et al. Implementing liquid biopsies into clinical decision making for cancer immunotherapy. Oncotarget. 2017 Jul 18;8(29):48507–48520.

23. Perakis S, Speicher MR. Emerging concepts in liquid biopsies. BMC Med. 2017;15(1):75.

24. Pal SK, Sonpavde G, Agarwal N, et al. Evolution of circulating tumor DNA (ctDNA) profle from frst-line (1L) to second-line (2L) therapy in metastatic renal cell carcinoma (mRCC). J Clin Oncol. 2017;35. Abstract 434.

25. Ball MW, Gorin MA, Guner G, et al. Circulating tumor DNA as a Marker of therapeutic response in patients with renal cell carcinoma: a pilot study. Clin Genitourin Cancer. 2016;14:e515–e520.

26. Shen SS, Truong LD, Scarpelli M, et al. Role of immunohistochemistry in diagnosing renal neoplasms: when is it really useful? Arch Pathol Lab Med. 2012;136:410–417.

27. Tan PH, Cheng L, Rioux-Leclercq N, et al. Renal tumors: diagnostic and prognostic biomarkers. Am J Surg

Pathol. 2013;37:1518–1531.

28. Kryvenko ON, Jorda M, Argani P, et al. Diagnostic approach to eosinophilic renal neoplasms. Arch Pathol Lab Med. 2014;138:1531–1541.

29. Martignoni G, Brunelli M, Segala D, et al. Validation of 34betaE12 immunoexpression in clear cell papillary renal cell carcinoma as a sensitive biomarker. Pathology. 2017;49:10–18.

30. Lanzman RS, Robson PM, Sun MR, et al. Arterial spin-labeling MR imaging of renal masses: correlation with histopathologic fndings. Radiology.2012;265:799–808.

31. Bazelaire C, Alsop DC, George D, et al. Magnetic resonance imaging-measured blood fow change after antiangiogenic therapy with PTK787/ZK 222584 correlates with clinical outcome in metastatic renal cell carcinoma. Clin Cancer Res. 2008;14:5548–5554.

32. Kang SK, Zhang A, Pandharipande PV, et al. DWI for renal mass characterization: systematic review and meta-analysis of diagnostic test performance. AJR Am J Roentgenol. 2015;205:317–324.

33. Haberkorn U, Strauss LG, Dimitrakopoulou A, et al. PET studies of fuorodeoxyglucose metabolism in patients with recurrent colorectal tumors receiving radiotherapy. J Nucl Med. 1991;32:1485–1490.

34. Kapoor V, BM MC, Torok FS. An introduction to PET-CT imaging. Radiographics. 2004;24:523–43.

35. Delbeke D, Martin WH. Positron emission tomography imaging in oncology. Radiol Clin N Am. 2001;39:883–917.

36. Liu Y, Ghesani NV, Zuckier LS. Physiology and pathophysiology of incidental fndings detected on FDG-PET scintigraphy. Semin Nucl Med. 2010;40:294–315.

37. Comprehensive Cancer Network. Kidney Cancer NCCN Clinical Practice Guidelines in Oncology. Version 1.2021. [Last accessed on 22/08/2020]. https://www.nccn.org/professionals/physician_gls/pdf/kidney.pdf.

38. Ljungberg B, Albiges L, Abu-Ghanem Y, Bensalah K, Dabestani S, Fernández-Pello S, et al. European Association of Urology guidelines on renal cell carcinoma: the 2019 update. Eur Urol. 2019;75:799–810.

39. Farber NJ, Wu Y, Zou L, et al. Challenges in RCC imaging: renal insuffciency, post-operative surveillance, and the role of Radiomics. Kidney Cancer J. 2015;13:84–90.

40. Kommu SS, Campbell C. The impact of recent developments in bioinformatics in urooncological research. BJU Int. 2006 Aug;98(2):249–251.

第七章　活检在肾细胞癌中的作用

Nicholas Campain, Ravi Barod　著

王　正　译

王欣政　校

第一节　概述

　　肾脏小肿块（SRM）在确诊的肾细胞癌中所占比例逐渐增加[1]。根据现行指南，对于局限在肾脏且临床分期为cT_{1a}期的肾脏小肿块，肾部分切除术仍然是治疗这类肾肿瘤的"金标准"[2,3]。行肾部分切除术不仅能尽量保留肾功能，同时也可确保长期的肿瘤控制。随着肾脏小肿块的检出率增加、消融疗法的广泛应用、主动监测策略的逐渐采用以及转移性肾癌诊疗技术的不断进步，肾肿块活检（renal mass biopsy，RMB）的适应证近年来发生了显著的变化，涵盖了肾癌诊断及治疗的方方面面。在本章中，我们将重点描述与患者管理和临床路径最贴近的肾肿块活检作用及相关情况。

第二节　为什么要进行肾肿块活检

　　由于腹部影像学检查的广泛应用，越来越多的肾脏病变被偶然发现而得以诊断，其中大多数是肾脏小肿块，即局限于肾脏且最大肿瘤直径<4 cm的临床T_{1a}期肾肿瘤[4]。对临床分期T_{1a}期肾脏小肿块的治疗策略包括主动监测、消融治疗和肾肿瘤肾部分切除术或肾癌根治性切除术。而治疗策略的具体选择取决于患者、肿瘤因素、医院条件以及主治外科医生的经验。虽然大多数肾脏小肿块是恶性的，但也有多达30%的肾脏小肿块为良性病变[5,6]。单纯依靠影像学检查结果不能可靠地区分肾肿块的良恶性。2012年，英国泌尿外科医师协会（British Association of Urological Surgeons，BAUS）统计了英国范围内的肾部分切除术，经该手术切除的肿瘤中18%为良性。在40岁以下的人群中，组织学良性的比例增加至36%[7]。相对较小的肿瘤直径也证明了组织学良性的可能（如果肿瘤直径<2.5 cm，则良性率为29%），而且这些发现在其他地区也得到了证实[8]。与之相似的是，在一项对18 060例接受肾部分切除术的患者所进行的7年大型研究中发现，几乎在研究期间的每一年，良性病理的发生率都保持在30%以上的高水平[6]。

　　鉴于肾部分切除术或全切除手术与Clavien-Dindo分级Ⅲ级或更高级别并发症发生率达到5%相关，同时伴有0.5%的死亡率[9]。因此，有必要审慎评估针对肾脏小肿块（SRM）的过度治疗问题，以降低患者因非必需的良性肿瘤手术而面临的不必要风险。

　　在过去，由于人们对肾肿块活检（RMB）的安全性和准确性存有顾虑，故其应用相对受限[10]。然而，

近期的研究显示，肾肿块活检具备高诊断率和低副作用的特点[10,11]。因此，肾肿块活检可通过区分良恶性疾病，为患者提供更为明晰的治疗选择依据，进而可能会影响其在监测、消融、手术或随访频率上的决策。此外，肾肿块活检还能辨识低分级与高分级的肾癌，进而影响治疗策略及手术方式的选择（部分切除与根治性切除）。

尽管肾肿块活检具备上述优势，但根据现有的国家级数据资料，其应用率依旧较低。在2013—2016年的英国泌尿外科医师协会（BAUS）肾切除手术登记数据库中，共记录了32 130例肾外科手术病例。对于最终组织学诊断为肾嗜酸细胞瘤（$n=1202$，一种良性肾病变）的患者，仅有2.9%的患者在手术前进行了肾活检[12]。在接受根治性肾切除手术的683例患者中（占56.8%），20.2%的患者发生了院内并发症。包括48例Clavien-Dindo分级Ⅲ级或更高级别的并发症（占总体样本的4%），以及5例与手术相关的死亡病例。这些数据明确指出了因良性疾病而进行的手术所潜在的风险，而这些风险原本可通过使用肾肿块活检来规避。

第三节　当前趋势

肾肿块活检（RMB）的应用在英国各地存在显著的差异，特别是关于是否向患者推荐进行肾活检[13]。2016年对加拿大泌尿科医生的调查也显示了肾肿块活检的低频使用，53%的受访者表示从不或在不到25%的病例中使用[14]。

美国泌尿外科学会（American Urological Association，AUA）的指南建议，当疑似肿块为血液源性、转移性、炎症性或感染性时，应考虑进行肾肿块活检[3]。但对于实质性肾脏小肿块的患者，特别是不愿接受与肾肿块活检相关的不确定性的年轻或健康患者，RMB并不被视为是必须的。这一点在SEER数据库中的一项涉及超过24 000例肾细胞癌患者的分析中得到了印证。结果显示，仅有20%的患者进行了肾肿块活检。尽管随着时间推移这一比例有所上升，但这主要是在接受消融治疗或患有转移性疾病的患者中[15]。

关于RMB能否改变临床实践的有效性，泌尿外科医生中仍存在一些疑虑，这被视为其更广泛应用的主要障碍之一。但高流量的医疗中心数据显示，学术机构更可能采用肾脏小肿块的主动监测策略，接受泌尿肿瘤专科培训的医生也更倾向于进行肾肿块活检以协助患者管理[14]。肾肿块活检的应用并不只限于肾脏小肿块的管理。随着免疫治疗及针对转移性肾细胞癌的靶向治疗技术的发展，RMB正逐渐被用于开始系统治疗前的组织学诊断。明确组织学亚型可以为选择系统治疗方案提供指导，也能为决策提供更多信息，尤其是在不需要进行细胞减量性肾切除术的情况下。在转移性背景下，对组织学亚型的了解还可以让患者参与新的临床试验，或者当活检显示高度的肉瘤样分化时，可能会使肿瘤科医生更考虑使用免疫治疗而非酪氨酸激酶抑制剂。

第四节　如何进行肾肿块活检

根据当地的资源和专家的经验，可在超声成像（ultrasonic imaging，USS）或 CT 指导下进行经皮肾肿块活检[16]。欧洲泌尿外科学会（EAU）指南[2]建议使用 18 号针进行活检[17]，这可以提供充足的组织样本以确保诊断，同时最大限度地降低并发症的风险。使用同轴技术可以进行多次活检，从而最大限度地降低种植转移的风险。

较小的肿块、囊性肿块以及在研究的初期，非诊断性的结果较为常见，这可能与操作经验有关[8]。我们中心的一项回顾性分析发现，当肿块<2 cm 时，其非诊断性结果的比率达到了 42%[18]。因此，在我们的实践中，建议对<2 cm 的病变不进行活检，并在适当咨询后实施主动监测。

根据一项涵盖 5228 例患者的 57 个研究的荟萃分析，与细针穿刺术相比，实心针活检的敏感性和特异性都更高，其总的中位诊断率为 92%[10]。此外，实心针活检在组织学亚型（K=0.683）和手术标本上的一致性较好，而 Fuhrman 分级的一致性则较差，但 CD>2 的并发症发生率较低。尽管荟萃分析中的大部分研究均为单中心病例系列，仅有 5 个为前瞻性研究，但重复活检在大多数情况下（83%）均能获得诊断[19]。另一个涉及 2979 例患者的 20 个研究的系统性评价也证实了肾肿块活检的高诊断准确性，其敏感性和特异度分别为 97.5% 和 96.2%，并且在组织学亚型上也显示出良好的一致性[11]。

为了最大化诊断效果，实践中应考虑以下策略：进行 2 次高质量的针芯活检；避开坏死区域；对于较大的肿瘤，建议进行外周活检，以避免坏死区域；对 cT_{2a} 病变，从四个不同的实性增强区进行多区域活检，这样非诊断性结果的可能性为 0，并可以提高检测肉瘤样特征的灵敏度（>85%）[20]；避免对囊性肿块进行活检。

肾肿块活检的并发症率较低。在涉及 5228 例患者的荟萃分析中，有 4.3% 的患者血肿自发减退，但在整合分析中，临床显著性出血的发生率仅为 0.7%[10]。在一项包括 529 例患者的大型回顾性研究中，肾活检的不良事件发生率仅为 8.5%，其中仅有 1 例非自限性[21]。此外，已经证实，对于较大的肾肿块，使用多区域活检技术是安全的，如在 T_2 期肿瘤中，78 例患者均未出现并发症[20]。

在进行肾肿块活检前，应告知患者可能会出现的常见不良反应，包括：活检部位的不适、皮肤淤血、可能需要在多个部位进行穿刺、无法保证确诊、可能需要进一步或重复的操作，以及活检部位有 2% 的出血风险。

由于肾细胞癌的肿瘤异质性较为明显，因此在肾肿块活检中，使用四级 Fuhrman 分级系统来达成分级的一致性一直具有挑战。然而，通过将 Fuhrman 分级简化为"低级"和"高级"，已经证明肾肿块活检具有良好的预后价值[22]。尽管囊性肿块的活检诊断率较低，但在囊肿中存在实性部分时（例如 Bosniak Ⅳ型囊肿），仍然可以进行肾肿块活检[21,23]。

第五节　关于肾活检的争议

尽管以往对肾肿块活检的假阴性率存在担忧，但多数情况下这些假阴性活检是由于取样误差所致，从而得到正常的肾组织。在这种情况下，建议对患者进行二次活检或短期内密切监测，除非患者有强烈意愿接受治疗[18]。随着组织学技术的进步，如免疫组织化学染色，真正由于对病理组织的误诊导致的假阴性已变得非常罕见。这种现象的准确率尚未明确，但目前没有证据表明这种现象在临床中具有显著意义。

对于手术中可能出现的肿瘤播散，这长久以来都是泌尿外科医生所关注的一个问题，也是许多医生在决策时对肾活检持保留态度的原因。尽管从组织学上观察到的肿瘤播散可能被低估，但据报道其发生率低于1%。在最新的研究中，对肾细胞癌患者手术后的肿瘤切除标本进行了组织学分析，共发现了7例肿瘤细胞播散[23]。这7例中有6例为乳头状肾细胞癌，并且在随访期间，这6例患者均未发现复发[13]。因此，尽管组织学上观察到的肿瘤播散相对罕见，但这种播散导致的临床后果更为罕见。

关于肾肿块活检是否会增加随后手术的难度，这也是一个长久以来的争议点。从安大略省癌症登记处关于肾肿块活检后接受肾切除术的患者的回顾性研究中得知，尽管手术时间略有延长，但与未接受肾肿块活检的患者相比，手术的并发症发生率并无显著增加。不过，值得注意的是，接受过肾肿块活检的患者中，因良性疾病进行手术的比例较低[24]。

第六节　肾肿块活检对临床治疗的影响

如多中心研究所示，常规应用肾肿块活检与术后组织学诊断良性肿瘤的发生率较低有关。该研究对比了习惯性进行肾肿块活检的中心与选择性使用此活检的中心（5% *vs.* 16%）。这一数据提示肾肿块活检可能有助于减少针对良性肿瘤的手术及其相关风险[14]。

对肾脏小肿块（SRM）的分级与亚型进行组织学确认可以让患者做出更为明智的治疗选择，同时也有助于鉴别进展风险较低的肿瘤。这有望帮助确定哪些患者可以安全地采用主动监测或推迟治疗策略。

欧洲泌尿外科学会（EAU）指南强烈推荐在施行消融疗法前进行肾肿块活检，以预防潜在的过度治疗。一项最新研究对比了热消融（thermal ablation，TA）治疗前后的肾肿块活检，研究发现80%接受良性活检的患者选择不接受进一步的治疗[25]。历史上，很多报道的消融治疗结果包括了大量仅基于影像学发现的肾脏小肿块患者。考虑到肿瘤越小，良性组织学发现的可能性越大[8,21,26]，这意味着较高比例的患者可能经受了不必要的治疗。未进行活检而直接接受消融治疗的患者可能随后需要进行多余且成本较高的放射学随访。

除帮助泌尿外科医生与患者做出更为明确的治疗决策，将肾肿块活检纳入诊断流程也已被证实是一种经济高效的策略。利用决策分析的马尔可夫模型显示，与直接手术相比，肾肿块活检在调整后的预期生命期望方面呈现相似的效果，但其整体终生成本较低。这强调了肾肿块活检作为一个经济有效的策略，能够为手术筛选患者并避免无必要的治疗[27]。

第七节　结论

肾脏小肿块的现代治疗策略包括手术、消融技术与监测。肾肿块活检不仅安全、准确，同时也不会增加手术的难度。其能够有效提高放射学中检测到的强化性肾肿块的诊断准确性，并为肾癌的治疗提供明智的指导。

关键点

- 肾肿块活检是一种安全的诊断方法，其相关并发症的风险很低。
- 通过肾肿块活检，医生可以获得更为细致的组织学数据，进而做出更为明智的治疗选择。
- 当良性组织学结果得到确认时，患者可以避免接受手术及其带来的风险。
- 肾肿块活检能够帮助医生决定是否对患者进行积极监测或选择延迟的治疗干预。
- 在对微小肾脏肿瘤进行消融治疗前，进行肾肿块活检可以避免非必要的治疗和随后的横断面影像学检查。
- 肾肿块活检能够为手术决策提供参考，如在检测到具有侵袭性特点的亚型时，可能会选择进行根治性肾切除而非部分切除。
- 术前进行的肾肿块活检与围手术期或肿瘤学不良结果无关。
- 由肾肿块活检导致的肿瘤细胞播散事件极为少见，并且其临床意义尚不明确。
- 存在转移性疾病的情况下，肾肿块活检有助于选择更为合适的系统性治疗方法。
- 当目的是避免在良性疾病患者中进行手术（及其免受可能的并发症）时，肾肿块活检为一种成本效益显著的选择。

参考文献

1. Hollingsworth JM, Miller DC, et al. Rising incidence of small renal masses: a need to reassess treatment effect. J Natl Cancer Inst. 2006;98(18):1331–1334. Available from: https://pubmed.ncbi.nlm.nih.gov/16985252/.

2. EAU Guidelines: Renal Cell Carcinoma|Uroweb [Internet]. [cited 2021 May 7]. Available from: https://uroweb.org/guideline/renal-cell-carcinoma/.

3. Renal Cancer: Renal Mass & Localized Renal Cancer Guideline–American Urological Association [Internet]. [cited 2021 May 7]. Available from:https://www.auanet.org/guidelines/ guidelines/renal-cancer-renal-mass-and-localized-renal-cancer-guideline.

4. Volpe A, Panzarella T, Rendon RA, et a The natural history of incidentally detected small renal masses. Cancer. 2004;100(4):738–745. Available from: https:// pubmed.ncbi.nlm.nih.gov/14770429/.

5. Frank I, Blute ML, Cheville JC, et al. Solid renal tumors: an analysis of pathological features related to tumor size. J Urol. 2003;170(6 I):2217–2220. Available from:.https://pubmed.ncbi.nlm.nih.gov/14634382/.

6. Kim JH, Li S, Khandwala Y, et al. Association of Prevalence of benign pathologic findings after partial nephrectomy with preoperative imaging patterns in the United States from 2007 to 2014. JAMA Surg.

2019;154:225–231. American Medical Association; Available from: /pmc/articles/PMC6439638/.

7. Fernando A, Fowler S, O'Brien T, et al. Nephron-sparing surgery across a nation–outcomes from the British Association of Urological Surgeons 2012 national partial nephrectomy audit. BJU Int. 2016;117(6):874–882. Available from: https:// pubmed.ncbi.nlm.nih.gov/26469291/.

8. Jeon HG, Seo SIL, Jeong BC, et al. Percutaneous kidney biopsy for a small renal mass: a critical appraisal of results. J Urol. 2016;195(3):568–573. Available from: https://pubmed.ncbi.nlm.nih.gov/26410732/.

9. Ljungberg B, Bensalah K, Canfield S, et al. EAU guidelines on renal cell carcinoma: 2014 update. Eur Urol. 2015;67(5):913–924. Available from: https://pubmed.ncbi.nlm.nih.gov/25616710/.

10. Marconi L, Dabestani S, Lam TB, et al. Systematic review and meta-analysis of diagnostic accuracy of percutaneous renal tumour biopsy. Eur Urol. Elsevier B.V. 2016;69:660–673.

11. Patel HD, Johnson MH, Pierorazio PM, et al. Diagnostic accuracy and risks of biopsy in the diagnosis of a renal mass suspicious for localized renal cell carcinoma: systematic review of the literature. J Urol. 2016;195(5):1340–1347. Available from: https://pubmed.ncbi.nlm.nih.gov/26901507/.

12. Neves JB, Withington J, Fowler S, et al. Contemporary surgical management of renal oncocytoma: a nation's outcome. BJU Int. 2018;121(6):893–9. Available from: https://pubmed.ncbi.nlm.nih.gov/29397002/.

13. Tran MGB, Barod R, Bex A, et al. Tumour seeding in the tract of percutaneous renal tumour biopsy: a report on seven cases from a UK tertiary referral Centre. Eur Urol. 2019;75:861–867. Vol. 75, European Urology. Elsevier B.V.; 2019 [cited 2021 May 5]. p. e181–2. Available from: https://pubmed.ncbi.nlm.nih.gov/30833137/.

14. Richard PO, Martin L, Lavallée LT, et al. Identifying the use and barriers to the adoption of renal tumour biopsy in the management of small renal masses. Can Urol Assoc J. 2018;12(8):260–266. Available from: https:// pubmed.ncbi.nlm.nih. gov/29629862/.

15. Leppert JT, Hanley J, Wagner TH, et al. Utilization of renal mass biopsy in patients with renal cell carcinoma. Urology. 2014;83(4):774–780. Available from: https://pubmed.ncbi.nlm.nih.gov/24529579/.

16. Leveridge MJ, Finelli A, Kachura JR, et al. Outcomes of small renal mass needle core biopsy, nondiagnostic percutaneous biopsy, and the role of repeat biopsy. Eur Urol. 2011;60(3):578–584.

17. Breda A, Treat EG, Haft-Candell L, et al. Comparison of accuracy of 14-, 18- and 20-G needles in ex vivo renal mass biopsy: a prospective, blinded study. BJU Int. 2010;105(7):940–945. Available from: https://pubmed.ncbi. nlm.nih. gov/19888984/.

18. BAUS 2020 Abstracts, 2020 [Internet]. [cited 2021 May 11]. https://doi.org/10.1177/205 1415820963006.

19. Richard PO, Jewett MAS, Tanguay S, et al. Safety, reliability and accuracy of small renal tumour biopsies: results from a multi-institution registry. BJU Int. 2017 Apr 1;119(4):543–549.

20. Abel EJ, Heckman JE, Hinshaw L, et al. Multi-quadrant biopsy technique improves diagnostic ability in large heterogeneous renal masses. J Urol.2015;194(4):886–91. Available from: https://pubmed.ncbi.nlm.nih. gov/25837535/.

21. Richard PO, Jewett MAS, Bhatt JR, Kachura JR, et al. Renal tumor biopsy for small renal masses: a single-center 13-year experience. Eur Urol. 2015;68(6):1007–1013.

22. Evans AJ, Delahunt B, Srigley JR. Issues and challenges associated with classifying neoplasms in percutaneous needle biopsies of incidentally found small renal masses. Semin Diagn Pathol. 2015;32(2):184–195. Available from: https://pubmed.ncbi.nlm.nih. gov/25769205/.

23. Volpe A, Mattar K, Finelli A, et al. Contemporary results of percutaneous biopsy of 100 small renal masses: a single center experience. J Urol. 2008;180(6):2333–2337. Available from: https://pubmed.ncbi.nlm.nih. gov/18930274/.

24. Wallis CJD, Garbens A, Klaassen Z, et al. Effect of renal mass biopsy on subsequent nephrectomy outcomes: a population-based assessment. Eur Urol. Elsevier B.V. 2020;77:136–137. https://doi.org/10.1016/

j.eururo.2019.09.025.

25. Widdershoven CV, Aarts BM, Zondervan PJ, et al. Renal biopsies performed before versus during ablation of T1 renal tumors:implications for prevention of overtreatment and follow-up. Abdom Radiol. 2021;46(1):373–379. Available from:https://pubmed.ncbi.nlm.nih.gov/32564209/.

26. Parks GE, Perkins LA, Zagoria RJ, et al. Benefits of a combined approach to sampling of renal neoplasms as demonstrated in a series of 351 cases. Am J Surg Pathol. 2011;35(6):827–835. Available from: https://pubmed.ncbi.nlm.nih. gov/21552112/.

27. Pandharipande PV, Gervais DA, Hartman RI, et al. Renal mass biopsy to guide treatment decisions for small incidental renal tumors: a cost-effectiveness analysis. Radiology. 2010;256(3):836–846. Available from: https://pubmed.ncbi.nlm.nih.gov/20720070/.

第八章 肾癌的主动监测

Sonpreet Rai, Yaamini Premakumar, Ben Challacombe　著

胡佳涛　译

包业炜，江爱民　校

第一节　引言

由美国癌症联合委员会（American Joint Committee on Cancer，AJCC）提出的肿瘤 - 淋巴结 - 转移（tumour-node-metastasis，TNM）分期系统对 T_{1a} 期肾脏小肿块（SRM）定义如下[1]：局限于肾皮质内且最大直径≤4 cm 的肿块[2]。

过去的几十年出现了以保留肾单位为主的治疗方案并成为 SRM 管理的首选方案，而包括以肾部分切除术为主的手术方案是 SRM 的首选方案，该方法可在提供良好的肿瘤治疗的同时最大程度保留肾功能[3]。以冷冻消融术（cryoablation，CRF）和射频消融术（radiofrequency ablation，RFA）为主的非手术热消融技术可显著抑制肿瘤进展和转移事件的发生。

在过去 10 年间，主动监测（AS）作为一种有效的肿瘤学管理模式，在 SRM 的实际诊疗中逐渐受到重视。20%~40% 的 SRM 为良性肿瘤[4]，而恶性 SRM 中有 70%~80% 为低级别肾细胞癌。直径≤3 cm 的肿瘤转移率<1%，直径为 4 cm 的肿瘤转移率约为 2%[5,6]。

第二节　主动监测

主动监测是一种预期管理方式，旨在有计划地进行连续评估，以观测肿瘤进展和生长速度，并以期在满足特定标准后启动治疗。主动监测不同于"观察性等待"或"观察"，后者的连续评估可用于诊断和监测，但没有特定周期，并具有一定的主观性，以便在患者需要时缓解症状。主动监测可避免过度诊疗造成的副作用，为医患提供更为积极主动的监测方法[7]。

SRM 的主动监测在过去的几十年中已经发展成为一种安全的治疗选项。主动监测可与延迟干预联合应用，供特定患者选择：有主观意愿避免手术的患者；与根治性治疗相比，愿意接受潜在肿瘤进展风险的患者；手术治疗的高风险患者[8]。

评估主动监测的适应证需要考虑以下因素，包括患者自身、肿瘤和治疗方式等基线信息（表 8.1）。

表 8.1　考虑主动监测时的重要因素 [8-12]

患者因素	肿瘤因素	治疗因素
年龄	影像学	肿瘤进展和（或）转移的风险及后续影响因素：
	- 浸润程度	- 肾功能
	- 内生和（或）外生成分	- 其他治疗方案的适用性
	- 增强的程度和模式	- 患者的健康情况
并发症	- 肾脏肿瘤活检	延迟干预的触发因素
	- 病理亚型	
	- 肿瘤级别	
	- 肿瘤生物标志物	
预期寿命	进展和预期增长率（如与先前影像学检查相比）	干预的效果
功能状态	—	治疗方案的可用性
患者期望	—	—
心理测评结果	—	—
肾功能	—	—

第三节　患者选择

由于影像学检查的普及，多数 SRM 为偶然性诊断，但实际发病率高于预期统计（图 8.1）。考虑到影像学检查对无症状患者的诊疗至关重要，对于肿块良、恶性尚不明确的患者，主动监测尤为重要。对于直径较大（>3~4 cm）和肿瘤边界具有明显侵袭表型（如浸润性生长模式）的患者，应采取积极的主动监测，可显著降低肿瘤进展和转移的风险 [9]。

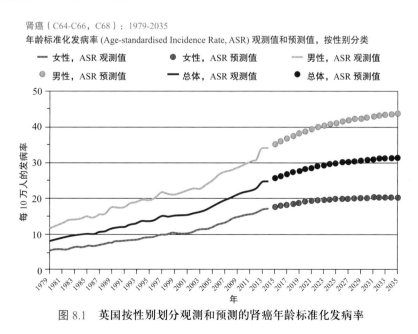

肾癌（C64-C66，C68）：1979-2035
年龄标准化发病率 (Age-standardised Incidence Rate, ASR) 观测值和预测值，按性别分类

图 8.1　英国按性别划分观测和预测的肾癌年龄标准化发病率

当前适用于主动监测的患者人群尚无共识。美国临床肿瘤学会（American Society of Clinical Oncology，ASCO）建议具有严重并发症和（或）预期寿命有限的患者采取主动监测。其中主动监测的绝对适应证包括：麻醉和干预风险高，预期寿命小于 5 年的患者。相对适应证包括：SRM 治疗后有较大可能发展为终末期肾病的患者，SRM 直径<1 cm，或预期寿命<10 年的患者。

美国肾脏小肿块的延迟干预和监测（Delayed Intervention and Surveillance for Small Renal Masses，DISSRM）登记处开展了一项多中心研究，该研究对 400 多例实施主动监测的 SRM 患者进行随访。该研究并未提出接受主动监测患者的具体标准，但发现与干预相比，选择主动监测的患者年龄较大（70.8 岁 *vs.* 61.8 岁；*P*<0.001），健康状况较差，肿瘤较小（1.8 cm *vs.* 2.5 cm；*P*<0.001）[11]。该研究认为主动监测应作为所有 SRM 患者的初始治疗方案，并鼓励医患共同决策。他们还建议主动监测应作为肿瘤<2 cm 或高龄伴有并发症的患者的首选治疗方案。

第四节　肾肿瘤活检的作用

经皮肾肿瘤活检（RTB）的效果仍然存在争议。对于每位 SRM 患者是否都应接受活检或仅在个体化的基础上选择部分病例，目前尚无共识。通过 RTB 确定的恶性诊断被认为相当准确，总体中位诊断率为 92%，空芯针活检的灵敏度和特异度分别为 99.1% 和 99.7%[6,13]。

ASCO 指南建议在考虑肿瘤特异性结果、死亡竞争风险以及结果可能改变治疗方案等因素时，应对所有 SRM 患者进行 RTB[12]。具体而言，他们建议 RTB 适用于临床检查提示为淋巴瘤、脓肿或继发性肾转移的患者。ASCO 还建议实施主动监测的患者要考虑 RTB，因为活检有助于评估转移风险，从而协助患者的咨询和科学管理[12]。

美国泌尿外科学会（AUA）指南建议对所有的非原发性肾脏肿块（如血液性、转移性、炎症性、感染性肿块）应进行 RTB，因后者有助于明确诊断并指导后续治疗。对于年轻或有主观排斥的患者，或者愿意接受干预治疗的患者，则不建议进行 RTB。对于接受保守治疗的老年或基础条件较差的患者也不建议进行 RTB。如果进行 RTB，AUA 建议多次空芯针活检（在 CT/US 引导下使用 16~18 号针穿刺 2~3 针，而非细针吸取 FNA）[8]。鉴于干预后的组织会发生坏死进而妨碍后续诊断，故 AUA 建议所有接受热消融治疗的患者进行 RTB。

欧洲泌尿外科学会（EAU）指南建议有小肿块且接受主动监测的患者应考虑 RTB，以便在消融治疗之前获得组织学结果，并为转移性疾病选择最佳治疗方案提供参考[10-12]。对于采取观察等待的体弱或共病以及接受对比增强、囊性肿块及计划进行手术的患者，RTB 并不适用[14]。

肾肿瘤活检具有一定的并发症风险。据报道肾肿瘤活检的误诊率在 10%~20%[5]。常见的并发症包括腰痛和血肿（4.3%），其中大部分可自行缓解[15]。肿瘤沿导管播种的风险相对较小，尤其是使用同轴技术。来自牛津大学的肾癌研究小组报道了 7 个特殊病例，这些患者均在术前接受经皮活检，在切除肿瘤后发现肿瘤播种，其中 6 例为乳头状肾细胞癌[16]。但仅 1 例患者在活检部位出现肿瘤复发，因此该现象的临床意义尚不确定。

一项多中心研究显示，在普遍接受肾肿瘤活检的科室中，通过病理结果确诊良性肿瘤的可能性显著降低（5% *vs.* 16%），这表明肿瘤活检可以减少良性肿瘤的手术率及相关并发症风险和发生率[17]。

总体而言，鉴于影像学检查无法明确诊断恶性肿瘤，因此 RTB 在主动监测中的作用尤为重要。在决定进行 RTB 时需要考虑如下因素：患者是否适合手术、肿瘤病因是否明确，以及是否需要进行全身和（或）其他非癌症治疗。

第五节　影像监测

可通过多种影像学方法对 SRM 进行连续评估。超声成像（USS）成本较低，可避免辐射暴露并且相对容易获取，但是依赖于操作者经验，且无法提供详细信息来评估肿瘤生长和（或）进展。超声成像报告的关键指标通常为肿瘤大小或直径。计算机断层扫描（CT）可对肿瘤进行详细评估且相对容易获得，但 CT 使患者暴露于辐射或造影剂中，不适用于可能发展为肾功能减退的患者。磁共振成像（MRI）可对肿瘤进行详细评估，但成本高昂且不易获得，而且对于特定患者并不适用。

关于最适合主动监测的影像学方案尚无定论。目前存在不同的方案且倾向于组合方案。AUA 指南建议每 3~6 个月进行 CT 和（或）USS 检查，同时评估肾功能（血清肌酐水平、蛋白尿）和代谢（肝功能检查），并进行胸部影像学检查[8]。ASCO 的方案为：第一年每 3 个月进行 1 次 CT 或 USS 检查，第二年和第三年每 6 个月进行 1 次，之后每年进行 1 次检查[12]。

DISSRM 方案包括在两年内每 6 个月进行 1 次 USS，之后每年进行 1 次。大多数患者交替进行 CT 和 USS 检查，同时每年监测肾功能[11]。与早期干预的患者相比，按照该方案进行主动监测的患者，5 年癌症特异性生存率分别为 100% 和 99%，5 年总生存率分别为 75% 和 92%[18]。

肿瘤的直径和生长速度是决定连续影像学检查频率的重要因素。生长速度通常用肿瘤每年随时间变化的最大直径来表示（如毫米 / 年）。生长速度被认为是可帮助临床医生识别恶性 SRM 的重要因素[6]。

当前认为较小的肿瘤与较低的恶性肿瘤风险相关，小于 1 cm 的 SRM 约 50% 为良性[8]。然而直径在 1~2.9 cm 的肿瘤其恶性风险增至 75%。在确诊为肾细胞癌中，仅在 20%~25% 直径<7 cm 的病变中观察到侵袭性肿瘤行为[8,12,13]。鉴于 SRM 很可能是良性肿块，因此，有理由认为使用侵入性最小、最安全的 USS 为最佳影像学方法。

肿瘤的生长速度和转移潜能是决定影像学检查频率和方法的重要参考因素。SRM 的转移风险较低，转移潜能约为 3%，SRM 每年的生长速度为 2~3 mm[19]。应注意的是，由于 SRM 治疗的金标准是确诊后尽早手术切除，这导致 SRM 缺乏长期随访数据，因此很难确定 SRM 的自然病史[20]。当前普遍认为 SRM 每年的生长情况差异较大，为正增长或不增长，因此不应仅基于生长情况来确定是否开展治疗性干预[21,22]。在决定主动监测的影像学检查频率及从主动监测转为确定性治疗的时机，应将 SRM 生长情况与其他临床、生化因素结合起来。进行主动监测的优势在于对患者及其 SRM 采取个性化的管理。

目前主动监测的最佳影像学方法和检查频率尚无定论，但 USS 由于其安全性而常被推荐使用，并可结合需求而进行频繁使用。已公布的方案和指南建议的检测频率范围包括：3 个月 1 次至 1 年 1 次。

胸部影像学检查是 SRM 监测的一部分，用于评估肿瘤异时或同时转移。DISSRM 最近的一项研究分析了一组主动监测起始阶段接受胸部影像学检查的患者，发现 19%（51/268）的患者基线胸片异常。其中 22 例（43%）的病理检查结果（如肺结节、甲状腺结节、纵隔肿块）已被证实。其余 217 例初始胸片正常的患者中，只有 23 例（11%）在随后每年的胸部影像学检查中发现异常，其中 10 例是待证实的病理学异常，没有患者出现转移性 RCC[23]。基于这些发现，提示对有转移倾向或基线胸部影像学异常的患者，应进行 X 线胸片或 CT 监测。

第六节　AS 中监测的参数

对于正在进行主动监测的 SRM，目前还没有提示更改治疗方案的固定标准。可考虑的因素包括：肿瘤直径、生长速度、浸润程度、是否发生周围组织浸润、临床变化和患者偏好。表 8.2 概述了现有的指南。

表 8.2　ASCO、AUA 和 DISSRM 指南中 AS 时进行干预的触发因素

ASCO[12]	AUA 指南[8]	DISSRM[11]
肿瘤直径＞4 cm	肿瘤直径＞3 cm	肿瘤直径＞4 cm
肿瘤每年生长＞5 mm	肿瘤每年生长＞5 mm	肿瘤每年生长＞5 mm
	患者 / 肿瘤因素的临床变化	选择性交叉治疗（如患者偏好的改变或健康状况的改善）
	阶段性进展	疾病的转移性进展
		症状的发展（如无其他原因的血尿）

注：ASCO，美国临床肿瘤学会；AUA，美国泌尿外科学会；DISSRM，肾脏小肿块的延迟干预和监测

第七节　AS 的风险和益处

每位患者都应考虑主动监测的利弊，并在监测开始之前进行讨论。风险包括癌症发展和转移后不能根治[24,25]。短期随访时（2~3 年）主动监测与肿瘤生长及转移进展的联系较少，这是因为主动监测通常纳入体积较小、良性倾向的肿瘤[8]。随着肿瘤的发展和（或）患者全身状况的恶化，手术治疗的机会可能错失。

主动监测益处包括：避免对潜在的高龄和并发症患者的过度诊断和治疗。开始进行主动监测的一个担忧是：会对患者造成心理负担，因为部分患者将其理解为一种被动治疗方式。应向患者和临床医生强调主动监测包括积极评估，以期在满足触发条件时改变治疗方式。仅有的一项研究对实施主动监测患者进行生活质量评估（主动监测组 $n=101$，立即干预组 $n=226$），结果证实主动监测 1 年后未对患者的心理健康造成影响[26]。

第八节 指南规定了哪些内容

各个学会指南建议的总结如下（表 8.3）。

表 8.3 已发布的有关 AS 的指南摘要

要素	美国临床肿瘤学会（ASCO）[12]	美国泌尿外科学会（AUA）[8]	美国肾脏小肿块的延迟干预和监测（DISSRM）登记处[11]	欧洲泌尿外科学会（EAU）[10]
AS 的候选患者	绝对适应证：麻醉和（或）干预高风险，预期寿命<5 年 相对适应证：治疗后有患终末期肾病的重大风险，SRM<1 cm，预期寿命<10 年	肾脏肿块<2 cm，严重并发症，预期寿命长，干预风险大于积极治疗的潜在益处	没有建议具体标准，但发现选择 AS 的患者：①年龄更大；②健康状况更差；③肿瘤直径更小（<2 cm）	老年患者严重的合并症
RTB	建议所有 SRM 患者根据肿瘤特异性结果、死亡竞争风险以及结果可能改变治疗时（特别是临床表现提示淋巴瘤、脓肿或继发性肾转移的患者）考虑 RTB；建议对每位患者进行活检，因为活检有助于评估转移风险和指导患者咨询	建议对所有的非原发性肾脏肿块（如血液性、转移性、炎症性、感染性肿块）进行 RTB，以帮助明确诊断并指导治疗；不建议有主观排斥或选择干预治疗的年轻患者进行 RTB；不建议对接受保守治疗的年老或体弱患者进行 RTB	建议用于实施主动监测或主要干预措施选择不明确的患者；实施主动监测且每年生长速度>5 mm 的患者	建议对有小肿块且实施主动监测的患者进行 RTB；建议在消融治疗前进行 RTB；建议在肾脏小肿块中进行 RTB，以选择转移性疾病最合适的内外科治疗方案；不建议用于采取观察等待的体弱或共病的患者；不建议用于对比增强或囊性肿块；不建议用于计划接受手术的患者
建议的 AS 方案	第一年每 3 个月进行 1 次轴向腹部影像检查或 USS，第二年和第三年各 2 次，之后每年 1 次	每 3~6 个月进行 1 次 CT 和（或）USS，在可能或必要时考虑造影剂的替代方法（多普勒、弥散加权成像等）；考虑评估肾功能（血清 Cr、蛋白尿）、肝功能检查和胸部影像学检查	2 年内每 6 个月进行 1 次 USS，之后每年 1 次；建议交替进行 CT 和 USS；每年监测肾功能；如果基线 X 线胸片异常，建议每年进行胸部影像学检查	未具体说明
干预的触发因素	肿瘤直径>4 cm；肿瘤每年生长>5 mm	肿瘤直径>3 cm；肿瘤每年生长>5 mm；患者/肿瘤因素的临床变化；阶段性进展；治疗收益大于风险	肿瘤直径>4 cm；肿瘤每年生长>5 mm；选择性交叉治疗（如患者偏好改变或健康状况改善）；疾病的转移性进展；症状的发展（如无其他原因的血尿）	未具体说明

注：AS，主动监测；SRM，肾脏小肿块；RTB，肾肿瘤活检；USS，超声成像；Cr，肌酐

第九节　结论

有关 SRM 的文献仅限于病例分析、观察性研究和使用统计学来弥补非随机比较研究造成的偏倚。大多数文献是基于开放手术方法，较少研究关注主动监测[8]。因此，支持和反对主动监测的证据应在文献缺乏的背景下加以考虑，并作为未来研究的重点。

研究证明，主动监测是肾脏小肿块的一种有效治疗方案。其对于老年和共病患者尤其有用，而这类患者会随着人口老龄化进程增多。同样不应低估其可作为其他患者的治疗选择。主动监测对于统计学上可能是良性和（或）惰性的 SRM 有效，并且可避免过度治疗。

SRM 治疗的主要方面包括个性化的多学科方法及患者偏好。主动监测是一种有助于医患共同决策的治疗方案。应为老年和共病患者提供个体化的主动监测方案，并作为其 SRM 治疗标准的一部分。

关键点

- 肾脏小肿块≤4 cm（SRM）的归类为 T_{1a} 期。

- 20%~40% 的 SRM 为良性。

- 当 SRM≤3 cm 时发生转移的风险低于 1%。

- 主动监测包括按计划对肿瘤进行连续监测，以便在符合特定标准（即肿瘤生长、肿瘤进展、患者偏好）时改变治疗方法。

- 主动监测的动机是 SRM 生长缓慢和转移率低，可能会抵消积极治疗的有益效果，并避免对不适合手术的患者 [即预期寿命短、老年和（或）共病的患者] 进行不必要的手术。

- 在与患者共同决策过程中，必须考虑患者因素、肿瘤因素和治疗因素。

- 当组织学诊断将改变治疗方案时，应考虑进行肾肿瘤活检，以确认良性诊断、避免进一步手术或确认肾外恶性肿瘤的转移性疾病。

- 肾肿瘤活检的误诊率为 10%~20%，但在进行大量肾肿块活检的医疗中心，组织病理学为良性的可能性≤5%。

- 没有特定的影像学检查方法或时间规定，必须根据每位患者的肿瘤特征和并发症制定个性化方案。

- USS、CT、MRI 的组合可提供最详细的信息，以帮助制定监测计划和方案。

- 在确定患者可进行根治性治疗的前提下，可在任何时刻停止主动监测。

参考文献

1. Amin MB, Edge SB, Greene FL, et al. , editors. AJCC cancer staging manual. 8th ed. Switzerland: Springer; 2017.

2. Swami U, Nussenzveig RH, Haaland B, et al. Revisiting AJCC TNM staging for renal cell carcinoma: quest for improvement. Ann Transl Med. 2019 Mar;7(S1):S18.

3. Campbell SC, Lane BR. Malignant renal tumours. In: Wein AJ, Kavoussi LR, Partin AW, et al. , editors. Campbell-Walsh Urology. 11th ed. Philadelphia: Elsevier; 2016. p. 1314–1364.e14.

4. Johnson DC, Vukina J, Smith AB, et al. Preoperatively misclassified, surgically removed benign renal masses: a systematic review of surgical series and United States population level burden estimate. J Urol. 2015 Jan;193(1):30–35.

5. Thompson RH, Hill JR, Babayev Y, et al. Metastatic renal cell carcinoma risk according to tumor size. J Urol. 2009 Jul;182(1):41–5.

6. Smaldone MC, Kutikov A, Egleston BL, Canter DJ, Viterbo R, Chen DYT, et al. Small renal masses progressing to metastases under active surveillance: a systematic review and pooled analysis. Cancer. 2012 Feb 15;118(4):997–1006.

7. National Cancer Institute. NCI dictionary of cancer terms. [online]. 2021. Available at: https:// www.cancer.gov/ publications/dictionaries/cancer-terms/def/active-surveillance. Accessed 20 May 2021.

8. Campbell S, Uzzo R, Allaf M., et al. Renal cancer: renal mass & localized renal cancer guideline–American urological association. [online] Auanet.org. 2017. Available at:https://www.auanet.org/guidelines/guidelines/ renal-cancer-renal-mass- and-localized-renal-cancer-guideline. Accessed 21 May 2021.

9. Sowery RD, Siemens DR. Growth characteristics of renal cortical tumors in patients managed by watchful waiting. Can J Urol. 2004 Oct;11(5):2407–2410.

10. Ljungberg B, Albiges L, Bedke J, er al. Capitanio U, Giles RH, et al. EAU guidelines: renal cell carcinoma. Edn. presented at the EAU Annual Congress Milan 2021.

11. Ray S, Cheaib JG, Pierorazio PM. Active surveillance for small renal masses. Rev Urol. 2020;22(1):9–16.

12. Finelli A, Ismaila N, Bro B, Durack J, et al. Management of small renal masses: American society of clinical oncology clinical practice guideline. JCO. 2017 Feb 20;35(6):668–680.

13. Richard PO, Jewett MAS, Bhatt JR, Kachura JR, et al. Renal tumor biopsy for small renal masses: a single-center 13-year experience. Eur Urol. 2015 Dec;68(6):1007–1013.

14. Volpe A, Mattar K, Finelli A, et al. Contemporary results of percutaneous biopsy of 100 small renal masses: a single center experience. J Urol. 2008 Dec;180(6):2333–2337.

15. Marconi L, Dabestani S, Lam TB, et al. Systematic review and meta-analysis of diagnostic accuracy of percutaneous renal tumour biopsy. Eur Urol. 2016 Apr;69(4):660–673.

16. Macklin PS, Sullivan ME, Tapping CR, et al. Tumour seeding in the tract of percutaneous renal tumour biopsy: a report on seven cases from a UK tertiary referral Centre. Eur Urol. 2019 May;75(5):861–867.

17. Richard PO, Lavallée LT, Pouliot F, et al. Is routine renal tumor biopsy associated with lower rates of benign histology following nephrectomy for small renal masses? J Urol. 2018 Oct;200(4):731–736.

18. Pierorazio PM, Johnson MH, Ball MW, et al. Five-year analysis of a multi-institutional prospective clinical trial of delayed intervention and surveillance for small renal masses: the DISSRM registry. Eur Urol. 2015 Sep;68(3):408–415.

19. McDermott K, Mehan N, Challacombe B. Modern management of small renal masses. Urology News. 2019 Oct;23(6).

20. Volpe A, Panzarella T, Rendon RA, et al. The natural history of incidentally detected small renal masses. Cancer.

2004 Feb 15;100(4):738–745.

21. Uzosike AC, Patel HD, Alam R, et al. Growth kinetics of small renal masses on active surveillance: variability and results from the DISSRM registry. J Urol. 2018 Mar;199(3):641–648.

22. Finelli A, Cheung DC, Al-Matar A, et al. Small renal mass surveillance: histology-specific growth rates in a biopsy-characterized cohort. Eur Urol. 2020 Sep;78(3):460–467.

23. Kassiri B, Cheaib JG, Pierorazio PM. Patients with small renal masses undergoing active surveillance–is yearly chest imaging necessary? J Urol. 2019 Jun;201(6):1061–1063.

24. Chawla SN, Crispen PL, Hanlon AL, et al. The natural history of observed enhancing renal masses: meta-analysis and review of the world. J Urol. 2006;175:425.

25. Crispen PL, Viterbo R, Fox EB, et al. Delayed intervention of sporadic renal masses undergoing active surveillance. Cancer. 2008;112:1051.

26. Pierorazio P, McKiernan J, Allaf M. 633 quality of life on active surveillance for a small renal masses versus immediate intervention: interim analysis of the DISSRM (delayed intervention and surveillance for small renal masses) registry. J Urol 2013 Apr [cited 2021 May 26];189(4S). Available from: https://doi.org/10.1016/j.juro.2013.02.185.

27. Data were provided by the National Cancer Registration and Analysis Service (part of Public Health England), on request through the Office for Data Release, November 2019. Similar data can be found here: https://www.ons.gov.uk/peoplepopulationandcommunity/healthandsocialcare/conditionsanddiseases/bulletins/cancerregistrationstatisticsengland/ previousReleases.

28. Cancer Research UK. https://www.cancerresearchuk.org/sites/default/files/cstream-node/proj_inc_asr_Kid.pdf. Accessed May 2021.

第九章　消融治疗在肾癌中的作用

Alaina Garbens, Jeffrey A. Cadeddu　著

孙玮豪，王　正　译

第一节　概述

随着横断面成像技术的广泛应用，肾脏肿瘤偶然检出率呈上升趋势[1,2]。尽管这些肿瘤大多数是 T_{1a}（≤4 cm）病灶[3]，但其中约有 80% 为恶性[4-6]，许多患者需要接受治疗以获得痊愈。

目前，T_{1a} 肾脏肿瘤治疗的金标准是肾部分切除术（PN）[5,7]。但在泌尿科医生追求新技术，旨在保护肾功能并降低手术风险的过程中，经皮局部消融疗法得以发展，并为众多 T_{1a} 肾脏肿瘤患者提供了一个新的治疗选择[5,7]。已有研究表明，消融治疗具有低的并发症率、低的手术风险、在短期内与其他治疗方法具有相似的肿瘤学疗效，并且治疗费用更为经济等优势[8]。目前，主要的消融治疗手段包括射频消融术（RFA）、冷冻消融术（CRA）、微波消融术（microwave ablation，MWA）以及不可逆电穿孔（irreversible electroporation，IRE）。在本章中，我们将重点探讨消融治疗在肾癌治疗中的作用。

第二节　消融治疗的适应证

泌尿科医生在治疗 T_{1a} 期肾肿瘤时，可以参照各大主流医学指南，这些指南均涉及消融技术的应用。当前的指南建议已列于表 9.1。各指南的建议范围广泛：有的建议将消融治疗视为 T_{1a} 肾肿瘤患者的一个主要选择（例如，ASCO、AUA、NCCN 指南），而有的则建议只为高龄或伴有重大并发症的患者提供消融疗法（例如，EAU 指南）。

表 9.1　肾肿瘤消融治疗的主要指南建议

指南	发表时间	建议	强度
ASCO[9]	2017	对于可以完全消融的肿瘤患者，经皮热消融应视为一种有效选择。应在消融前或消融时进行活检	证据质量：中级；推荐强度：强
AUA[5]	2017	医生应当考虑热消融（TA）作为处理直径<3 cm 的 cT_{1a} 肾脏肿块的备选方案。进行消融前应进行肾脏肿块活检，以确保准确的病理诊断，并为后续监测提供指导	有条件推荐，证据等级：C 级
EAU[7]	2018	为老年和（或）合并肾脏小肿块的患者提供主动监测、射频消融术和冷冻消融术	推荐强度：弱

续表

指南	发表时间	建议	强度
NCCN[10]	2019	热消融（如冷冻手术和射频消融术）是治疗临床 T$_1$ 期肾脏病变的一个有效选择	证据类别：2A

注：ASCO，美国临床肿瘤学会；AUA，美国泌尿外科学会；EAU，欧洲泌尿外科学会；NCCN，美国国立综合癌症网络

如先前所述，T$_{1a}$ 期肿瘤（≤4 cm）最适合治疗[8]。但有文献报道，在特定情况下也能够治疗临床 T$_{1b}$ 肿瘤的患者[11,12]。肿瘤直径不仅对肿瘤学预后有重要影响，而且随着肿瘤直径的增加，出血风险同样上升[13]。多数指南建议在消融前或消融时进行肾脏活检，以确认该肿块是否为恶性[5,7,9]。此外，肿瘤在肾脏内的位置尤为重要，如靠近集合系统或周围结构（如结肠、大血管和"热沉"）不超过 5 mm 的肿瘤，其治疗难度将增加，某些情况下甚至可能成为消融治疗的禁忌[14]。

在决定患者的治疗资格时，除了肿瘤本身的因素，患者的具体情况也不容忽视。这其中包括患者的多发瘤风险（例如，患有 von Hippel-Lindau 综合征等遗传性疾病的患者）、需要保留肾功能的患者（如肾功能障碍或仅有单侧肾脏的患者），以及身体状况不宜进行外科手术的患者（如年老、体弱或有多种其他并发症的患者）[15,16]。治疗前应确保患者没有不受控的凝血功能障碍。大部分临床医生建议保证国际标准化比值（international normalized ratio，INR）低于 1.5，并确保血小板计数超过 50 000/μl[16]。

第三节　治疗的技术因素考虑

各种消融技术均追求同一终极目标：确保 5~10 mm 的阴性切缘，并获得一个可预期的、连续的致死细胞消融区。不同的消融手段达到此目的的机制有所不同，以下我们将对每种机制进行简要概述。此外，技术的其他考量因素还包括探头的种类和数量、设备参数设置、患者的体位调整（患者需能够适应俯卧位置）以及选择局部或全身麻醉。

第四节　治疗方式

一、射频消融术（RFA）

射频（RF）能量是电磁（EM）光谱的一个组成部分，特指位于 450 Hz 至 1200 KHz 之间的频率范围。当电极施加快速的交流电时，分子会经历一个被称为"介电滞后"的过程，导致其发生强烈振动并产生热量。值得注意的是，射频消融术电极本身并不直接产生热量，而是邻近电极的分子受热并进一步通过导电性传导热量[17]。与探头距离更远的分子，其振动（能量）和温度会以指数方式减少。

执行射频消融术时的目标是将整个治疗区域缓慢升温至 50 ℃~100 ℃（最佳温度范围为 70 ℃~100 ℃），并持续 5~8 分钟，从而确保在不产生炭化或汽化现象的前提下实现细胞的死亡。炭化

或汽化会形成绝缘层，这会限制能量向组织的传递，从而影响消融范围。随着 RFA 技术的日益普及，相应的技术也得到了不断完善。这包括能够限制组织炭化的探头，以及采用可扩展的多针 / 群集式电极（如"圣诞树与伞形"设计），增大电极的表面积，以更有效地治疗复杂的肿瘤[16]。

使用射频消融术的主要优势包括：广泛的可获取性，一般只需一个探头进行单次治疗；探头尺寸较小（14~17 号），与其他消融疗法相比成本较低；对组织具有出血量减少的止血效应，并且其安全性得到了广泛认可[16,18]。而射频消融术的不足之处在于对"热沉"现象的敏感性，消融效果在超过 4 cm 后逐渐减弱，需要依赖图像引导技术，以及如果接地垫放置不当（在单极系统中），可能会导致患者皮肤烧伤[16,18]。

二、微波消融术

微波消融术（MWA）于 20 世纪 90 年代末在日本首次被报道，用以消融人体内的肿瘤[19,20]。该技术采用一种与射频消融术（RFA）类似的方法，通过 3 MHz~3 GMHz 的微波频谱内的电磁辐射来诱导基于热的细胞凋亡。MWA 相对于射频消融术具有明显优势，其可以在更短的时间里以更高的温度迅速加热组织，从而有潜力在较短的时间内有效消融大型肿瘤[21]。然而，MWA 与射频消融术的不同之处在于探头（天线）发射微波能量，辐射到天线周围的组织，引起直接加热[22]。这使得微波能够传播到许多类型的组织，甚至是烧焦或脱水的组织。此外，多个微波探头可以放置在彼此靠近的位置，以实现热协同作用，或者它们可以间隔很远，以便同时治疗多个肿瘤[23]。与射频消融术相比，MWA 在一些方面具有优势，例如，不需要接地垫，从而消除了皮肤灼伤的风险，并且 MWA 对"热沉"的敏感性较射频消融术更低[24]。

尽管 MWA 在多个方面都优于射频消融术，但其仍然存在一些限制。相比射频消融术，微波能量更难高效且安全地产生并传输至组织，因为这种能量需要通过同轴电缆来传送。由于同轴电缆的直径较大且更容易受热，故比射频消融术中使用的导线具有更高的热感应风险。这种电缆及其轴的受热效应可能妨碍能量传递至组织[25]。更进一步说，探头的受热作用可能导致接近探头的组织热损伤，从而在消融区产生非预期的"延伸"，这可能伤害到体壁或其他邻近结构[22]。为了克服这一限制，许多公司尝试为探头加入冷却系统[26]。此外，现有的微波系统和探头在功率、频率、波长和设计上存在差异，这可能导致不同的消融区特性，使得治疗结果难以预测。最后，许多研究表明，与其他技术相比，MWA 的学习曲线更为陡峭[21]，这可能使初学者在采用这一技术时面临更高的并发症风险和较差的肿瘤治疗效果。

三、冷冻消融术

冷冻治疗的起源可以追溯到 19 世纪，当时詹姆斯·阿诺特（James Arnott）使用盐和碎冰来改善肿瘤的疼痛和出血[27]。冷冻消融术（CRA）利用冷冻和解冻循环，两者通过不同的机制达到细胞死亡的目的。冷冻消融术的功效受冷却速率、治疗时间、目标温度和解冻速率的影响。温度在靠近冷冻探头的地方最低，在冰球的外围最高。因此，临床医生必须确保冰球的外围部分处于致命的治疗温度区，以确保细胞完全死亡[28]。

冷冻消融术的基本技术采用冷冻与解冻循环。组织的冷却应迅速，而解冻过程需缓慢且彻底。接着进行此循环。大部分临床医师选择初始冷冻周期为 8~10 分钟，然后是第二周期为 6~8 分钟[29]。根据所需的治疗范围，不同的冷冻探头可产生不同尺寸及形态的冰球。如果有必要，还可以使用多个探头进行操作。冷冻消融术的显著优点在于其能够实时监控消融区域[30]。由于冷却的麻醉效果，冷冻消融术相较于基于热的消融技术，通常感觉较为舒适[30]。各冷冻探头功能独立，允许同时使用多个探头，从而形成能够适应肿瘤个体形态的消融区域。冷冻消融术还会诱导一种炎症反应，这种反应会产生对肿瘤抗原的抗体，可能会导致治疗区域之外的肿瘤细胞死亡[31]。然而，这种炎症反应在极少数情况下也可能引发称为"冷冻休克"的系统性炎症反应，导致休克、多器官衰竭和弥散性血管内凝血[32]。由于缺乏热的烧灼和凝固效应，故冷冻消融术与出血相关的并发症更为常见。操作中，需特别注意防止对冷冻探头施加过大的扭矩或力量，因为冰球有可能碎裂，从而导致出血[33]。最后，由于冷冻消融术系统采用了氩气和氦气实现快速冷却，其成本相较于其他消融治疗方法较高[34]。

四、非热消融疗法

非热消融疗法有不可逆电穿孔，该疗法最初是研究可逆电穿孔的意外收获，不可逆电穿孔（IRE）在 21 世纪中期最终被确立为一种治疗肿瘤的疗法[35]。IRE 是一种非热消融技术，该技术在消融区域的多个探头之间传递电流。这一过程通过形成纳米孔，增加了细胞膜的渗透性，从而导致细胞死亡[35,36]。与此同时，细胞周围的结缔组织（如血管、集合系统、胆道系统）则被保留。鉴于 IRE 是非热的，它在治疗位于中心、接近其他重要结构（如尿管、肠道）的肿瘤，或邻近大血管的肿瘤时具有特定优势（因为 IRE 不受"热沉"的影响）[36]。更为重要的是，IRE 通过诱导凋亡机制导致细胞死亡，而不是形成坏死，这一过程保留了细胞外结构，从而支持了更快速地组织再生。

然而，尽管 IRE 在消融肿瘤方面展现了其潜在优势，但也存在明显的局限性。IRE 治疗需要与心电图同步，以避免产生心律失常，同时还需要实施全身肌肉麻痹（因为电流会诱导肌肉收缩），并需使用多个探头来确保治疗的成功[37]。此外，由于 IRE 是最新获得批准的技术，故其成本高于所有其他消融疗法，并且在长期疗效数据方面仍然欠缺[38]。为了实现高效治疗，还需要对设备的设置进行精细调整和优化[39]。

第五节　结果

一、肿瘤学结果

虽然消融治疗与手术治疗的效果相当，但至今尚无直接对比两者的随机对照研究。已经发表了 CRA 和 RFA 的长期肿瘤学结果，但 MWA 和 IRE 的长期数据尚待发布。由于消融疗法传统上主要治疗年长、手术风险较高或预期生存期有限的患者，故总体生存率相对较低[40,41]。CRA 和 RFA 的 5~10 年癌症特异性生存率（CSS）在文献中报告为 95%~100%，这与 PN 大致相当[41]。热消融与 PN 在无转移生存率（MFS）上差异不大，但其局部无复发生存率（LRFS）较低（PN 为 98.9%，热消融为 93.0%）[41]。乌利希（Uhlig）等人近期的系统性综述及 Meta 分析对 CRA、RFA 和 MWA 与 PN 进行了对比，其部分结果列于表 9.2 中[42]。IRE 作为最新的治疗方式，其肿瘤学数据尚在积累中，但初步数据显示其效果是

令人满意的 [43]。

二、肾功能保留效果和并发症发生率

与根治性肾切除相比，已有报道指出 PN 能更好地维护肾功能，但多项 Meta 分析显示，相较于 PN，消融疗法在肾功能保留上有着相似甚至更优的效果（表 9.2）[41,42,44]。由于经皮消融疗法的微创、非手术特性，其并发症发生率显著低于 PN（表 9.2）[41,42]。

表 9.2　部分肾切除术与消融治疗相比的网络荟萃分析结果（摘自 Uhlig et al，2019 年）

治疗	全因死亡率（IRR）	癌症特定死亡率（IRR）	局部复发率（IRR）	肾功能保留（MD）	并发症（OR）
CRA	2.58（1.92~3.46），$P<0.001$	2.27（0.79~6.49），$P=0.13$	4.13（2.28~7.47），$P<0.001$	0.66（−3.2~4.5），$P=0.74$	0.67（0.48~0.92），$P=0.013$
RFA	2.58（1.9~3.51），$P<0.001$	2.03（0.81~5.08），$P=0.13$	1.79（1.16~2.76），$P=0.009$	6.49（2.87~10.1），$P<0.001$	0.89（0.59~1.33），$P=0.56$
MWA	3.8（0.15~93.2），$P=0.4$	1.27（0.03~63.8），$P=0.9$	2.52（1.09~5.83），$P=0.03$	−4.4（−14.08~5.28），$P=0.37$	0.26（0.11~0.6），$P<0.001$

注：CRA（cryoablation）：冷冻消融术；RFA：射频消融术；MWA：微波消融术；IRE：不可逆电泳；IRR：发生率比；MD：均值差异；OR：比值比

第六节　治疗细节

一、治疗规划

在考虑给患者进行消融治疗时，必须仔细评估肿瘤的大小、影像学特征、位置以及患者的个体差异。为了协助制定消融方案，施米特（Schmit）等人提出了"ABALTE"这一助记符 [45]。ABALTE 的全称为：Axial tumor diameter＝肿瘤的轴向直径；bowel proximity＝肠道的邻近程度；adjacency to the collecting system＝与集合系统的紧邻关系；location within kidney＝肿瘤在肾脏内的位置；touching renal sinus fat＝与肾窦脂肪的接触；endo-or exophytic＝内生或者外凸，以上各点均是考量因素 [45]。

如果肿瘤过于靠近体壁、肠道或肝脏的位置，可在治疗前采用 5% 葡萄糖溶液进行水力分离 [46]。此外，当输尿管与预定的治疗区域过于接近时，有些临床医生发现，通过放置导尿管并使用冷生理盐水进行灌洗可有效地减少热损伤的风险 [18,24]。

二、新技术

随着微创治疗微小肾肿瘤的方法日益受到医学界的关注和青睐，其他种类的治疗手段也相继被开发并引入。较为新颖的治疗技术包括高强度局部超声（HIFU）和立体定向消融体放疗（SABR）。由于这些治疗方式的临床数据仍处于起始阶段，故其在未来的应用广度和深度还有待进一步观察和评估。

第七节　结论

随着热消融治疗方法在肿瘤治疗中长期数据的日益完整和明确，这种方法已逐渐被认为是治疗微小肾肿瘤的一个有力选择。尽管其局部复发率可能略高于传统的手术治疗，但由于其较高的性价比、低并发症率、与手术治疗相仿的无癌生存率以及治疗的可重复性，这使得热消融成为一个合理的治疗选择。临床医生在与患者探讨治疗方案时应当重视此方法。其中，射频消融术（RFA）和冷冻消融术（CRA）作为最早引入的热消融疗法，其治疗效果和安全性已得到了广泛验证。而微波消融术（MWA）虽为新兴方法，但早期研究数据也展现出鼓舞人心的治疗效果。至于不可逆电穿孔（IRE），由于其研究仍处于早期阶段，长期的治疗效果和安全性还有待进一步研究。综上所述，鉴于当前的研究数据和临床经验，临床医生应当考虑将经皮消融治疗作为 T_{1a} 期肾肿瘤的首选治疗策略，并与患者进行充分沟通。

关键点

- 经皮肾肿瘤消融术相对于传统手术损伤性更小，可以使用局部或全身麻醉作为门诊手术进行。
- 当前可用的消融技术包括冷冻消融术（CRA）、射频消融术（RFA）、微波消融术（MWA）和不可逆电穿孔（IRE）。
- 对于射频消融术，射频能量通过电极施加的快速交变电流，使分子发热，这个现象是通过一个叫介电滞后的过程，这个过程可以引起剧烈的振动和热量。
- 射频消融术的缺点是容易受到"热沉"影响，存在大小限制，需要影像引导，并且患者可能会出现皮肤烧伤。
- 微波消融术使用微波能量引起细胞死亡，类似于射频消融术，但速度更快，可以治疗更大的区域。微波消融术与射频消融术的区别在于探头（天线）发射的微波能量辐射到探头周围的组织中，直接引起加热。这使得微波能够传播到许多类型的组织中，甚至是被烧焦或干燥的组织。
- 微波消融术的缺点是需要比射频消融术更多的能量，探头的加热效应可能会对近端组织造成热损伤，并且探头在消融区特性上存在异质性，使得治疗区域的可预测性变得困难。
- 冷冻消融术（CRA）利用冷冻和解冻周期，通过不同的机制引起细胞死亡。不同的冷冻探头可以产生不同大小和（或）形状的冰球，取决于所需的治疗区域。
- 冷冻消融术的缺点是出血并发症更常见，成本较高。
- 不可逆电穿孔是一种非热消融技术，利用电流产生纳米孔，导致细胞死亡。周围的结缔组织（血管、集合系统、胆管系统）被保留，可以治疗靠近重要结构的肿瘤。
- 尽管目前尚无随机对照试验比较肾部分切除术（PN）与消融疗法，但文献报道射频消融术和冷冻消融术的癌症特异性生存率为95%~100%，与部分肾切除术大致相似。然而，总体生存率较低，这可能是由于选择偏倚所致。局部复发率高于手术。微波消融术和不可逆电穿孔的长期数据尚未成熟。

参考文献

1. SEER NCI. Stat fact sheets: kidney and renal pelvis cancer. Cancer Statistics 2019.

2. Mazziotti S, Cicero G, D'Angelo T, et al. Imaging and Management of Incidental Renal Lesions. Biomed Res Int. 2017;2017:1854027. https://doi.org/10.1155/2017/1854027.

3. Patel HD, Gupta M, Joice GA, et al. Clinical stage migration and survival for renal cell carcinoma in the United States. Eur Urol Oncol. 2018;2(4):343–348. https://doi.org/10.1016/j. euo.2018.08.023.

4. Johnson DC, Vukina J, Smith AB, et al. Preoperatively misclassifed, surgically removed benign renal masses: a systematic review of surgical series and United States population level burden estimate. J Urol. 2015;193(1):30–35. https://doi.org/10.1016/j.juro.2014.07.102.

5. Cadeddu JA, Chang A, Clark PE, et al. American urological association (AUA) renal mass and localized renal cancer : AUA guideline American urological association (AUA) renal mass and localized renal cancer. Am Urol Assoc. 2017;1-49. http://auanet.org/guidelines/renal-mass-and-localized-renal-cancer-new-(2017).

6. Daugherty M, Sedaghatpour D, Shapiro O, Vourganti S, Kutikov A, Bratslavsky G. The metastatic potential of renal tumors: infuence of histologic subtypes on defnition of small renal masses, risk stratifcation, and future active surveillance protocols. Urol Oncol Semin Orig Investig. 2017;https://doi.org/10.1016/j.urolonc.2016.11.009.

7. Ljungberg B, Albiges L, Bensalah K, et al. Renal Cell Carcinoma EAU Guidelines. 2018; http://uroweb.org/wp-content/uploads/EAU-RCC-Guidelines-2018-large-text.pdf.

8. Atwell TD, Schmit GD, Boorjian SA, et al. Percutaneous ablation of renal masses measuring 3.0 cmand smaller: comparative local control and complications after radiofrequency ablation and cryoablation. Am J Roentgenol. 2013;200(2):461–466. https://doi.org/10.2214/ AJR.12.8618.

9. Finelli A, Ismaila N, Bro B, et al. Management of small renal masses: American society of clinical oncology clinical practice guideline. J Clin Oncol. 2017;35(6):668–80. https://doi. org/10.1200/JCO.2016.69.9645.

10. Jonasch E, Agarwal N, Alva A, et al. NCCN Guidelines Version 2.2020 Kidney Cancer. 2019.

11. Bhindi B, Mason RJ, Haddad MM, et al. Outcomes after Cryoablation versus partial nephrectomy for sporadic renal tumors in a solitary kidney: a propensity score analysis. Eur Urol. 2018;73(2):254–259. https://doi. org/10.1016/j.eururo.2017.09.009.

12. Caputo PA, Zargar H, Ramirez D, et al. Cryoablation versus partial nephrectomy for clinical T1b renal tumors: a matched group comparative analysis. Eur Urol. 2017;71(1):111–117. https://doi.org/10.1016/ j.eururo.2016.08.039.

13. Atwell TD, Carter RE, Schmit GD, et al. Complications following 573 percutaneous renal radiofrequency and cryoablation procedures. J Vasc Interv Radiol. 2012;23(1):48–54. https:// doi.org/10.1016/j.jvir.2011.09.008.

14. Uppot RN, Silverman SG, Zagoria RJ, et al. Imaging-guided percutaneous ablation of renal cell carcinoma: a primer of how we do it. Am J Roentgenol. 2009;192(6):1558–1570. https://doi.org/10.2214/AJR.09.2582.

15. Van Poppel H, Becker F, Cadeddu JA, et al. Treatment of localised renal cell carcinoma. Eur Urol. 2011;60(4):662–672. https://doi.org/10.1016/j.eururo.2011.06.040.

16. Higgins LJ, Hong K. Renal ablation techniques: state of the art. Am J Roentgenol. 2015; https://doi.org/10.2214/ AJR.15.14752.

17. Organ LW. Electrophysioloic principles of radiofrequency lesion making. 39th ed. Appl Neurophysiol. 1977;39(2):69–76.

18. Hong K, Georgiades C. Radiofrequency ablation: mechanism of action and devices. J Vasc Interv Radiol. 2010;21(SUPPL. 8):S179. https://doi.org/10.1016/j.jvir.2010.04.008.

19. Sato M, Watanabe Y, Ueda S, et al. Microwave coagulation therapy for hepatocellular carcinoma. Gastroenterology. 1996;110(5):1507–1514. https://doi.org/10.1053/gast.1996.v110.pm8613057.

20. Ohmoto K, Miyake I, Tsuduki M, et al. Percutaneous microwave coagulation therapy for unresectable hepatocellular carcinoma. Hepato-Gastroenterology. 1999;46(29):2894–2900. http://www.ncbi.nlm.nih.gov/pubmed/10576369. Accessed August 13, 2019.

21. Thompson SM, Schmitz JJ, Houston Thompson R, et al. Introduction of microwave ablation into a renal ablation practice: valuable lessons learned. Am J Roentgenol. 2018;211(6):1381–9. https://doi.org/10.2214/AJR.18.19775.

22. Lubner MG, Brace CL, Hinshaw JL, et al. Lee FT. Microwave tumor ablation: mechanism of action, clinical results, and devices. J Vasc Interv Radiol. 2010;21(SUPPL. 8):S192. https://doi.org/10.1016/j.jvir.2010.04.007.

23. Brace CL, Laeseke PF, Sampson LA, et al. Microwave ablation with multiple simultaneously powered small-gauge triaxial antennas: results from an in vivo swine liver model. Radiology. 2007;244(1):151–156. https://doi.org/10.1148/radiol.2441052054.

24. Brace CL. Microwave ablation technology: what every user should know. Curr Probl Diagn Radiol. 2009;38(2):61–7. https://doi.org/10.1067/j.cpradiol.2007.08.011.

25. Floridi C, De Bernardi I, Fontana F, et al. Microwave ablation of renal tumors: state of the art and development trends. Radiol Med. 2014;119(7):533–540. https://doi.org/10.1007/s11547-014-0426-8.

26. Liang P, Wang Y, Yu X, Dong B. Malignant liver tumors: treatment with percutaneous microwave ablation–complications among cohort of 1136 patients. Radiology. 2009;251(3):933–940. https://doi.org/10.1148/radiol.2513081740.

27. Cooper SM, Dawber RP. The history of cryosurgery. J R Soc Med. 2001;94(4):196–201. https://doi.org/10.1177/014107680109400416.

28. Baust JG, Gage AA, Robilottto AT, et al. The pathophysiology of thermoablation: optimizing cryoablation. Curr Opin Urol. 2009;19(2):127–32. https://doi.org/10.1097/MOU.0b013e328323f654.

29. Kim EH, Tanagho YS, Bhayani SB, et al. Percutaneous cryoablation of renal masses: Washington university experience of treating 129 tumours. BJU Int. 2013;111(6):872–879. https://doi.org/10.1111/j.1464-410X.2012.11432.x.

30. Erinjeri JP, Clark TWI. Cryoablation: mechanism of action and devices. J Vasc Interv Radiol. 2010;21(SUPPL. 8):S187. https://doi.org/10.1016/j.jvir.2009.12.403.

31. Sabel MS. Cryo-immunology: a review of the literature and proposed mechanisms for stimulatory versus suppressive immune responses. Cryobiology. 2009;58(1):1–11. https://doi.org/10.1016/j.cryobiol.2008.10.126.

32. Washington K, Debelak JP, Gobbell C, et al. Hepatic cryoablation-induced acute lung injury: histopathologic fndings. In: Journal of surgical research, vol. 95. Elsevier; 2001. p. 1–7. https://doi.org/10.1006/jsre.2000.5976.

33. Hruby G, Edelstein A, Karpf J, et al. Risk factors associated with renal parenchymal fracture during laparoscopic cryoablation. BJU Int. 2008;102(6):723–6. https://doi.org/10.1111/j.1464-410X.2008.07735.x.

34. Hunter TD, Palli SR, Rizzo JA. Cost comparison of radiofrequency catheter ablation versus cryoablation for atrial fbrillation in hospitals using both technologies. J Med Econ. 2016;19(10):959–964. https://doi.org/10.1080/13696998.2016.1187153.

35. Miller L, Leor J, Rubinsky B. Cancer cells ablation with irreversible electroporation. Technol Cancer Res Treat. 2005;4(6):699–705.https://doi.org/10.1177/153303460500400615.

36. Jourabchi N, Beroukhim K, Tafti BA, et al. Irreversible electroporation (NanoKnife) in cancer treatment. Gastrointest Interv. 2014;3(1):8–18. https://doi.org/10.1016/j.gii.2014.02.002.

37. Ball C, Thomson KR, Kavnoudias H. Irreversible electroporation: a new challenge in "out of operating theater" anesthesia. Anesth Analg. 2010;110(5):1305–1309. https://doi.org/10.1213/ANE.0b013e3181d27b30.

38. Astani S, Brown ML, Getzen TM, et al. Comparison of procedure cost of various percutaneous tumor ablation modalities: microwave ablation, radiofrequency ablation, cryoablation, and irreversible electroporation. J Vasc Interv Radiol. 2014;25(3):S187. https://doi.org/10.1016/j.jvir.2013.12.505.

39. Silk M, Tahour D, Srimathveeravalli G, et al. The state of irreversible electroporation in interventional oncology. Semin Intervent Radiol. 2014;31(2):111–117. https:// doi.org/10.1055/s-0034-1373785.

40. Hu X, Shao YX, Wang Y, et al. Partial nephrectomy versus ablative therapies for cT1a renal masses: a systematic review and meta-analysis. Eur J Surg Oncol. 2019;45(9):1527–1535. https://doi.org/10.1016/j.ejso.2019.05.010.

41. Pierorazio PM, Johnson MH, Patel HD, et al. Management of Renal Masses and Localized Renal Cancer: systematic review and meta-analysis. J Urol. 2016;196(4):989–99. https://doi. org/10.1016/j.juro.2016.04.081.

42. Uhlig J, Strauss A, Rücker G, et al. Partial nephrectomy versus ablative techniques for small renal masses: a systematic review and network meta-analysis. Eur Radiol. 2019;29(3):1293–1307. https://doi.org/10.1007/s00330-018-5660-3.

43. Canvasser NE, Sorokin I, Lay AH, et al. Irreversible electroporation of small renal masses: suboptimal oncologic effcacy in an early series. World J Urol. 2017;35(10):1549–55. https://doi.org/10.1007/s00345-017-2025-5.

44. Patel HD, Pierorazio PM, Johnson MH, et al. Renal functional outcomes after surgery, ablation, and active surveillance of localized renal tumors: a systematic review and meta-analysis. Clin J Am Soc Nephrol. 2017;12(7):1057–1069. https://doi.org/10.2215/CJN.11941116.

45. Schmit GD, Kurup AN, Weisbrod AJ, et al. ABLATE: a renal ablation planning algorithm. Am J Roentgenol. 2014;202(4):894–903. https://doi.org/10.2214/AJR.13.11110.

46. Farrell MA, Charboneau JW, Callstrom MR, et al. Paranephric water instillation: a technique to prevent bowel injury during percutaneous renal radiofrequency ablation. Am J Roentgenol. 2003;181(5):1315–1317. https://doi. org/10.2214/ajr181.5.1811315.

第十章　开放根治性肾切除术

P. Brousil, D. Manson-Bahr, L. Stroman, T. O'Brien　著

皇甫钊　译

包业炜，李金鑫　校

第一节　概述

1869 年，德国外科医生古斯塔夫·西蒙（Gustav Simon）在多次治疗多发性输尿管瘘管的手术尝试失败后实施了第一例选择性肾切除术。该手术通过腰背部切口进行，手术时间仅 40 分钟，失血量仅 50 ml，令人印象深刻。在过去的 150 年中，外科护理取得了巨大的进步，但仍有令人信服的理由继续开展开放肾切除术。英国泌尿外科医师协会（BAUS）于 2017 年进行的全国肾切除术审计显示，仍有 19% 的根治性肾切除术（radical nephrectomy，RN）继续采用开放手术方法进行[1]。

第二节　适应证

随着微创技术的引入，目前根治性肾切除术的默认方法是腹腔镜（有或没有机器人辅助）。开放手术仅当存在对患者安全担忧或通过微创策略无法达到明确肿瘤切除边缘的担忧时才会使用。根治性肾切除术的目标是：①切除的肿瘤边缘干净；②保护周围器官；③合理的手术时间和失血量。

如果腹腔镜下无法实现这些目标，则需要进行开放手术。有时针对已预测到手术难度大的病例，先采取腹腔镜手术并准备中转开放可能是合理的，但需要记住，中转开放的手术切口可能无法提供与首选开放手术的切口一样好的手术视野。

针对晚期肿瘤，腹腔镜手术往往被认为是不现实的，主要有以下几种原因：肿瘤的体积较大、局部延伸（T_4）或静脉延伸（T_{3b}、T_{3c}）至下腔静脉（inferior vena cava，IVC）、腹部探查时意外发现的腹部病变都会增加手术难度，尤其是有既往手术史。肾门淋巴结肿大是另一个严重影响肾脏血管暴露的因素。

CT 有助于预测术中问题，引导外科医生选择正确的切除方法。需要考虑肿瘤的直径：大肿瘤（> 13 cm）可以扭曲解剖结构，压迫并挤压大血管；尤其是左侧大肿瘤可能对安全操作和肾门结构游离产生困难。更大的肿瘤也更有可能侵犯肾静脉，分泌血管活性蛋白，募集额外的血液供应，在尝试解剖的过程中导致出血，使手术视野变差。对于异常大的肿瘤，某些情况下为取出标本而实施非常大的切口，导致微创手术（minimally invasive surgery，MIS）对患者的益处可能减少。根据术前影像学进行的肾周脂肪评估可以预测腹腔镜下解剖困难的肾周脂肪；特别是在疑似 T_3 期疾病中，边缘不清晰的肿瘤周围可见这种情况。在转移性疾病背景下，对于看似简单的原发肿瘤，必须考虑到解剖困难的问题；在减瘤

性肾切除术中，常遇到"黏性"或高血管化的肾周脂肪，或隐藏的肾静脉侵犯，因这些肿瘤更可能具有"血管活性"。

延伸至下腔静脉的肿瘤手术需特别注意，这可能是腹部手术中最具挑战性的情况之一。由于需要一定程度的血管控制才能在没有灾难性出血的情况下切除肿瘤，所以开放手术仍然是这类病例主要手术方式。近年来，机器人辅助腹腔镜手术试图挑战这种已经确立的做法，但目前相关文献还相对有限；几个中心开始发表有关成功切除的小型系列报道，最初是在 2011 年，切除了 Neves-Zincke 分级[2]1~2 级栓子[3]，随后一些中心尝试了机器人手术治疗 3 级[4]甚至 4 级的肿瘤血栓（手术时间长达 11 小时）[5]。所有作者都提出了进行此类手术时面临着极大的挑战，尚不清楚是否可将这些技术推广到更广泛的外科医生群体中。针对 IVC 肿瘤的机器人手术就像在没有氧气的情况下攀登珠穆朗玛峰：虽然可以完成，但只有在拥有丰富的前期经验且条件完全适宜的情况下才能实施。

总体而言，开放根治性肾切除术的适应证包括肾癌并发以下情况：①累及邻近器官；②下腔静脉栓子；③既往腹部手术史；④广泛淋巴结肿大；⑤巨大肿瘤。

第三节　术前肾动脉栓塞术

术前栓塞术曾经是一个备受争议的话题，但在现代实践中很少使用。75% 的患者被认为患有栓塞术后综合征[6]，更不必提疼痛，因此其仅适用于手术前 24 小时内。关于术前肾动脉栓塞术引起肿瘤缺血及随后胸腔肿瘤栓塞的进一步关注已有报道[7,8]。总体来说，许多作者质疑其价值[8,9]，但术前栓塞术可能有其价值。虽然术中早期结扎右肾动脉是可行的（稍后描述），但左肾动脉的结扎可能更困难，在巨大肿瘤和肾门周围淋巴结肿大的情况下，可以考虑行术前栓塞术。

第四节　手术切口

有多种入路可以到达肾脏，切口选择应考虑患者及肿瘤因素。

一、侧腹切口

多年来，侧腹切口一直是许多外科医生的主要手术方式，其优点是可以保持腹膜及其内容物的完整。尤其是脾脏有损伤风险的左侧大肿瘤，用这种入路进行第 11 或第 12 肋骨的解剖及可能进行的移除更为简单。对于有多次腹膜内手术或因肥胖而出现大血管翳的患者，这种方法是相对有利的。该入路可行肋下切口或肋上切口。肋下切口很难到达肾上极，一般用于开放肾盂成形术或肾下极部分切除术。为最大限度显露肾上极，肋上入路效果最好。切口沿第 11 或第 12 肋骨线延伸至前方。经肌肉层至肋骨的分离完成时，应小心地将胸膜从肋骨上缘解剖下来。胸膜是易碎的筋膜，可能被不经意损伤。神经血管束应尽量保护。当解剖游离完全后，如果需要，可将肋骨脱位或分离。肾脏可被游离并抬起，显露其后方的肾门，以供控制。这种方法有一些不足之处。患者取侧卧位，手术台呈弯曲状，角度为 30°~70°；某些合并心肺疾病的患者可能不适宜采用此方法。在肾脏游离之前，无法充分接触主要血管。当肿瘤引发致密的静脉侧支循环时，在最终控制肾脏血管前，解剖切开过程中导致失血可能性相当大；扩大切口只能有限地增加肾门区域的显露。此外，有人认为，解剖暴露及牵拉过程中肋骨的切除或骨折可能会给患者带来相当大的疼痛。几项针对性研究并未发现手术方法在疼痛评分方面存在显著差异，但疼痛评分研究往往难以重复[10-12]。腰部膨出或疝的风险是这种入路长期存在的问题之一，可能影响半数患者，尽管大多数系列报告显示腹膜后开放入路腰部膨出或疝的发生率为 8%~23%[13-15]。更令人担忧的是，传统认为修复措施相对无效。膨出和疝不同。疝是肌筋膜层中的缺口，而膨出则是导致可见缺陷的三层肌肉膨出。完成修复后，膨出的预后可能比真正的疝更糟糕，因导致膨出的原因为完整但失去神经支配的肌肉。一些作者建议切除以防止复发[16]。但是，在经验丰富、特别专注于此领域的外科医生操作中，可以实现良好的治疗效果[16]。迪比亚西奥（Diblasio）等人报道了一种修改过的切口，将疝气、膨出的风险降低至 3%[17]。

二、胸腹入路

该入路实际上是肋侧上入路的更高版本。该入路可以很好地进入上腹部和胸部。尤其适用于手术困难的肾上极肿瘤。但该入路的应用已经减少。胸腹入路的切口非常大；术后胸腔引流可能会使患者感到不适，且为便于手术操作，术中肺通常会处于塌陷状态，进而增加心肺并发症的风险。另外，分离的肋软骨边缘无法完全愈合。

患者仍取侧卧位，手术台调整为弯曲状。该方法常用于右侧入路，可以很好地进入到下腔静脉后方甚至肝静脉上方。切口位置通常选择在第 8、第 9 或第 10 肋间隙，并进入胸腔。去除一段肋骨以帮助牵引是可行的，不会导致长期问题；肋骨骨折或脱位往往会给患者带来更多的术后疼痛。切口向前延伸穿过肋软骨，随后向下斜向脐部。在肋骨下缘进入腹膜。回到胸腔，肺部处于塌陷状态，利用垫子或纱布将其轻轻向上牵开，并在接近胸壁的上表面处打开膈肌，以避免损伤膈神经。通过该切口，可以将脾脏或肝脏向上牵引，肾脏及其肿瘤可以从其上极分离，随后在腹部完成肾切除术。手术需要缝合胸膜、膈肌和肋软骨（如分离），并放置术后胸腔引流管。

三、肋下前入路

这可能是开放手术中最常用的入路，可到达肾门和大血管，并可对肾脏进行侧向游离。该入路可以向上延伸至剑突，以便到达下腔静脉（如梅赛德斯 - 奔驰车标志形切口），并可横跨中线以接触对侧大血管。与侧腹和胸腹入路不同，该入路在肾脏游离之前通常更容易接近肾门。患者采用俯卧位进行这种切口操作，并可在患者下方放置肾脏支撑架以提高切除目标的位置。切口通常在肋骨下缘以下两个手指的位置进行，而不是更高的位置，以确保在切除后能够充分闭合切口。

四、Lexus 或 L 形切口

该切口位于正中线，从剑突开始，向下延伸至脐部，然后向左或向右转 90° 到肾脏切除部位。手术期间，将皮瓣缝合在腹壁上外侧，以保持其远离手术区域。L形切口提供了很好的进入整个上腹部的途径，最常用于肾切除术与下腔静脉癌栓切除术。使用 Thompson 或 Omnitract 牵引器可以将肋骨的下缘抬起，以便为膈下肾上极肿瘤解剖困难的区域提供良好的视野。这种切口的目的是为腹壁和肠道的安全剥离提供外侧通道，并为下腔静脉、主动脉及肿瘤清除提供内侧通道。

第五节　根治性肾切除术

无论选择何种切口，解剖的原则都是相同的：维护患者安全、避免严重出血和腹部器官损伤、良好的肿瘤切除及干净的切缘。

为控制出血，可以考虑将早期结扎肾动脉作为肾切除术的第一步。对于左侧及右侧肿瘤，可解剖十二指肠远端外侧缘并向右内侧反折，在切开降结肠的肠系膜直至肠系膜下静脉的路线中暴露主动脉。左肾静脉是一个关键的标志物，通常在主动脉两侧的右肾动脉和左肾动脉上（图 10.1）。

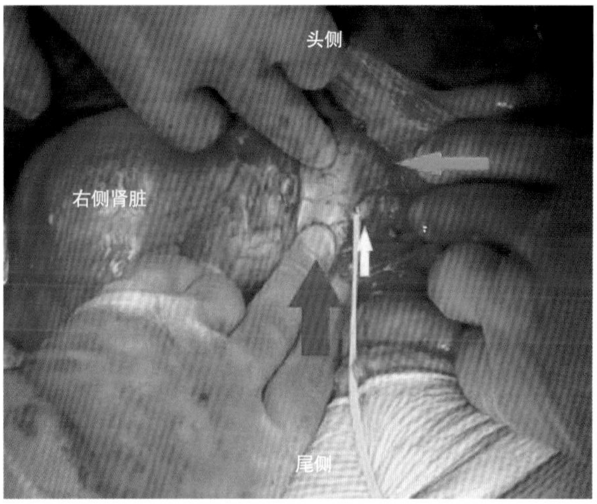

大的肿瘤和淋巴结肿大可能扭曲解剖结构，并可能使大血管消失；肠系膜上动脉（superior mesenteric artery，SMA）或错误的肾动脉结扎将导致灾难性后果，故必须进行精细的解剖操作，直至确保解剖位置正确。这种对肾血管的处理方法与严重肾外伤的探查技术非常相似。

许多需要进行开放肾脏手术的肿瘤已经进展到

图 10.1　使下腔静脉（蓝色箭头）和左肾静脉（绿色箭头）回流，以识别和结扎右肾动脉（白色箭头）（Tim O'Brien 供图）

晚期，在 Gerota 筋膜内部，肿瘤旁血管生成使得这些肿瘤周围形成了复杂、绵密的高压血管。研究表明，血管新生占据了肿瘤体积的 25%，而肿瘤血管内皮呈现出不同的表型特征：更高的渗透性、异常的出芽、紊乱的血管层次结构和遗传变异，使其易"漏"且容易撕裂[18]（图 10.2）。

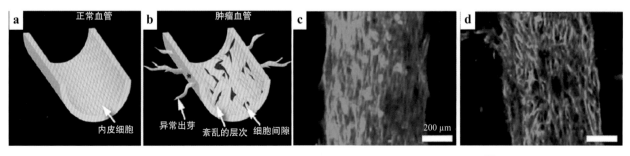

图 10.2　正常血管和肿瘤血管的电子显微镜比较（图片来自 Jimenez 等[18]）

因此，游离肾脏过程中，在动脉得到控制之前，即使努力控制这些血管，也并不总能预防出血。通常应尽早结扎动脉并进行肾脏游离，因为达到足够的暴露并正式离断肿瘤新生血管可能过于繁琐。

在任意一侧进行前入路的肾切除术均需要通过切开 Toldt 白线并建立结肠系膜和 Gerota 筋膜之间的间隙，从而将结肠从肾脏上游离。此处可以识别大血管、肾门和输尿管。性腺静脉与输尿管密切相关；性腺静脉是严重出血的潜在来源，特别是如果肾静脉、下腔静脉存在栓子，并且可以直接离断。这不是必须进行的操作，但左侧性腺静脉流入肾静脉，可能妨碍解剖。早期将脾脏或肝脏与肾脏分离非常重要，因为仅轻微牵拉肾脏就可能撕裂上述器官；有时脾脏撕裂无法在不切除脾脏的情况下解决。在处理困难的肾上极肿瘤时，还可以进一步游离脾脏或肝脏与膈肌的连接，以获得更大的操作空间。由于肿瘤的存在，胰腺可能与左肾内侧边缘粘连，如果无法在不损伤胰腺的情况下进行游离，则可以将胰尾与标本（specimen）一起切除，并用缝线或血管吻合器闭合胰腺游离端。在这些情况下应留置引流管。

肾脏的游离通常在"高危"区域逐层进行，借助直角的 Mixter-O' Shaughnessy 或 Lahey 血管夹探查血管，并在解剖的同时将其结扎。"高危"区域主要包括大血管边缘、脾门和肾上腺周围。这些区域的意外血管损伤可能难以控制，在某些情况下，直到肾脏切除后出血才能控制。

在完成肾门解剖之前，需要考虑一个问题，是否应该将肾上腺与标本一起切除。在晚期肿瘤的术前影像中，明显的结节性病变可能表明需要切除同侧肾上腺，但针对微小转移如何决策？奥马利（O'Malley）等人[19]在一项系统回顾中得出结论，肾上腺受累的危险因素包括：①肾静脉瘤栓达到肾上腺静脉水平；②肾上极肿瘤直径≥7 cm；③术前影像学检查显示异常（不可见、结节、增大或边界不规则）。

游离肾上腺时必须非常谨慎，尤其右侧肾上腺；由于短的肾上腺静脉直接汇入下腔静脉，术中容易发生撕脱，在未游离肾脏和肝尾叶的情况下很难进行下腔静脉修复。

肾血管的控制可以通过多种方法完成。虽然能量设备如 Harmonic ™（Ethicon）、LigaSure ™（Medtronic）或 Thunderbeat ™（Olympus）在几乎无血的筋膜解剖中非常有效，能有效控制小血管，但缝线和夹子仍然是大血管结扎的主要工具。如果腰静脉暴露困难并且存在牵拉和出血的风险，外科医生可选用 4-0 Prolene 线进行贯穿缝合以固定腰静脉。

前方切口通常使用粗重的 PDS 缝线进行 en-mass 缝合。对于侧腹部切口，一些数据表明采用多层次闭合可能减少侧腹膨出发生率（可高达 50%），其中内斜筋膜使用 VICRYL 线进行缝合，前鞘使用 PDS 线进行缝合（参考单层与多层闭合试验）。

第六节　肾肿瘤合并下腔静脉栓子的外科治疗

在进行肿瘤延伸至下腔静脉的手术前，需要高质量的静脉侵犯影像。有几个相关特征需要注意：头侧延伸情况、远端不明显的血栓、完全或部分下腔静脉梗阻征象及下腔静脉扩张。Mayo 下腔静脉瘤栓分级[20,21]（图 10.3）提供了对于手术考虑而言非常实用的评估方法，用于评估肾细胞癌（RCC）静脉延伸的程度。

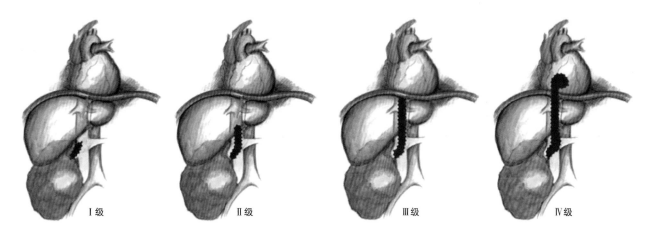

Ⅰ级　　　　　Ⅱ级　　　　　Ⅲ级　　　　　Ⅳ级

图 10.3　Mayo 下腔静脉栓子分级图示（来自 Gonsalez 等 [20]）

Mayo 下腔静脉瘤栓分级 [21]：①栓子局限于肾静脉；②栓子延伸至肾静脉上方不超过 2 cm；③栓子延伸至肾静脉上方超过 2 cm 但在肝静脉之下；④栓子位于或高于肝静脉但在膈下；⑤栓子延伸至膈上方。

与 TNM 分期系统相比，该分类能更准确地描述栓子在下腔静脉延伸的程度，因而具有较强的针对性和优越性。虽然 TNM 分期可以预测预后，而 Mayo 分级可准确预测手术所需的解剖程度，从而预测手术的复杂性。解剖技术将根据肿瘤的 Mayo 分级进行讨论。

第七节　术前影像检查

延伸至下腔静脉的肾细胞癌往往进展迅速。患者可能在之前的影像检查几周内出现转移，包括肺动脉肿瘤栓塞或瘤栓延伸。许多外科医生坚持在手术前 1 周进行再次分期。

关于手术计划，需要了解静脉瘤栓的 3 个方面：①头端延伸的程度；②下腔静脉壁浸润的可能性；③血栓的存在和范围。

在 CT 扫描结果可疑或不明确的情况下，MRI 静脉造影有助于诊断。T_2 加权信号的血管流空与下腔静脉的血流相关性强。血管流空的缺乏不仅有助于突出栓子的头端延伸情况，还可以显示下腔静脉的部分或完全梗阻。通过 MRI 也可以区分不明显的血栓和肿瘤栓子：弥散加权成像可区分这两者。血栓是需要考虑的重要因素：血栓可能阻塞腰椎侧支循环，促使肾周区域出现绵密静脉构成的高压侧支循环并导致大量术中出血，同时增加肿瘤切除后肺栓塞发生的风险。通常情况下，下腔静脉切开时应清除血栓，除非血栓坚硬且固定在下腔静脉壁上。高容量医疗中心（如 Mayo 诊所）研究了是否可在下腔静脉切开及栓子清除原位，即残留移动性血栓的位置放置下腔静脉滤器 [22]，但这在英国不是常规做法。术前放置下腔静脉滤器被认为是危险操作，因肿瘤可能长入其中，增加下腔静脉切除的可能性 [23]。

血栓在 MRI 上可提示完全梗阻，下腔静脉扩张增加了下腔静脉肿瘤浸润及需要切除下腔静脉的可能性；一项研究发现，22% 的血栓患者需要缝合或切除下腔静脉 [22]。进一步研究表明，当患者存在血栓时，需要结扎或切除下腔静脉的比例从 12% 增加到 53% [24]。Mayo 中心的进一步研究发现，有 3 个主要危险

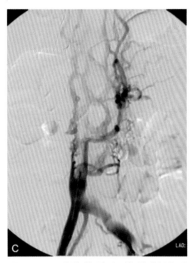

图 10.4　下腔静脉血管造影显示广泛的奇静脉侧支循环（摘自 Campbell- Walsh Urology[6]）

因素不仅能预测术中是否需离断下腔静脉，还可预测病理分析中肿瘤是否侵犯下腔静脉内膜，包括右肾肿瘤（静脉较短）、下腔静脉扩张和完全闭塞的放射学证据[25]。对于 Ⅱ 到 Ⅳ 级血栓肿瘤，具备这 3 个因素使下腔静脉切除的可能性从 2% 增加到 66%。

关于是否可以切除下腔静脉且不进行重建的讨论仍然存在争议。在 RCC 引起下腔静脉梗阻的情况下，分流主要通过 3 个系统进行：腰静脉丛、通过左肾静脉经半奇静脉系统（图 10.4）和直肠静脉丛（进入肠系膜下静脉和门脉系统）[26]。左肾静脉可以通过与脾静脉或下腰静脉相通的肾周静脉进一步形成侧支循环引流，但右肾更容易受到肾脏上方的下腔静脉梗阻的影响，并且无法以相同的方式形成侧支循环。当决定离断下腔静脉时，这些是重要的考虑因素；右肾静脉需要进行重建，而左肾静脉不需要重建。

第八节　进一步的术前考虑

一、肺栓塞

肾细胞癌合并下腔静脉栓子的患者中，3%~4% 的患者出现肺栓塞（pulmonary emboli，PE）；栓子越高，栓塞形成的风险越大[24,27]。目前，尚不清楚栓子是瘤栓还是血栓，所以为这些患者进行手术治疗可能难以决策，但回顾性数据并未显示这些患者的预后更差[27]；相反，进行手术可能减少进一步危及生命的栓子（无论是血栓还是瘤栓）脱落的风险。具有下腔静脉栓子的肿瘤可能会严重干扰多个器官的静脉回流，手术切除仍然是防止肾功能、肝功能和心功能衰竭的强有力方式；手术治疗针对的是"局部"症状，而不仅是肿瘤学方面的考虑。

二、巴德 - 基亚里综合征

巴德 - 基亚里综合征（Budd-Chiari syndrome，B-CS）描述了肝静脉汇入下腔静脉受阻引起的肝脏充血。Ⅲ级瘤栓可阻塞肝静脉，并导致与手术安全相关的重要生理异常。患者可能出现高凝状态或低凝状态，尽管手术切除仍然是纠正这些异常的唯一方法，但凝血功能障碍会显著增加术后死亡率；对于术前国际标准化比值（INR）>1.5 的患者，应谨慎考虑手术[28]。此类患者通常在体液平衡方面经历极端变化，术后应在强化治疗单元（intensive therapy/treatment unit，ITU）进行侵袭性血流动力学监测，尤其是通过手术清除肿瘤及血栓以迅速恢复静脉通畅时。

三、贫血

贫血在晚期肾细胞癌患者中非常常见。患者通常处于缺铁状态。下腔静脉手术可能导致大量失血；

IVC 栓子切除的患者队列中，平均失血量为 4.2 L[29]，因此在手术前几周应考虑进行静脉补铁，以使患者病情好转。

第九节　切除

对于延伸到下腔静脉的肿瘤，通常采用前入路进行手术。右侧肿瘤通常采用 L 型切口，左侧肿瘤在需要行肝脏移位时通常采用 Mercedes 切口。如果不需要进入盆腔，也常使用 Chevron 切口。针对IV级栓子，一些作者主张无论肿瘤在哪一侧，都采用右胸腹入路，以避免患者需要体外循环[30]，尽管这在笔者地区并非标准做法。

如前所述，早期结扎肾动脉是减少手术出血的关键步骤。在大多数情况下，高压下脆弱血管构成的致密侧支循环使得在没有大量出血的前提下针对病灶的解剖和操作非常困难。结扎动脉可以减轻异常静脉系统的压力，推动手术进展[9]。对于右侧肿瘤，动脉结扎在主动脉 - 下腔静脉区域内进行，避免了对肿瘤的操作；对于左侧肿瘤，如前所述，可考虑术前栓塞。

肾脏的游离按照之前描述的方法进行，保留肾静脉的完整性。由于肾上腺预期存在受累的可能性，故应常规连同病灶一起切除。进一步的解剖取决于肿瘤延伸至肾静脉 / 下腔静脉的程度；Mayo 分级有助于详细描述手术技巧上的差异。

一、Mayo 0 级

在这种情况下，下腔静脉不受累，肿瘤仅位于肾静脉内。通常可以将肿瘤推回至肾静脉内，以留出足够的长度结扎肾静脉，但可能仍需要控制下腔静脉：右侧肾静脉较短，可能需要在肾门处结扎；在左侧，由于汇入左肾静脉的性腺静脉、肾上腺静脉和腰静脉可能受阻，高压侧支循环可能使解剖困难。在这种情况下，早期结扎肾动脉可以避免大量出血；英国盖伊斯和圣托马斯医院的一项审计显示，实现上述操作可平均减少 1 L 出血量。静脉位于主动脉后的情况下，可能需要游离主动脉来强化解剖，并且在保持切缘阴性的情况下切除肿瘤，这可能非常具有挑战性。在肾门部位放置的钳子上进行缝合闭合时通常使用细的不可吸收缝线，如 4-0 Prolene。

二、Mayo I 级

此类肿瘤很少完全阻塞下腔静脉，但可能合并血栓。在下腔静脉内操作肿瘤存在肿瘤破裂和栓塞的风险，可能导致灾难性后果。因此，在手术中确定血栓范围时必须非常谨慎。只有在外科医生准备夹闭下腔静脉时才应将肿瘤推回。应该进行对侧肾静脉、下腔静脉的远端和近端解剖和控制。L_1 腰静脉可能会在肾门水平附近自背侧汇入下腔静脉，并且通常在下腔静脉存在栓子的情况下压力增加；由于其难以暴露，对该静脉的损伤和出血往往难以控制。一般认为，在肾静脉汇入下腔静脉的位置之上，不会有腰静脉汇入下腔静脉。但腰静脉存在相当大的变异性[31]，尽管下腔静脉前方的解剖通常安全且无分支，但下腔静脉背侧解剖需非常谨慎。

许多肿瘤可以被推回到肾静脉内，并在肾门部位用夹子夹闭以进行结扎切除。如果无法实现，可以将 Satinsky 钳平行放置于下腔静脉上，夹住含有肿瘤的下腔静脉（图 10.5）。然后可以使用缝线（如 3 或 4-0 Prolene）闭合下腔静脉，并在不中断回心血流的情况下完成操作。利用这种闭合方法，下腔静脉直径减小 50% 可能导致并发症，此时可能需要使用补片。在肾门部位、平行于下腔静脉并纵向延伸的切口通常可以避免这个问题。

三、Mayo Ⅱ级

在这种情况下，肿瘤被挤回肾静脉的可能性较小，需要完全控制下腔静脉。可以使用各种方法切断静脉：我们通常使用织物 Rummel 止血带、无损伤 Dardik 钳和 Satinsky 钳组合（图 10.6）。

如果下腔静脉需要更多间隙才能到达血栓上方，可以通过切断直接汇入下腔静脉的肝短静脉来游离尾状叶，以提供额外 4~5 cm 的下腔静脉暴露（图 10.7）。

肝短静脉可以使用 3/0 结扎线夹紧或结扎。出口部位的出血应用 5-0 Prolene 缝线进行控制。可考虑在下腔静脉切开前进行下腔静脉控制的测试，以检查是否出现血液动力学障碍，尽管这种情况在保持门静脉和腰椎侧支循环的情况下很少见。如前所述，在进行下腔静脉切开时，将肿瘤连同肾脏一并切除。然后需要仔细检查下腔静脉，以确保没有肿瘤残留。

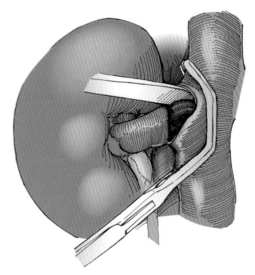

图 10.5　Satinsky 钳夹住肾静脉口治疗右侧肿瘤（摘自 *Hinman Atlas of Urologic Surgery*[32]）

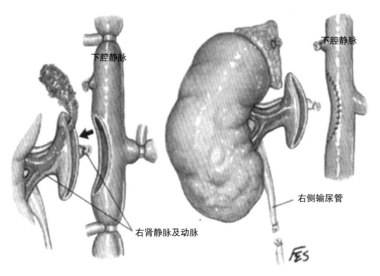

图 10.6　在对下腔静脉近端、远端以及左肾静脉应用 Rummel 止血带后，切除右肾静脉口及Ⅱ级下腔静脉瘤栓（摘自 *Renal Cancer*[33]）

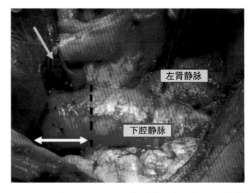

图 10.7　离断汇入下腔静脉的肝短静脉以游离尾状叶（蓝色箭头），该操作进一步增加下腔静脉前方的暴露（Tim O'Brien 供图）

四、Mayo Ⅲ级

Ⅲ级栓子可能是一个重大转变：手术需要先进的肝移植技术来游离肝脏，以便进入肝上下腔静脉，并且可能需要心脏外科医生提供旁路以便安全地进行下腔静脉切开术。Ⅲ级瘤栓延伸至肝静脉水平，或在膈下肝静脉以上水平。Ⅲ级瘤栓的关键技术步骤是完全游离肝右叶，使其翻转到左侧，从而可以进入肝后下腔静脉，被称为背驮式[34]（图10.8）。

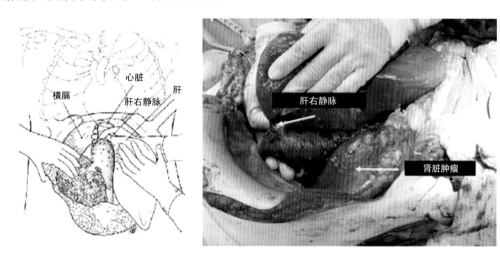

图10.8　肝脏背驮式暴露后侧上下腔静脉。外科医生用手抓住肝上、下腔静脉，试图将肿瘤挤压至肝静脉下方再夹住（图片来自Ciancio等[34]）

游离肝短静脉后，解剖肝脏与膈的韧带（肝圆韧带和主韧带），较大的右侧肝叶可以向前旋转，置于左肝上方。随后外科医生可以很好地进入肝静脉上下方的下腔静脉，或将肿瘤推回下方再夹紧，或应用临时门静脉系统结扎（Pringle操作）后，在肝静脉上方夹紧，随后进行下腔静脉切开术。

五、Mayo Ⅳ级

延伸膈以上的肿瘤是最复杂的。在腹部，肿瘤更有可能侵犯下腔静脉，需要切除下腔静脉或移植血管进行干预。为切除这些肿瘤主体，需要进行体外循环，无论是否有深低温停循环。一些学者主张在没有体外循环的情况下手术[35,36]，而使用体外循环仍然是主流，且这些团队承认手术需要心血管外科医生的参与。最近的多中心研究表明，使用体外循环对患者术后预后没有影响[37]。在我们机构中，正中胸骨切开术为膈上下腔静脉和右心房提供了良好显露。切口延伸到腹部，呈曲棍棒球状。在进行肿瘤近端切除前，首先游离肾脏。如果使用22℃的低温，则以30分钟为限，防止术后神经系统并发症。自20世纪50年代首次尝试该技术以来，长期的神经系统缺陷非常罕见。这些晚期肿瘤患者的30天死亡率为7%~10%[37,38]。

六、下腔静脉结扎和移植

大多数情况下，下腔静脉栓子在内腔中自由漂浮，仅在远端被束缚，但少部分肿瘤与下腔静脉壁紧密粘连或侵犯下腔静脉壁。只有通过下腔静脉壁部分切除才能完全清除肿瘤。如果下腔静脉残留的管径少于初始50%，一期闭合可能引起并发症。可以进行补片修补以扩大或修复被切除的部分。牛心包或自体静脉移植具有良好的可操作性，修复过程相对简单。插入性移植更为复杂；使用牛心包进行异种移植或使用聚四氟乙烯（polytetrafluoroethylene，PTFE）或涤纶（dacron）等合成移植物的报道较多，但由于这种情况罕见，仅有小的系列报道。对于完全阻塞的下腔静脉（IVC），如果对侧肾脏和远端 IVC 已经有侧支循环的机会，可以毫不犹豫地切除并结扎下腔静脉。如前所述，在右侧肾切除后考虑这一方法是合理的，但在左侧肿瘤情况下不可行。如果无法将大块的远端血栓清除，为预防肺栓塞，最安全的措施是在近端结扎下腔静脉。

下腔静脉移植物存在两种主要并发症的风险：感染、血栓形成和（或）血管闭塞。但除非同时行肠切除术，否则感染是罕见的[39]，而血管闭塞可能导致相关的并发症。由于数据匮乏，目前报告的移植物闭塞率存在差异，正如人们所预料，移植的需求并不常见，因此只有小的系列报道。文献中的闭塞率存在差异，为 0%~35%[40-42]。图 10.9 展示了 PTFE 和牛心包移植物插入下腔静脉的情况。

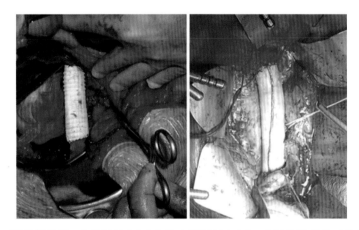

图 10.9　右肾切除术后的下腔静脉移植，人造材料（左）和牛来源材料（右）；左肾静脉重建不是必需的（Tim O'Brien 供图）

多数患者在移植手术后接受长期预防性低分子肝素（low molecular weight heparin，LMWH）治疗，但即使如此，插入移植物甚至修补移植物的急性血栓形成仍可能发生。为此，重要的是在解剖过程中不要结扎下腔静脉的侧支静脉循环，尤其是腰静脉。如果可能，应保留远端的腰静脉，但通常需要控制近端腰静脉以充分游离下腔静脉以便解剖和结扎。

> **关键点**
>
> - 2017 年 BAUS 对英国全国范围内的肾切除术审计显示，19% 的根治性肾切除术继续采用开放入路。
> - 根治性肾切除术的目标是：切除的肿瘤边缘干净；保护周围器官；合理的手术时间和失血量；如果腹腔镜下无法实现这些目标，则需要进行开放手术。
> - 延伸至下腔静脉的肿瘤手术是腹部最具挑战性的手术之一。由于需要一定程度的血管控制才能在没有灾难性出血的情况下切除肿瘤，所以开放手术仍然是这类病例主要手术方式。
> - Mayo 下腔静脉瘤栓分级提供了对于肾细胞癌静脉延伸的手术考虑而言非常实用的评估方法。

- Mayo 下腔静脉瘤栓分级 [21]：瘤栓局限于肾静脉；瘤栓延伸至肾静脉上方不超过 2 cm；瘤栓延伸至肾静脉上方超过 2 cm 但在肝静脉之下；瘤栓位于或高于肝静脉但在膈之下。
- 对于延伸到下腔静脉的肿瘤，通常采用前入路进行手术。右侧肿瘤通常采用 L 型切口，左侧肿瘤在需要行肝脏移位时通常采用 Mercedes 切口。如果不需要进入盆腔，也常使用 Chevron 切口。

参考文献

1. Devlin CM, Fowler S, Biyani CS, et al. Changes in UK renal oncological surgical practice from 2008 to 2017: implications for cancer service provision and surgical training. BJU Int. n/a:n/a.

2. Neves RJ, Zincke H. Surgical treatment of renal cancer with vena cava extension. Br J Urol. 1987;59(5):390–395.

3. Abaza R. Initial series of robotic radical nephrectomy with vena caval tumor thrombectomy. Eur Urol. 2011;59(4):652–656.

4. Meng M. Urologic oncologic survey robotic level III inferior vena cava tumor thrombectomy: initial series. Gill IS, Metcalfe C, Abreu A, Duddalwar V, Chopra S, Cunningham M, Thangathurai D, Ukimura O, Satkunasivam R, Hung A, Papalia R, Aron M, Desai M, Gallucci M. J Urol. 2015 Oct;194(4):929-938. [Epub 2015 Apr 6]. Urol Oncol. 2017;35(5):311. https://doi.org/10.1016/j.juro.2015.03.119.

5. Wang B, Huang Q, Liu K, et al. Robot-assisted level III-IV inferior vena cava Thrombectomy: initial series with step-by-step procedures and 1-yr outcomes. Eur Urol. 2020;78(1):77–86.

6. Wein AJ, Kavoussi LR, Partin AW, et al. Campbell-Walsh urology. 11th ed. Elsevier; 2016.

7. Jennings SB, Austenfeld MS, Basham K. Fatal pulmonary embolus from ischemic necrosis of Intracaval tumor thrombus: a case report. J Urol. 1993;150(5 Part 1):1492–1495.

8. Subramanian VS, Stephenson AJ, Goldfarb DA, et al. Utility of preoperative renal artery embolization for management of renal tumors with inferior vena caval thrombi. Urology. 2009;74(1):154–159.

9. Ciancio G, Vaidya A, Soloway M. Early ligation of the renal artery using the posterior approach: a basic surgical concept reinforced during resection of large hypervascular renal cell carcinoma with or without inferior vena cava thrombus. BJU Int. 2003;92(4):488–489.

10. Chiavegato L, Medina-Pestana J, Tedesco-Silva H, et al. Surgical approach does not affect perioperative respiratory morbidity in living donor nephrectomy: comparison between anterior subcostal incision and fank incision. Transplant Proc. 2010;42(5):1472–1475.

11. Hager B, Herzog SA, Sandner-Kiesling A, et al. Comparison of early postope rative pain after partial tumour nephrectomy by fank, transabdominal or laparoscopic access. Br J Pain. 2019;13(3):177–184.

12. Kumar S, Duque JL, Guimaraes KC, et al. Short and longterm morbidity of thoracoabdominal incision for nephrectomy: a comparison with the fank approach. J Urol. 1999;162(6):1927–1929.

13. Honig MP, Mason RA, Giron F. Wound complications of the retroperitoneal approach to the aorta and iliac vessels. J Vasc Surg. 1992;15(1):28–33. Discussion-4

14. Ballard JL, Abou-Zamzam AM, Teruya TH, et al. Retroperitoneal aortic aneurysm repair: long-term follow-up regarding wound complications and erectile dysfunction. Ann Vasc Surg. 2006;20(2):195–199.

15. Gardner GP, Josephs LG, Rosca M, et al. The retroperitoneal incision. An evaluation of postoperative fank 'bulge'.

Arch Surg. 1994;129(7):753–756.

16. Purnell CA, Park E, Turin SY, et al. Postoperative fank defects, hernias, and bulges: a reliable method for repair. Plast Reconstr Surg. 2016;137(3):994–1001.

17. Diblasio CJ, Snyder ME, Russo P. Mini-fank supra-11th rib incision for open partial or radical nephrectomy. BJU Int. 2006;97(1):149–156.

18. Jimenez-Torres JA, Virumbrales-Munoz M, Sung KE, et al. Patientspecifc organotypic blood vessels as an in vitro model for anti-angiogenic drug response testing in renal cell carcinoma. EBioMedicine. 2019;42:408–419.

19. O'Malley RL, Godoy G, Kanofsky JA, et al. The necessity of adrenalectomy at the time of radical nephrectomy: a systematic review. J Urol. 2009;181(5):2009–2017.

20. González J, Ciancio G. Surgery of the inferior vena cava. Cham: Springer; 2017.

21. Blute ML, Leibovich BC, Lohse CM, et al. The Mayo Clinic experience with surgical management, complications and outcome for patients with renal cell carcinoma and venous tumour thrombus. BJU Int. 2004;94(1):33–41.

22. Blute ML, Boorjian SA, Leibovich BC, et al. Results of inferior vena caval interruption by greenfeld flter, ligation or resection during radical nephrectomy and tumor thrombectomy. J Urol. 2007;178(2):440–445. Discussion 4.

23. Gershman B, Leibovich BC. Assessing the evidence for the surgical Management of Renal Cell Carcinoma with venous tumor thrombus: room to grow. Eur Urol. 2016;70(2):281–282.

24. Ayyathurai R, Garcia-Roig M, Gorin M, et al. Bland thrombus association with tumour thrombus in renal cell carcinoma: analysis of surgical signifcance and role of inferior vena caval interruption. BJU Int. 2012;110.

25. Psutka SP, Boorjian SA, Thompson RH, et al. Clinical and radiographic predictors of the need for inferior vena cava resection during nephrectomy for patients with renal cell carcinoma and caval tumour thrombus. BJU Int. 2015;116(3):388–396.

26. Dahan H, Arrivé L, Monnier-Cholley L, et al. Cavoportal collateral pathways in vena cava obstruction: imaging features. AJR Am J Roentgenol. 1998;171(5):1405–1411.

27. Abel EJ, Wood CG, Eickstaedt N, et al. Preoperative pulmonary embolism does not predict poor postoperative outcomes in patients with renal cell carcinoma and venous thrombus. J Urol. 2013;190(2):452–457.

28. O'Brien T, Fernando A, Thomas K, et al. Raised preoperative international normalised ratio (INR) identifes patients at high risk of perioperative death after simultaneous renal and cardiac surgery for tumours involving the peri-diaphragmatic inferior vena cava and right atrium. BJU Int. 2017;119(3):424–429.

29. Shirodkar SP, Soloway MS, Ciancio G. Budd-Chiari syndrome in urology: impact on nephrectomy for advanced renal cell carcinoma. Indian J Urol. 2011;27(3):351–356.

30. Patil MB, Montez J, Loh-Doyle J, Cai J, et al. Level III-IV inferior vena caval thrombectomy without cardiopulmonary bypass: long-term experience with intrapericardial control. J Urol. 2014;192(3):682–688.

31. Baniel J, Foster RS, Donohue JP. Surgical anatomy of the lumbar vessels: implications for retroperitoneal surgery. J Urol. 1995;153(5):1422–1425.

32. Smith JAJMD, Howards SSMD, Preminger GMMD, et al. Copyright. In: Smith JAJMD, Howards SSMD, Preminger GMMD, RRMDF D, editors. Hinman's atlas of urologic surgery; 2019. p. iv.

33. Libertino JA. Renal cancer: contemporary management. New York: Springer; 2013.

34. Ciancio G, Soloway MS. Renal cell carcinoma with tumor thrombus extending above diaphragm: avoiding cardiopulmonary bypass. Urology. 2005;66(2):266–270.

35. Ciancio G, Shirodkar SP, Soloway MS, et al. Renal carcinoma with supradiaphragmatic tumor thrombus: avoiding sternotomy and cardiopulmonary bypass. Ann Thorac Surg. 2010;89(2):505–510.

36. Kaag MG, Toyen C, Russo P, et al. Radical nephrectomy with vena caval thrombectomy: a contemporary

experience. BJU Int. 2011;107(9):1386–1393.

37. Nguyen HG, Tilki D, Dall'Era MA, et al. Cardiopulmonary bypass has no signifcant impact on survival in patients undergoing nephrectomy and level III-IV inferior vena cava Thrombectomy: multi-institutional analysis. J Urol. 2015;194(2):304–308.

38. Abel EJ, Thompson RH, Margulis V, et al. Perioperative outcomes following surgical resection of renal cell carcinoma with inferior vena cava thrombus extending above the hepatic veins: a contemporary multicenter experience. Eur Urol. 2014;66(3):584–592.

39. Bower TC, Nagorney DM, Cherry KJ Jr, et al. Replacement of the inferior vena cava for malignancy: an update. J Vasc Surg. 2000;31(2):270–281.

40. Caldarelli G, Minervini A, Guerra M, et al. Prosthetic replacement of the inferior vena cava and the iliofemoral vein for urologically related malignancies. BJU Int. 2002;90(4):368–374.

41. Morris PD, Furtado R, Pulitano C, et al. Inferior vena cava resection and reconstruction with bovine pericardium for renal cell carcinoma: complications and outcomes. Urology. 2019;134:143–147.

42. Tomimaru Y, Eguchi H, Wada H, et al. Surgical outcomes of liver resection combined with inferior vena cava resection and reconstruction with artifcial vascular graft. Dig Surg. 2019;36(6):502–508.

第十一章　肾细胞癌的根治性肾切除术：非机器人微创手术方法

Ryan L. Steinberg, Brett A. Johnson, Jeffrey A. Cadeddu, Abhay Rane　著

董　凯　译

皇甫钊　校

第一节　概述

自 150 年前古斯塔夫·西蒙（Gustav Simon）首次报道[1]以来，肾切除术经历了多次重大变革，包括在 20 世纪初采用的经腹膜后入路以减少腹腔内并发症的发生率，以及更为激进的类似 Halsted 式的切除方法，即切除肾周脂肪和 Gerota 筋膜[2]。最近，腹腔镜手术的应用显示出更好的术后康复[3,4]及更高的患者生活质量[5]。自首次报道腹腔镜下肾切除术以来，肾细胞癌的微创手术迅速发展。本章旨在回顾已报道的多种非机器人手术方法。

第二节　禁忌证

微创根治肾切除术的绝对禁忌证很少。未纠正的凝血功能障碍会增加围手术期出血的风险，应予以纠正。然而，对于因心脏或血管疾病原因正接受抗凝治疗的患者，应进行个体化的风险/获益评估，以确定是否可以安全使用这些药物。有报道称，在抗血小板治疗期间可以安全地进行腹腔镜肾脏手术[6]。此外，无法耐受全身麻醉[7]或气腹[8,9]，特别是对于存在严重心肺疾病的患者，将无法进行腹腔镜手术。已经报道了多种改进方法以减少气腹的影响，包括设置较低的气腹压力、使用氦气代替二氧化碳[10]以及应用特制的器械[11]。

全面的病史收集和体格检查可以识别手术过程中的潜在困难，并有助于确定哪种手术方式更适合患者（腹腔镜 *vs.* 开放，经腹膜 *vs.* 经腹膜后）。经腹膜或经腹膜后手术史和肥胖可增加手术难度，但并不妨碍手术的顺利完成。最后，慎重的患者选择有利于患者预后并将手术风险降至最低。

第三节　入路

一、经腹腔

自 1991 年克莱曼（Clayman）等 [12] 首次报道以来，传统上，经腹腔入路是应用最广泛且泌尿科医师最熟悉的微创肾切除术入路。其提供的操作空间在所有入路中最大，然而，在充气或放置 Port 时，进入腹腔可带来肠道损伤或其他腹腔脏器损伤的风险。

在麻醉诱导和适当的管道置入（静脉穿刺管、胃管、导尿管）后，患者取改良侧卧位（30°~45°），将健侧手臂置于手臂板上，将患侧手臂固定在胸前的折叠枕头或手架上。使用护垫将患者固定在手术床上并倾斜。与开放手术相比，腹腔镜手术不需要过度弯曲手术床和使用肾托。图 11.1 展示了上述体位及手臂固定的位置。建立气腹并放置套管，形成朝向第 11 肋的操作三角。有报道称可采用多种套管的置入位置方案 [13]。最常见的方案是在腋前线（脐水平）和肋缘（剑突与脐连线的上 1/3 点水平）放置操作孔，在脐周放置镜头孔。对于肥胖患者，套管位置需更靠外侧。

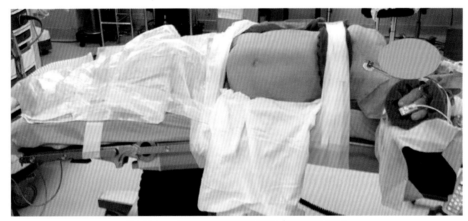

图 11.1　右侧经腹腔镜肾切除术的患者体位
采用改良的侧卧位，左臂（对侧）固定在臂板上，右臂（同侧）固定在患侧

二、经腹膜后

克布尔（Kerbl）等人于 1993 年首次报道了经腹膜后入路 [14]。这种技术更接近开放式经腰入路，因其避免了肠道干扰，并将腰大肌作为手术解剖标记。然而，正如一些报道所述，经腹膜后入路的操作空间明显小于传统经腹腔入路，缩小了操作三角，导致器械互相碰撞与干扰的频率增加。

理论上，这种入路的主要优势是避免干扰腹腔，从而促进肠道功能早期恢复。对于多次腹腔手术史的患者而言，此入路无需松解粘连组织。然而，一项对比传统腹腔镜肾切除术和经腹膜后腹腔镜肾切除术的随机前瞻性研究发现，两种方法之间只有手术时间不同，而术中失血量、镇痛药物使用、住院时间或并发症发生率没有差异 [15]。这种入路的缺点包括前面提到的操作空间较小，以及解剖标志不明显。考虑到后者入路太靠前可能侵犯腹膜并有结肠损伤的风险，而入路太靠后则有腰大肌或腰方肌出血的风险。

在这种入路中，患者采取完全侧卧位，并在腋窝放置腋垫以防止臂丛神经损伤，同时将手术床适当屈曲以打开第 12 肋和髂嵴之间的腹膜后间隙。在腋后线上，第 12 肋和髂嵴之间连线的中点处做一个切口。解剖分离到腰背筋膜，将其切开并进入后腹膜腔。可以直接使用手指、球囊扩张器或腹腔镜，沿腰大肌筋膜钝性建立潜在的操作空间。通常，其中一个操作孔可以放置在镜头孔的头侧和后方，紧邻竖脊肌的侧面。通过该孔，可以使用钝性器械将腹膜从腹壁前内侧解剖下来，为另一个操作孔创造空间，另一个操作孔通常位于第 12 肋的尖端附近。图 11.2 展示了套管的放置位置。

三、手辅助腹腔镜肾切除术

手辅助腹腔镜肾切除术（hand-assisted laparoscopic nephrectomy，HALN）最早由中田（Nakada）等人于 1997 年提出 [16]。这项技术结合了开放手术的触觉反馈和腹腔镜手术的微创性。通过使用几种商用装置［例如 GelPort、Applied Medical（Rancho Santa Margarita，CA，USA）、HandPort、Smith 和 Nephew（Andover，MA，US）］来维持气腹，使得戴手套的手以密闭的方式插入腹腔（图 11.3）。通常，

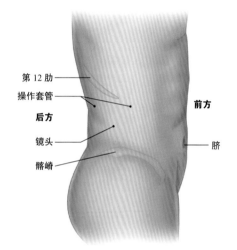

图 11.3 商业化手辅助设备的图像，用于将手置入腹腔时维持气腹

图 11.2 经腹膜后腹腔镜肾切除术套管位置
镜头孔应放置在第 12 肋和髂嵴之间的中点，操作孔则放置在头侧。放置后方套管时应注意避开竖脊肌，放置前方套管时应避免进入腹腔

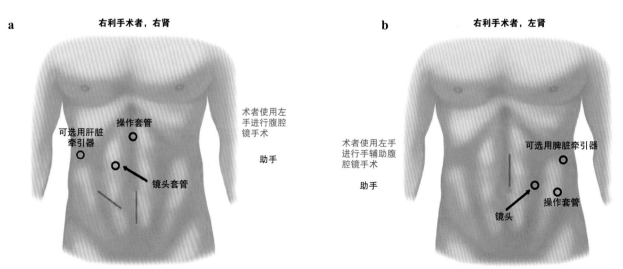

图 11.4 右利手手术者进行（a）右手辅助腹腔镜肾切除术和（b）左手辅助腹腔镜肾切除术的套管配置和术者、助手位置。请注意，红色线表示手辅助设备的位置，圆圈表示传统腹腔镜套管的放置位置

外科医生的非惯用手在腹腔内起到牵引、触诊和钝性分离的作用，而惯用手则通过传统的套管操作腹腔镜器械。图 11.4 展示了右利手外科医生进行（a）右侧和（b）左侧手辅助肾切除术的套管放置方法。

　　HALN 的主要优势在于其使初学者更容易应对腹腔镜手术的技术挑战。此外，它允许直接触诊组织，使肾门解剖更容易识别，并可用于处理累及肾静脉的肿瘤[17]。此外，在大肿瘤的情况下，手辅助牵引可能比腹腔镜器械更强大，能够提供更好的暴露。如果发生肾门损伤，手在腹腔内可以更好地控制血管[18]。传统的腹腔镜技术可以通过延长非惯用手套管穿刺切口并放置手辅助装置来转为手辅助方式。

　　由于外科医生更倾向于选择 HALN 来处理更具挑战性的病例（大肿瘤或严重瘢痕），因此对 HALN 与传统腹腔镜手术进行回顾性分析是困难的。然而，HALN 已被证明可使手术时间缩短 90 分钟[19]。一项前瞻性随机对照研究表明，术后疼痛、住院时间和并发症方面两种方法之间没有差异[20]。HALN 的缺点包括手辅助装置成本增加、较大切口的美观性较差。此外，大切口可能造成更剧烈的疼痛和更长的恢复时间。然而，一些研究表明，这些方面与传统腹腔镜手术相似[18]。最后，HALN 可以作为一种有价值的工具，用于具有挑战性的病例，或在术中出现并发症时避免转为开放手术[21]。

四、单孔腹腔镜手术

　　单孔腹腔镜手术（laparoendoscopic single-site surgery，LESS）是指将所有套管集中到单个皮肤切口（通常是脐周）内的腹腔镜技术[22]。LESS 的理念是最大限度地减少皮肤切口，从而降低与套管相关的并发症和疼痛，并改善美容效果。非随机研究表明，对于围手术期结果，LESS 不劣于传统腹腔镜手术，并在术后疼痛和美容效果方面略有改善[23]。一项随机试验表明，LESS 能缩短术后恢复时间并取得较好的主观美容效果[24]。该技术也已应用于机器人辅助手术[25]。

　　LESS 是一项技术挑战，不利于人体工程学。由于器械进入腹腔的距离很近，它们经常发生碰撞。此外，在某些情况下，必须交叉使用这些器械，导致简单的任务在技术上要求很高。通常需要使用专门的设备（弯曲的、交叉的器械）。在进行 LESS 手术之前，术者需要有丰富的腹腔镜手术经验。

　　LESS 已广泛应用于腹腔镜供体肾切除术，因为这些患者往往是健康的，肾脏解剖结构良好。最近的一项 Cochrane 综述比较了 LESS 供体肾切除术与传统腹腔镜术，发现在手术时间、出血量、并发症发生率、缺血时间以及移植物损失方面没有差异。而 LESS 在疼痛评分方面有所改善[26]。最后，LESS 技术提供了减少套管数量和改善美容效果的方法，但必须与技术挑战的增加相平衡。

五、经自然腔道内镜手术

　　经自然腔道内镜手术（natural orifice transluminal endoscopic surgery，NOTES）方法，顾名思义，利用自然腔道（如口腔、阴道、直肠）来放置套管或多通道接入装置，通过这些装置进行手术并取出标本。该技术的吸引力在于可以进入腹腔而无需腹部切口。理论上，NOTES 具有减少术后疼痛、减少切口相关并发症和改善美容效果的优势。然而，与单孔手术一样，由于失去了操作三角和仪器设备不足，这种方法对技术的要求非常高[27]。此外，当接近肾脏时，不熟悉的镜头角度可能会让术者迷失方向。

　　格特曼（Gettman）等人于 2001 年首次在猪模型中使用阴道腔道证实了 NOTES 肾切除术的概念[28]。最近学者再次在动物模型中探索了经膀胱腹膜入路[29]。考库（Kaouk）等人于 2010 年报道了第一例人类病例[30]。在该病例中，既往子宫切除术造成的盆腔粘连需要放置腹腔套管来引入阴道套管和进行结肠牵引。所有后续报告，包括多个单病例报告和小型系列报告，都使用 NOTES 和传统腹腔镜的组合[31-34]。据我们所知，目前没有评估 NOTES 方法的比较研究。因此，这种方法只能在未知与其他技术相比较效果的情况下，由具有丰富的腹腔镜经验的术者施行。

第四节　当前的细微差别

　　腹腔镜肾切除术在 20 世纪 90 年代获得广泛普及，此后在多方面进行了改进。目前最重要的考虑因素是根治性肾切除术是否应使用机器人手术系统。尽管传统腹腔镜手术比机器人手术更具技术挑战性，但其可能耗费资源较少。然而，根据临床环境的不同，这种比较非常复杂，并且超出了本章的范围。

　　腹腔镜领域的技术不断进步。FlexDex 平台（FlexDex Surgical，布莱顿，密歇根州）是一种机械腹腔镜设备，可以将外科医生的手部、腕部和臂部运动转化为患者体内相应的运动。该设备具有腕部运动和多自由度的优势，而无需手术机器人的成本和复杂性[35]。内镜摄像系统的进步，包括立体三维成像、4K 高清和近红外成像，以及柔性尖端内镜，不断改善可视化效果。新型电外科技术的出现，包括超声刀、电热双极血管闭合和热组织融合，改善了止血和解剖。腹腔镜缝合器（如 Endo Stitch ™，Medtronic Minimally Invasive Therapies，Suture Assistant，Ethicon 和 OverStitch®，Apollo Endosurgery Inc）也减少了腹腔镜缝合的技术挑战[36]。

　　所有这些技术进步继续使非机器人腹腔镜手术更安全、技术挑战更小。腹腔镜技术仍然是现代泌尿外科医生医疗设备中至关重要的组成部分。

关键点

技术	基础	优点	缺点
经腹腔的腹腔镜手术	· 使用最广泛 · 建立经腹通路和气腹 · 放置 3~5 个套管	· 大多数泌尿外科医生都熟悉的常规操作 · 额外成本和所需设备最少	· 仍然具有技术挑战性
经腹膜后腔镜手术	· 完全腹膜外 · 解剖并充气后腹腔	· 避开腹腔（以及可能存在的任何粘连）	· 对许多人来说是不太熟悉的方法 · 操作空间较小 · 解剖标志不明显 · 难以维持充气状态
手辅助腹腔镜手术	· 利用装置将非惯用手置于腹腔内，同时保持气腹 · 结合了开放手术和腹腔镜手术的优点（触觉反馈、手动解剖）	· 技术上更容易 · 允许经验较少的外科医生处理更大的肿瘤或更复杂的病例 · 更容易控制肾门损伤	· 切口较大 · 美容效果较差 · 需要专用设备
单孔腹腔镜手术	· 所有腹腔镜套管均通过一个切口进入 · 切口通常位于脐周	· 卓越的美容效果	· 技术上更具挑战性 · 需要专用设备 · 三角操作关系缺失
经自然腔道内镜手术	· 通过自然腔道进入腹部（通常经阴道）	· 无瘢痕或腹部套管位置疤痕	· 解剖结构不清晰 · 操作空间有限 · 三角操作关系缺失

参考文献

1. Herr HW. Surgical management of renal tumors: a historical perspective. Urol Clin N Am. 2008;35(4):543–9.

2. Robson CJ. Radical nephrectomy for renal cell carcinoma. J Urol. 1963;89:37–42.

3. Perry KT, Freedland SJ, Hu JC, et al. Quality of life, pain and return to normal activities following laparoscopic donor nephrectomy versus open miniincision donor nephrectomy. J Urol. 2003;169(6):2018–2021.

4. Rassweiler J, Frede T, Henkel TO, et al. Nephrectomy: a comparative study between the transperitoneal and retroperitoneal laparoscopic versus the open approach. Eur Urol. 1998;33(5):489–496.

5. Pace KT, Dyer SJ, Stewart RJ, et al. Health-related quality of life after laparoscopic and open nephrectomy. Surg Endosc. 2003;17(1):143–152.

6. Kefer JC, Desai MM, Fergany A, et al. Outcomes of partial nephrectomy in patients on chronic oral anticoagulant therapy. J Urol. 2008;180(6):2370–2374. discussion 734.

7. Monk TG, Weldon BC. Anesthetic considerations for laparoscopic surgery. J Endourol. 1992;6(2):89–94.

8. Nunn JF. Applied respiratory physiology. Oxford: Butterworth-Heinemann; 2013.

9. Lew J, Gin T, Oh T. Anaesthetic problems during laparoscopic cholecystectomy. Anaesth Intensive Care. 1992;20(1):91–2.

10. Wolf JS, Clayman VR, McDougall EM, et al. Carbon dioxide and helium insufflation during laparoscopic radical nephrectomy in a patient with severe pulmonary disease. J Urol. 1996;155(6):2021.

11. Herati AS, Andonian S, Rais-Bahrami S, et al. Use of the valveless trocar system reduces carbon dioxide absorption during laparoscopy when compared with standard trocars. Urology. 2011;77(5):1126–1132.

12. Clayman RV, Kavoussi LR, Soper NJ, et al. Laparoscopic nephrectomy: initial case report. J Urol. 1991;146(2):278–282.

13. Harper JD, Leppert JT, Breda A, et al. Standardized linear port confguration to improve operative ergonomics in laparoscopic renal and adrenal surgery: experience with 1264 cases. J Endourol. 2011;25(11):1769–1773.

14. Kerbl K, Figenshau RS, Clayman RV, et al. Retroperitoneal laparoscopic nephrectomy: laboratory and clinical experience. J Endourol. 1993;7(1):23–26.

15. Desai MM, Strzempkowski B, Matin SF, et al. Prospective randomized comparison of transperitoneal versus retroperitoneal laparoscopic radical nephrectomy. J Urol. 2005;173(1):38–41.

16. Nakada SY, Moon TD, Gist M, et al. Use of Pnumo sleeve as an adjunct in laparoscopic nephrectomy. J Urol. 1997;49:612–613.

17. Henderson A, Murphy D, Jaganathan K, et al. Hand-assisted laparoscopic nephrectomy for renal cell cancer with renal vein tumor thrombus. Urology. 2008;72(2):268–272.

18. Wolf JS. Hand-assisted laparoscopy: pro. J Urol. 2001;58:310–312.

19. Wolf JS, Moon TD, Nakada SY. Hand assisted laparoscopic nephrectomy: comparison to standard laparoscopic nephrectomy. J Urol. 1998;160(1):22–27.

20. Venkatesh R, Belani JS, Chen C, et al. Prospective randomized comparison of laparoscopic and hand-assisted laparoscopic radical nephrectomy. Urology. 2007;70(5):873–877.

21. Gettman MT, Box G, Averch T, et al. Consensus statement on natural orifce transluminal endoscopic surgery and single-incision laparoscopic surgery: heralding a new era in urology? Eur Urol. 2008;53(6):1117–1120.

22. Box G, Averch T, Cadeddu J, et al. Nomenclature of natural orifce translumenal endoscopic surgery (NOTES) and laparoendoscopic single-site surgery (LESS) procedures in urology. J Endourol. 2008;22(11):2575–2581.

23. Autorino R, Cadeddu JA, Desai MM, et al. Laparoendoscopic single-site and natural orifce transluminal endoscopic surgery in urology: a critical analysis of the literature. Eur Urol. 2011;59(1):26–45.

24. Tugcu V, Ilbey Y, Mutlu B, et al. Laparoendoscopic single-site surgery versus standard laparoscopic simple

nephrectomy: a prospective randomized study. J Endourol. 2010;24(8):1315–1320.

25. Kaouk JH, Autorino R, Kim FJ, et al. Laparoendoscopic single-site surgery in urology: worldwide multi-institutional analysis of 1076 cases. Eur Urol. 2011;60(5):998–1005.

26. Gupta A, Ahmed K, Kynaston HG, et al. Laparoendoscopic single-site donor nephrectomy (LESS-DN) versus standard laparoscopic donor nephrectomy. Cochrane Database Syst Rev. 2016;2016(5):CD010850.

27. Autorino R, Haber GP, White MA, et al. Pure and hybrid natural orifce transluminal endoscopic surgery (NOTES): current clinical experience in urology. BJU Int. 2010;106(6b):919–922.

28. Gettman MT, Lotan Y, Napper CA, et al. Transvaginal laparoscopic nephrectomy: development and feasibility in the porcine model. Urology. 2002;59(3):446–50.

29. Metzelder M, Vieten G, Gosemann J, et al. Endoloop© closure of the urinary bladder is safe and effcient in female piglets undergoing transurethral NOTES nephrectomy. Eur J Pediatr Surg. 2009;19(06):362–365.

30. Kaouk JH, White WM, Goel RK, et al. NOTES transvaginal nephrectomy: frst human experience. Urology.2009;74(1):5–8.

31. Branco AW, Branco Filho AJ, Kondo W, et al. Hybrid transvaginal nephrectomy. Eur Urol. 2008;53(6):1290–1294.

32. Alcaraz A, Musquera M, Peri L, et al. Feasibility of transvaginal natural orifce transluminal endoscopic surgery–assisted living donor nephrectomy: is kidney vaginal delivery the approach of the future? Eur Urol. 2011;59(6):1019–1025.

33. Porpiglia F, Fiori C, Morra I, et al. Transvaginal natural orifce transluminal endoscopic surgery–assisted minilaparoscopic nephrectomy: a step towards scarless surgery. Eur Urol. 2011;60(4):862–866.

34. Paparel P, Golfer F. Vaginal extraction after laparoscopic nephrectomy. BJU Int. 2011;108(11):1934–1937.

35. Criss C, Ralls M, Johnson K, et al. A novel intuitively controlled articulating instrument for Reoperative foregut surgery: a case report. J Laparoendosc Adv Surg Tech. 2017;9:983–986.

36. Rassweiler JJ, Teber D. Advances in laparoscopic surgery in urology. Nat Rev Urol. 2016;13(7):387–399.

第十二章 根治性肾切除术：机器人手术的作用

A. L. Walsh, B. J. Challacombe **著**

包业炜，李金鑫 **译**

王　正，孙玮豪，王欣政 **校**

第一节　概述

尽管机器人辅助腹腔镜肾切除术（robot-assisted laparoscopic nephrectomy，RALN）的应用推广速度缓慢，但其在治疗大体积、复杂肾肿瘤方面却日益显示出其优势。机器人手术在泌尿外科手术中应用已经十分成熟，在 2018 年英国泌尿外科医师协会（BAUS）统计数据显示：机器人辅助根治性前列腺切除术（RARP）和机器人辅助肾部分切除术（PN）分别占所有前列腺切除术和肾部分切除术的 90% 和67%。机器人技术在根治性肾切除术中的作用尚不十分明确，因此，对于大型肾肿瘤的根治性肾切除术，机器人技术的应用一直较为缓慢。许多人主张对累及腔静脉的大体积、复杂肿瘤进行开放手术，而对于不能接受或不适合进行 PN 的较小肿瘤采用腹腔镜手术。

反对 RALN 的理由包括认知成本增加、机器人手术室使用时间更有限、触觉反馈的丧失以及一些报道称机器人手术的操作时间更长。然而，支持 RALN 的观点认为，这可以缩短住院时间、降低发病率和减少疼痛、对关键结构可以更好地可视化观察以及能够提高灵活性。除此之外，RALN 还可以作为机器人外科医生的重要培训方式，以便掌握更复杂的肾脏手术所需的技能，如肾盂成形术和机器人辅助肾部分切除术。

对于开放式根治性肾切除术，无论是侧腹、肋下切口还是正中切口，都会给患者带来大的疼痛性切口，这会导致镇痛需求增加、住院时间延长、伤口疝和慢性伤口疼痛发生率也随之增高。相比之下，RALN 提供了一种微创手术选择，对于复杂的肾脏肿瘤来说，机器人提供的精准操作能力使得如腹膜后淋巴结清扫和腔静脉切除这样的复杂手术成为可能，这些手术在腹腔镜下执行极具挑战性。

第二节　根治性肾切除术的适应证

根治性肾切除术是治疗不适合行保留肾单位手术（NSS）的较大肾肿瘤的金标准，包括剩余肾实质体积不足以维持肾脏功能或有证据表明存在肾静脉的情况。欧洲泌尿外科学会（EAU）指南建议对所有

T_1 期肾脏肿瘤进行 NSS。据报道，无论是腹腔镜还是开放式根治性肾切除术，在肿瘤学效果上无明显差异，但目前还没有随机对照试验对此进行评估。对于巨大肿瘤（$>T_{2b}$）、侵犯下腔静脉或有明显的淋巴结病变的肿瘤，传统上倾向于开放式手术。美国国立综合癌症网络（NCCN）指南指出，根治性肾切除术可以通过开放式、腹腔镜或机器人方法进行[1]。

第三节　培训

RALN 也为外科医生和研究员提供了一个培训平台，以便在进行复杂的 PN 切除、肾输尿管切除术或处理更大、更复杂的肿瘤之前提高他们的机器人手术技能。RALN 包括了 PN 手术中的 8 个关键步骤中的 5 个，尤其是肾门的解剖。其提供了一个极佳的培训平台，已纳入英国泌尿外科医师协会（BAUS）的机器人手术培训课程[2]。RALN 不仅有助于外科医生，而且也帮助整个手术团队提高对机器人上尿路手术的熟悉度，从而在进行 PN 手术的高压"钳夹"阶段之前做好充分准备。

随着机器人的普及以及更多外科和研究员培训项目的推出，传统腹腔镜手术的培训和技能发展有所减少。执行复杂腹腔镜手术所需的技能即将不复存在，腹腔镜手术可能会成为过去。

第四节　肾脏大体积肿物

与开放式手术相比，微创根治性肾切除术可降低患者的发病率和住院时间，并且提供相当的肿瘤学治疗效果[3]。随着手术经验的积累和技术进步，微创手术的适应证不断扩大。许多病例报告表明，传统上通过开放手术管理的大型肾脏肿瘤，现在可以通过腹腔镜手术成功治疗[4,5]。

斯坦伯格（Steinberg）等人研究了肿瘤 >7 cm 的腹腔镜肾切除术的疗效，但所有 >14 cm 的肿瘤均未纳入分析。较大肿瘤的失血量确实较多（>7 cm 组为 200 ml，<7 cm 组为 100 ml），但手术时间、并发症发生率和住院时长相似[5]。并且在本研究的 65 例患者中，没有患者中转开腹手术[5]。皮埃尔（Pierorazio）对 64 例中位肿瘤直径为 12.9 cm 的患者进行了系列研究，结果显示平均失血量为 400 ml，转化率为 13.8%。阿巴扎（Abaza）等人[6]的机器人手术系列虽然规模较小，但包括 15 例患者肿瘤 >15 cm，没有转化为开腹手术的患者，估计失血量中位数为 159 ml，而斯坦伯格（Steinberg）团队报告的开腹肾切除术失血量为 500 ml，肿瘤直径中位数为 9.9 cm。据报道，腹腔镜系列手术的平均中转率约为 5%，中转原因包括手术进展失败、无法控制的大量出血和未知的下腔静脉（IVC）瘤栓。

据报道，腹腔镜手术治疗巨大肿瘤的手术时间为 192~240 分钟，而机器人手术治疗 15 cm 以上肿瘤的手术时间为 234 分钟。这些巨大肿瘤的腹腔镜切除术极具挑战性，并且需要丰富的手术经验。一项多中心研究发现，在纳入试验的 26 个研究中心中，只有 10 个中心对 >7 cm 的肿瘤进行了腹腔镜肾切除术[4]。机器人技术可以更容易地解剖肾门，更灵巧地到达可能会遇到大块淋巴结病变的狭小空间，并能利用机器人第四臂轻松回缩。IVC、淋巴结清扫和实体器官侵犯等极端挑战都可以用机器人来处理，而关于这些挑战的病例报告仅见于腹腔镜手术。这些挑战将在后面的章节中讨论。

第五节　淋巴结清扫术

淋巴结清扫术（lymph node dissection，LND）对局部 RCC 的作用尚存争议，迄今为止唯一一项随机对照试验显示淋巴结清扫术并无益处[7]。不过，该试验中超过 70% 的病例为 T_1/T_2 期肿瘤，不太可能发生淋巴结转移。因此，无法从 LND 中获益。试验中也没有关于切除淋巴结数量的数据。随着我们对更大、更晚期的肿瘤进行手术切除，在某些病例中肯定需要进行 LND，以提高患者无病生存的机会。

几项大型回顾性队列研究表明，对于肿瘤较大、淋巴结病变明显，甚至有转移性疾病的患者，充分的 LND 可提高生存率[8]。虽然技术上可行，但腹腔镜腹膜后淋巴结清扫术（RPLND）是一项具有挑战性的工作，需要经验丰富的外科医生参与和大容量设备贮备。机器人技术的精确性和人体工学设计使其能够很好地控制张力和平面，以便于在这种情况下进行 RPLND。机器人手术也比腹腔镜手术更容易控制主要结构的出血。

有证据表明，LND 的获益与淋巴结的数量成正比[9]，大于 12 个淋巴结会使阳性淋巴结发现的可能性增加近 50%。更广泛的腹腔镜清扫很难实现。迄今为止，只有少数文献中的回顾性研究支持腹腔镜淋巴结清扫术[10]。如泰罗内（Terrone）等人所述，部分原因可能是低分期肿瘤采用腹腔镜肾切除术，而需要 LND 的肿瘤则采用开腹肾切除术。

在腹腔镜淋巴结清扫病例中，淋巴结清扫率为 2.7~7.8（Chapman 系列），随着经验的积累，清扫率明显提高。与此相比，阿巴扎（Abaza）等人[11]在一个较小的手术系列中，平均淋巴结清扫率为 13.9，且发病率极低，与开放手术系列相当，这突出了这种微创技术更容易学习的特点。

第六节　腔静脉癌栓切除术

已发现 4%~10% 的局部晚期 RCC 病例患有 IVC 癌栓形成。考虑到腹腔镜下打开 IVC 并进行充分的淋巴结清扫术的复杂性和潜在危险性，这部分患者传统上一直采用开腹手术进行治疗。腹腔镜手术是一项艰巨的任务，目前仅有少数文献研究报告了腹腔镜 IVC 癌栓切除术及其结果。虽然这是可行的，但极具挑战性，需要高超的技术和强大的支持。

机器人辅助切除术也许是一种更适合腔静脉微创手术和切除术的方法。改进的人体工学设计使腔静脉的悬吊更容易，而第四臂可轻松拉回肾脏，从而解放助手（图 12.1）。通过机器人方法，缝合时间更快，从而缩短交叉钳夹时间，明显减少了失血量。在需要交叉钳夹的广泛病例中，机器人可以更快、更动态地应用止血带。

中国最大的腹腔镜系列手术包含 11 例患者，其中一些患者患有 IV 级 IVC 并进行了胸腔镜联合切除[12]。据报道，腹腔镜 IVC 切除术的病例总数不足 100 例，而机器人辅助的切除术正在迅速取代腹腔镜技术，并很可能会影响腹腔镜技术的发展。最近，重点已转移到更具挑战性的机器人病例上，如用于腔壁侵犯的 IVC 补片腔静脉成形术和用于肝内和肝后 IVC 控制的 fogarty 球囊闭塞术[13]。目前的系列报告显示 II 级和 III 级 IVC 切除术的结果与开放手术的发病率相当[14]。

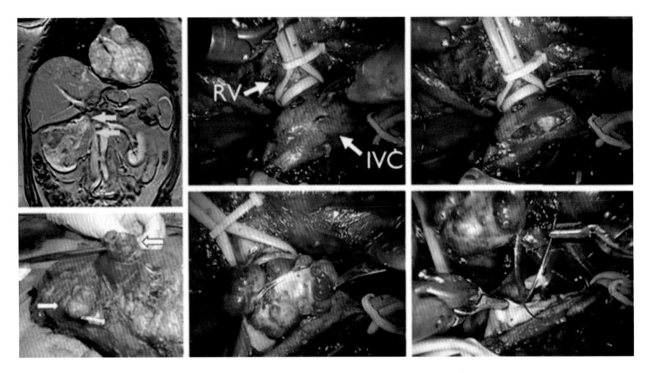

图 12.1　如磁共振成像（左上）所示，患者的 2 个肾静脉均有腔静脉癌栓，在取出后（左下）和术中使用改良 Rommel 止血带交叉夹闭下腔静脉（IVC），并轻柔使用以防止右肾静脉（RV）回流出血，从而在无血区（右）打开并取出下部

第七节　其他挑战：推动机器人肾切除术的发展

机器人辅助腹腔镜肾切除术（RALN）为治疗大型及特大型肾肿瘤提供了一种微创的外科手术方案。这一技术不仅涉及腔静脉血栓切除和淋巴结清扫等复杂手术程序，还包括对侵犯周围实质器官的肿瘤进行切除，并可能需要同时切除其他器官。文献[15]中报道了将 RALN 与部分肝切除、部分十二指肠切除、胆囊切除及远端胰腺切除等手术相结合的案例。虽然这类手术尚不普遍，但随着机器人手术技能和经验的不断提升，未来有望见到更多类似报告。

最近，人们开始关注机器人腹腔镜单孔手术（R-LESS）。其优势在于几乎不留瘢痕，可能还会降低疼痛程度和切口疝的发生率。机器人平台在解决 LESS 手术中的主要问题方面表现出色，例如提高了器械内部操作的精准度，减少了外部器械的相互干扰，并在有限的操作空间内实现了更佳的人体工程学设计（图 12.2）。迄今为止，针对 R-LESS 在根治性肾切除术中的应用，已有数个小规模病例系列和病例报告，但其具体作用和效果尚待进一步验证。

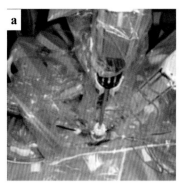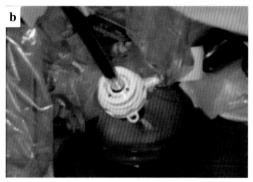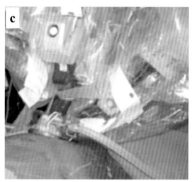

图 12.2　施行机器人腹腔镜单孔手术的入路装置

（a）SILS 端口（柯惠医疗）；（b）Gelpoint（应用医疗）；（c）TriPort（奥林巴斯）（美国俄亥俄州克利夫兰市克利夫兰诊所 Jihad Koauk 提供）

第八节　RALN 的争议

自 21 世纪初以来，来自美国的数据显示，RALN 的使用率显著增加。2003 年，仅有 1.5% 的根治性肾切除术采用机器人技术，而到 2015 年这一比例升至 27%[16]。虽然最初认为 RALN 的手术时间和成本高于腹腔镜手术，但这一观点后来遭到了质疑。如果医院已配备机器人系统，其运行成本实际上并未超过腹腔镜手术，而且机器人手术可能在成本效益上更有优势[17]。机器人手术减少了对一次性用品的需求，如谐波刀，因为只需电凝刀，且手术端口可重复使用，所需手术器械可减至最少。

迄今为止的多项分析显示，与腹腔镜或开放手术相比，RALN 的手术时间较长。然而，在我们中心，我们的经验并非如此。手术时间反映了外科医生的经验和病例的复杂性，在所有 3 种技术中都观察到了显著的变化。通常手术时间反映了一个中心的病例量、外科医生的经验，并取决于是否在培训中心进行手术。机器人手术中普遍关注的一个点是触觉反馈的缺失，这并不仅限于 RALN。无疑在解剖肾门时需要特别谨慎，以确保不对血管或肿瘤施加过多的力。这是所有机器人外科医生需要时间来培养的技能。同样，第四臂器械在屏幕外的意外损伤在机器人手术中被视为一个需要谨慎避免的问题。

第九节　结论

RALN 为复杂和大体积肾肿瘤提供了一种微创的手术途径，其也提供了一个理想的训练平台，让外科医生在处理更常规的病例之前，开始尝试更复杂的上尿路手术，如机器人辅助部分肾切除或机器人辅助肾盂成形术。即使是技术最为娴熟的外科医生进行的手术中，腹腔镜手术也面临着淋巴结疾病、血管侵犯和其他实质器官侵犯等局限性。到目前为止，没有研究支持 RALN 优于腹腔镜肾切除术（LN）。同样，也有许多人认为其并未扩大微创手术的适应证。然而，缺乏证据并不等同于证据不存在。目前，我们没有一级证据支持机器人辅助根治性前列腺切除术（RARP）或机器人辅助肾盂成形术，但这两种手术都在超越其开放手术和腹腔镜手术的对应手术。

如果我们不尝试，我们就无法进步。随着新型机器人系统的不断开发，机器人手术也在不断发展。我们有可能实现更快速、更顺利、更安全的手术，并提高处理复杂病例的能力。

关键点

- 机器人根治性肾切除术可行且安全。
- 标准适应证包括无法进行肾部分切除术的 T_{1a}~T_2 期肿瘤。
- 机器人根治性肾切除术可作为更复杂的机器人肾脏手术的培训平台。
- 随着机器人的普及，机器人肾切除术的相关额外费用有所降低。
- 机器人肾切除术可使手术更快、更顺利，从而实现快速康复并最大限度地缩短住院时间。
- 与标准腹腔镜手术相比，使用机器人技术更容易纠正术中并发症。
- 在经验丰富的中心，机器人手术方法正扩展到包括腔静脉在内的血管侵犯性肾肿瘤。
- 在特定的病例中，机器人腔静脉旁和主动脉旁淋巴结清扫术是可行的，而且可能比腹腔镜手术更安全。
- 在较大的肿瘤中，术中气腹可以最大限度减少侧支循环的出血。与开腹方法相比，这可能会减少手术的总出血量。
- 机器人肾切除术是现代上尿路微创外科医生手术组合中一个常见而重要的组成部分。

参考文献

1. Motzer RJ, Agarwal N, et al. *NCCN clinical practice guidelines in oncology*. Kidney Cancer Version 2.2019, NCCN Clinical Practice Guidelines in Oncology 2019 [cited 2020 02–01-20]; Available from: www.nccn.org/professionals.

2. Challacombe C, A.K.e.a. *BRITISH ASSOCIATION OF UROLOGICAL SURGEONS (BAUS) ROBOTIC SURGERY CURRICULUM - GUIDELINES FOR TRAINING.* [cited 2020 15-01-2020]; Guideline]. Available from: http://www.baus.org.uk/_userfiles/pages/files/Publications/RoboticSurgeryCurriculum.pdf.

3. Dunn MD, et al. Laparoscopic versus open radical nephrectomy: a 9-year experience. J Urol. 2000;164(4):1153–1159.

4. Jeon SH, et al. Comparison of laparoscopic versus open radical nephrectomy for large renal tumors: a retrospective analysis of multi-center results. BJU Int. 2011;107(5):817–821.

5. Steinberg AP, et al. Laparoscopic radical nephrectomy for large (greater than 7 cm, T2) renal tumors. J Urol. 2004;172(6 Pt 1):2172–2176.

6. Abaza R, Gerhard RS, Martinez O. Robotic radical nephrectomy for massive renal tumors. J Laparoendosc Adv Surg Tech A. 2020;30(2):196–200.

7. Blom JH, et al. Radical nephrectomy with and without lymph node dissection: preliminary results of the EORTC randomized phase III protocol 30881. EORTC genitourinary group. Eur Urol. 1999;36(6):570–575.

8. Whitson JM, et al. Lymphadenectomy improves survival of patients with renal cell carcinoma and nodal metastases. J Urol. 2011;185(5):1615–1620.

9. Terrone C, et al. The number of lymph nodes examined and staging accuracy in renal cell carcinoma. BJU Int. 2003;91(1):37–40.

10. Chapman TN, et al. Laparoscopic lymph node dissection in clinically node-negative patients undergoing laparoscopic nephrectomy for renal carcinoma. Urology. 2008;71(2):287–291.

11. Abaza R, Lowe G. Feasibility and adequacy of robot-assisted lymphadenectomy for renal-cell carcinoma. J Endourol. 2011;25(7):1155–1159.

12. Shao P, et al. Laparoscopic radical nephrectomy and inferior vena cava Thrombectomy in the treatment of renal cell carcinoma. Eur Urol. 2015;68(1):115–122.

13. Kundavaram C, et al. Advances in robotic vena cava tumor Thrombectomy: Intracaval balloon occlusion, patch grafting, and vena Cavoscopy. Eur Urol. 2016;70(5):884–890.

14. Chopra S, et al. Robot-assisted level II-III inferior vena cava tumor Thrombectomy: step-by-step technique and 1-year outcomes. Eur Urol. 2017;72(2):267–274.

15. Petros FG, Angell JE, Abaza R. Outcomes of robotic nephrectomy including highest complexity cases: largest series to date and literature review. Urology. 2015;85(6):1352–1358.

16. Jeong IG, et al. Association of Robotic-Assisted vs laparoscopic radical nephrectomy with perioperative outcomes and health care costs, 2003 to 2015. JAMA. 2017;318(16):1561–1568.

17. Abaza R, Gonsenhauser I, Box G, et al. Robotic nephrectomy is not costlier than standard laparoscopy when a robot is available. J Urol. 2015;193(4S):e388.

第十三章 开放保留肾单位手术在当代扮演的角色

Eduard Roussel, Mattias Willem van Hattem, Maarten Albersen, Steven Joniau, Hendrik Van Poppel　著

杨懿人　译

包业炜，顾　迪　校

第一节　概述

在过去的 20 年间，肾细胞癌（RCC）的发病率持续增加，占据了全球癌症负担相当大的比例[1,2]。然而，在许多情况下，通过手术可以治愈局限性病变。1884 年，第一例肾部分切除术（PN）被意外用于切除肾周纤维腺瘤。其后，一个多世纪以来，这种手术已经成为大多数指南中手术切除肾脏肿块的金标准[3-6]。过去，大多数患者表现为有症状的较大肿瘤，而如今由于超声、CT 和 MRI 等腹部成像技术的常规使用，偶发性无症状肾脏小肿块的诊断变得更加常见[1,2]。保留肾单位手术（NSS）最初仅被应用于必要的适应证，如孤立肾或遗传性癌症综合征，但是随着 20 世纪开放肾部分切除术（open partial nephrectomy，OPN）得到改进和推广，NSS 已经逐渐被广泛应用[3,4]。目前已经明确，最大化保留有功能的肾实质对功能预后至关重要，而且已有大量证据支持 PN 和根治性肾切除术（RN）在肿瘤治疗方面具有等效性[7-14]。然而，随着微创手术（MIS）例如腹腔镜下肾部分切除术（laparoscopic partial nephrectomy，LPN）和最近的机器人辅助肾部分切除术（robotic-assisted partial nephrectomy，RAPN）的引入，OPN 的地位受到了挑战。尽管越来越多复杂的肾脏肿瘤通过微创手术治疗，但 OPN 在治疗临床上具有挑战性的病例方面仍然非常有价值，并且在泌尿外科医生的肾脏肿瘤治疗工具库中占据着重要地位。

第二节　保留肾单位手术的适应证

许多研究比较了 PN 和 RN 的功能学和肿瘤学结果，越来越多的证据支持 PN 优于 RN，因为肾功能的衰竭和发病率与死亡率相关，而两者在肿瘤治疗方面的等效性已经得到证实[7-9]。最近一篇 Cochrane 系统综述比较了治疗临床局限性 RCC 的 RN 和 PN，结果发现 PN 与更低的全因死亡率相关，而肿瘤特异性存活率、严重不良事件和无复发存活时间均与 RN 相当[9]。这归功于肾实质功能的保留，同时避免了因为治疗而导致的慢性肾脏疾病（chronic kidney disease，CKD）或肾脏替代治疗[7]。此外，在意外

发现良性肿瘤的患者中，与 RN 相比，PN 与较高的总生存率（OS）相关，因为这些患者不存在癌症的混杂效应[10]。相反，欧洲癌症治疗研究机构（EORTC）的前瞻性随机对照试验重新分析后发现，与 RN 相比，PN 对估计肾小球滤过率（estimated glomerular filtration rate，eGFR）的有益效果并不会导致 OS 改善[11]。人们认为，手术引起的中度肾功能障碍可能不会像其他医学因素引起的那样具有负面影响[12]。术前存在 CKD 的患者以及患有重大并发症的患者最有可能从 NSS 中受益[13,14]。因此，对于非必须行 NSS 和复杂肾脏肿瘤在技术上和肿瘤学方面安全性无法得到保证的患者来说，RN 也许是更合适的选择[15,16]。

　　与 RN 相比，PN 的可行性主要取决于可保留的肾实质的量而非肿瘤大小[17-20]。此外，由于肿瘤直径的增加与转移潜力相关，故高转移性疾病风险的患者可能恰恰是从肾功能保留治疗中获益最大的人群，因为保留的肾功能允许其接受潜在的额外治疗[18]。不同的临床情况，例如初次、重复或挽救性 PN，需要不同的手术方式，而在技术上有挑战性的肿瘤可能更适合采用 OPN。相反，对于合适的适应证，选择 RN 或 PN 不应由手术入路决定。

第三节　保留肾单位手术中的外科技术

　　泌尿外科医生采用 NSS 中不同的外科方法来尝试最大程度减轻患者的病情，同时不影响肿瘤学结果和功能学恢复。在 OPN 手术中，通常使用的是腰部切口建立后腹膜入路，以便游离并控制血管，且能够保留腹膜的完整性。手术切口首选在第 12 肋骨处，尽管更大的上极肿瘤可能需要更偏向头侧的腰部切口。然而，非常大的肿瘤或双侧肿瘤可能需要通过人字形切口建立经腹膜入路。根据外科医生的喜好和经验，RAPN 和 LPN 手术均可以采用腹膜后或经腹膜手术进行[21]。随后，在肾周脂肪中游离肾脏，以便在肾门处进行血管控制。肾脏的游离可能会特别困难，因为存在所谓的"毒性脂肪"。梅奥粘连概率（MAP）评分是一种有用的工具，可以在术前评估横断面成像显示的肾周脂肪是否粘连[22]。在手术时通常主张连同覆盖肿瘤表面的肾周脂肪同时切除，因为可能存在隐匿的肾周脂肪侵袭[23]。

　　肾缺血已经得到广泛研究，因最大程度减少肾缺血相关损伤的重要性仅次于最大程度地保护健康有功能的肾实质。虽然已经有报道描述了零缺血（不阻断）技术，但是通过夹闭肾脏血管（无论是肾动脉还是分段动脉）提供的无血视野来进行肿瘤切除和肾实质重建，也可避免失血过多[21,24]。除此之外，周围肾脏组织张力的降低可使肿瘤切除以及外部缝合更容易。OPN 手术中缺乏气腹提供腹内压力，由于较高的静脉回流，通常也需要夹闭肾静脉。

　　一项涵盖孤立肾患者的大型多中心研究表明，将热缺血时间（warm ischaemia time，WIT）限制在 20 分钟以内，将冷缺血时间（cold ischaemia time，CIT）限制在 35 分钟以内，能够避免增加慢性或急性肾损伤的风险[25]。然而，这些数据不严谨，通常建议将缺血时间保持最短，以最大限度地保留肾组织的功能[26]。但是，最近一项包括 156 项研究的荟萃分析发现，由于患者选择标准、手术技术和保留有功能肾实质的数量等诸多混杂因素，缺血技术对手术、功能或肿瘤治疗结果的综合影响是有争议的[27]。

　　自腹腔镜和机器人系统变得更加普及以来，伴随微创手术的经验逐渐增加，微创手术期间的热缺血时间也大幅减少，目前已经达到了与 OPN 相当的结果[27]。虽然微创手术中冷缺血已经被报道并且也在技术上可行，但是肾脏低温仍被认为是 OPN 的主要优点[28]。在切除肿瘤之前，夹闭肾门后用冰水混合物进行 10~20 分钟的表面降温处理，以降低肾脏代谢。这项技术在复杂性肾肿瘤中尤其得到关注，因为复杂性肾肿瘤需要进行具有技术挑战性的解剖或重建，并且预计需要更长的缺血时间。肾脏测量评分，如已建立的肾脏评分和 Padua 评分，有助于在术前计划中客观地对肾肿瘤的复杂性进行分类[29-31]。

　　肿瘤切除可以通过摘除术进行，即在肿瘤包膜和健康肾实质之间的自然平面进行切除，或通过剜除术进行，即在切除肿瘤的同时切除一部分肾实质（图 13.1）。研究发现，摘除术在肿瘤学效果方面与剜除术或楔形切除术具有同等效果[32]。完全内生性肿瘤可能需要切除覆盖在肿瘤上方的健康楔形肾实质组织，随后摘除肿瘤。

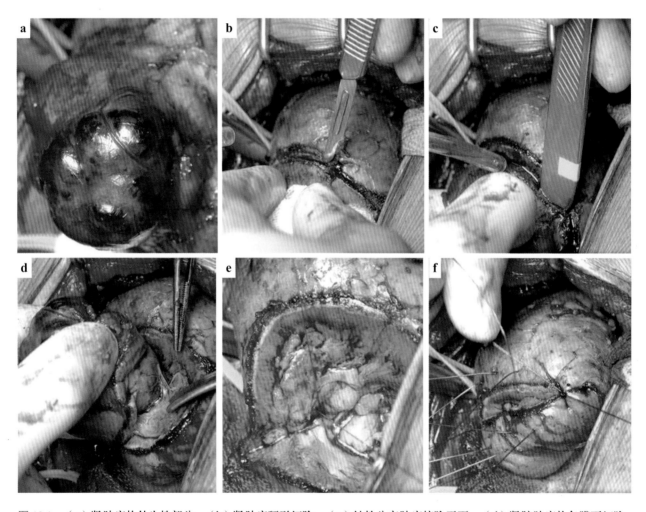

图 13.1　（a）肾肿瘤的外生性部分；（b）肾肿瘤环形切除；（c）钝性分离肿瘤摘除平面；（d）肾脏肿瘤的包膜下切除，可以看到包膜下摘除和分离平面；（e）肾窦的闭合，可以看到突出的肾窦脂肪；（f）使用一个双平结全层缝合外部肾脏（完整的 OPN 操作视频可访问网址 :https://youtu.be zktrg8y0Cc）

　　切开的肾创面上可见的开放血管可以使用细的可吸收线进行八字缝合控制。如果在肿瘤摘除过程中集合系统被破坏，可使用可吸收缝线重建。当存在大的肾实质缺损时，可使用吸收性止血剂制成的支撑物代替切除下来的部分。在进行肾实质缝合术之前，可松开肾脏血管夹，使肾实质无张力地靠拢以减少缺血时间（早期解除钳夹）。另一种方法是在肾实质缝合术之后再解开肾脏血管夹。但是，应该避免再次夹住肾脏血管，因为这样会反复造成缺血再灌注损伤。

第四节　并发症

与 OPN 相关的最常见的术中并发症包括出血、胸膜损伤和邻近器官损伤。早期术后并发症包括血肿形成、肺炎或肺不张、急性肾损伤、肠梗阻、尿外渗和感染，而晚期术后并发症包括尿瘘形成、动静脉瘘形成、肾盏瘘管形成、切口疝和慢性疼痛[24]。与 NSS 相关的并发症发生率略高于 RN。EORTC 进行的一项大型前瞻性随机对照试验比较了 NSS 和 RN 用于低分期、孤立肾小肿瘤的治疗，结果发现与 RN 组相比，NSS 组的严重出血（3.2% *vs.* 1.2%）和再介入率（4.4% *vs.* 2.4%）更高[33]。帕塔尔（Patard）等对报道了一项大型多中心系列研究，结果发现当扩大 NSS 适应证的肿瘤直径时，并发症发生率增加，平均手术时间更长，失血量增加，输血率更高[34]。

蔡（Tsai）等最近的一项系统综述和荟萃分析比较了 OPN 和 RAPN，包括了 34 项研究和超过 60 000 例患者。他们报告称，相比于 OPN，RAPN 的失血量更少、输血率更低、手术时间更长、总体术后并发症更少、再入院率更低、住院时间更短、术后 eGFR 下降更少。结论为，与 OPN 相比，RAPN 与更低的并发症发生率和更好的肾功能保护相关[35]。在 RAPN 中，腹膜后入路和经腹膜入路的并发症似乎没有任何显著差异[36]。

虽然淋巴结清扫术对肾细胞癌（RCC）患者的生存获益仍存在争议，甚至在临床上有淋巴结阳性的疾病中也是如此，但其确实具有预后意义，因提供了重要的额外分期信息[37,38]。此外，病理淋巴结阳性风险高的肿瘤是进行淋巴结清扫术的良好候选对象[39]。一般来说，与微创手术相比，OPN 术中淋巴结清扫术的范围可能更大。然而，研究已经证明了微创广泛腹膜后淋巴结清扫术的可行性和有利的早期肿瘤学结局，尽管这些技术目前缺乏触觉反馈[40,41]。

第五节　结局

虽然不得不指出 OPN 仍然具有最长的肿瘤学随访数据，但是 OPN、LPN 和 RAPN 的肿瘤学结局似乎是等效的[42-45]。需要进行大规模协作来比较不同手术入路下的 PN 的长期肿瘤学结局，目前这方面也正在努力进行。由于肿瘤学上的等效性和并发症发生率的降低，MIS 的适应证正在迅速扩大。尽管越来越复杂的微创 NSS 技术被报道，但是对于需要最大程度保留健康肾实质功能的患者，MIS 可能不该被优先考虑[41]。

未来 OPN 的使用可能进一步下降。尽管如此，在某些临床情况下，其仍具有极其宝贵的地位。与 MIS 相比，复杂的、大的、内生性的肿瘤，以及二次 PN、马蹄形肾脏或特殊肾脏可能更适合 OPN。此外，遗传性肾癌患者常出现多发性和双侧肿瘤，并且代表了在技术上具有挑战性而且很有可能局部复发的高风险病例，在这些患者中，开放式手术可能优于 MIS。

此外，很显然并非所有的中心都配备了目前可用的 MIS 技术，也并非所有的泌尿外科医生都具备开展这些手术所需要的专业知识和技能。

一些研究评估了不同手术入路的成本，因为这是一个越来越重要的医疗保健问题。显然，购买和维护腹腔镜和机器人设备的成本更高，但人们认为这个成本可以通过减少并发症和缩短住院时间来弥补。莱德纳（Laydner）等发现，在低等和中等复杂的肾肿瘤中不同手术入路的 NSS 成本没有明显差异[46-48]。

第六节　结论

如果 NSS 在肿瘤学和技术上都是安全的，则无论手术入路如何，其都是所有肾肿瘤的首选治疗方法。MIS 的适应证正在迅速扩大，越来越复杂的肿瘤可以通过 LPN 或 RAPN 治疗。但是，手术入路的选择不应损害肿瘤学、功能学或围手术期结局。在越来越多的机器人和腹腔镜系统的应用中，OPN 仍占据重要的位置，并且是治疗局限性 RCC 的基本方法。在临床上具有挑战性的病例中，开放式手术可能比 MIS 更为优越，这使得 OPN 在技术飞速发展的时代仍未过时。

关键点

- 无论手术入路如何，只要在技术上可行并且在肿瘤学上安全，NSS 都是临床局限性 RCC 治疗方法的金标准。
- 技术创新以及不断扩大的应用范围使得 MIS 和开放式手术的结局相当，如果有可靠的技术、经验和技能，则对于标准病例，MIS 更可取。
- 在治疗复杂的肿瘤（大型、内生性、多发性或双侧性）和复杂患者（遗传性肾癌综合征或孤立肾）时，OPN 仍有其重要价值，因其可尽可能地保留肾单位功能，尤其是在预期缺血时间较长且重建难度较大的情况下。

参考文献

1. Hsieh JJ, Purdue MP, et al. Renal cell carcinoma. Nat Rev Dis Prim. 2017;3(1):17009.

2. Ljungberg B, Campbell SC, Cho HY, et al. The epidemiology of renal cell carcinoma. Eur Urol. 2011;60(4):615–621.

3. W. HH. A history of partial nephrectomy for renal tumors. J Urol. 2005;173(3):705–708.

4. Herr HW. Surgical management of renal tumors: a historical perspective. Urol Clin North Am. 2008;35(4):543–549.

5. Ljungberg B, Albiges L, Abu-Ghanem Y, et al. Fernández-Pello S, et al. European association of urology guidelines on renal cell carcinoma: the 2019 update. Eur Urol. 2019;75(5):799–810.

6. Campbell S, Uzzo RG, Allaf ME, et al. Renal mass and localized renal cancer: AUA guideline. J Urol. 2017;198(3):520–529.

7. Go AS, Chertow GM, Fan D, et al. Chronic kidney disease and the risks of death, cardiovascular events, and hospitalization. N Engl J Med. 2004;351(13):1296–1305.

8. Van Poppel H, Da Pozzo L, Albrecht W, et al. A prospective, randomised EORTC intergroup phase 3 study comparing the oncologic outcome of elective nephron-sparing surgery and radical nephrectomy for low-stage renal cell carcinoma. Eur Urol. 2011;59(4):543–552.

9. Kunath F, Schmidt S, Krabbe LM, et al. Partial nephrectomy versus radical nephrectomy for clinical localised renal masses. Cochrane Database Syst Rev. 2017;5(5):CD012045.

10. Weight CJ, Lieser G, Larson BT, et al. Partial nephrectomy is associated with improved overall survival compared to radical nephrectomy in patients with unanticipated benign renal tumours. Eur Urol. 2010;58(2):293–298.

11. Scosyrev E, Messing EM, Sylvester R, Renal Function After Nephron-sparing Surgery Versus Radical Nephrectomy: Results from EORTC Randomized Trial 30904. Eur Urol. 2014;65(2):372–377.

12. Lane BR, Campbell SC, Demirjian S, et al. Surgically induced chronic kidney disease may be associated with a lower risk of progression and mortality than medical chronic kidney disease. J Urol. 2013;189(5):1649–1655.

13. Woldu SL, Weinberg AC, Korets R, et al. Who really benefts from nephron-sparing surgery? Urology. 2014;84(4):860–868.

14. Larcher A, Capitanio U, Terrone C, et al. Elective nephron sparing surgery decreases other cause mortality relative to radical nephrectomy only in specifc subgroups of patients with renal cell carcinoma. J Urol. 2016;196(4):1008–1013.

15. Van Poppel H, Joniau S, Albersen M. Nephron sparing for renal cell carcinoma: whenever possible? Eur Urol Focus. 2016;2(6):656–659.

16. Van Poppel H, Sylvester R. Is overall survival not infuenced by partial vs radical nephrectomy? BJU Int. 2018;121(3):319.

17. Lane BR, Fergany AF, Weight CJ, et al. Renal functional outcomes after partial nephrectomy with extended ischemic intervals are better than after radical nephrectomy. J Urol. 2010;184(4):1286–1290.

18. Bratslavsky G. Argument in favor of performing partial nephrectomy for tumors greater than 7 cm: The metastatic prescription has already been written. Urol Oncol Semin Orig Investig. 2011;29(6):829–832.

19. Mir MC, Derweesh I, Porpiglia F, et al. Partial nephrectomy versus radical nephrectomy for clinical T1b and T2 renal tumors: a systematic review and metaanalysis of comparative studies. Eur Urol. 2017;71(4):606–617.

20. Veys R, Abdollah F, Briganti A, et al. Oncological and functional effcacy of nephron-sparing surgery versus radical nephrectomy in renal cell carcinoma stages ≥cT1b: a single institution, matched analysis. Cent Eur J Urol. 2018;71(1):48–57.

21. Kenney PA, Wotkowicz C, Libertino JA. Contemporary open surgery of the kidney. CampbellWalsh Urol. 2012;2:1567–1568.

22. Martin L, Rouviere O, Bezza R, et al. Mayo adhesive probability score is an independent computed tomography scan predictor of adherent perinephric fat in open partial nephrectomy. Urology. 2017;103:124–128.

23. Casilla-Lennon MM, Kenney PA, Wszolek M, et al. Open partial nephrectomy. In: Renal cancer. Berlin: Springer; 2020. p. 221–242.

24. Anastasiadis E, O'Brien T, Fernando A. Open partial nephrectomy in renal cell cancer – Essential or obsolete? Int J Surg. 2016;36:541–547.

25. Becker F, Van Poppel H, Hakenberg OW, et al. Assessing the impact of ischaemia time during partial nephrectomy. Eur Urol. 2009;56(4):625–635.

26. Thompson RH, Lane BR, Lohse CM, et al. Every minute counts when the renal hilum is clamped during partial nephrectomy. Eur Urol. 2010;58(3):340–345.

27. Greco F, Autorino R, Altieri V, et al. Ischemia techniques in nephron-sparing surgery: a systematic review and

meta-analysis of surgical, oncological, and functional outcomes. Eur Urol. 2019;75(3):477–491.

28. Rogers CG, Ghani KR, Kumar RK, et al. Robotic partial nephrectomy with cold ischemia and on-clamp tumor extraction: recapitulating the open approach. Eur Urol. 2013;63(3):573–578.

29. Kutikov A, Uzzo RG. The RENAL nephrometry score: a comprehensive standardized system for quantitating renal tumor size, location and depth. J Urol. 2009;182(3):844–853.

30. Ficarra V, Novara G, Secco S, et al. Preoperative aspects and dimensions used for an anatomical (PADUA) classifcation of renal tumours in patients who are candidates for nephron-sparing surgery. Eur Urol. 2009;56(5):786–793.

31. Canter D, Kutikov A, Manley B, et al. Utility of the R.E.N.A.L. nephrometry scoring system in objectifying treatment decision-making of the enhancing renal mass. Urology. 2011;78(5):1089–1094.

32. Andrea M, Vincenzo F, Francesco R, et al. Simple enucleation is equivalent to traditional partial nephrectomy for renal cell carcinoma: results of a nonrandomized, retrospective. Comparative Study. J Urol. 2011;185(5):1604–1610.

33. Van Poppel H, Da Pozzo L, Albrecht W, et al. A prospective randomized EORTC intergroup phase 3 study comparing the complications of elective nephron-sparing surgery and radical nephrectomy for low-stage renal cell carcinoma. Eur Urol. 2007;51(6):1606–1615.

34. Patard J-J, Pantuck AJ, Crepel M, et al. Morbidity and clinical outcome of nephron-sparing surgery in relation to tumour size and indication. Eur Urol. 2007;52(1):148–154.

35. Tsai S-H, Tseng P-T, Sherer BA, et al. Open versus robotic partial nephrectomy: Systematic review and meta-analysis of contemporary studies. Int J Med Robot Comput Assist Surg. 2019;15(1):e1963.

36. Mittakanti HR, Heulitt G, Li H-F, et al. Transperitoneal vs. retroperitoneal robotic partial nephrectomy: a matched-paired analysis. World J Urol. 2020;38(5):1093–1099.

37. Bhindi B, Wallis CJD, Boorjian SA, et al. The role of lymph node dissection in the management of renal cell carcinoma: a systematic review and metaanalysis. BJU Int. 2018;121(5):684–98.

38. van Hattem MW, Roussel E, Van Poppel H, et al. Role of Lymphadenectomy in renal cell cancer. In: Renal cancer. Berlin: Springer; 2020. p. 281–294.

39. Van Poppel H. Lymph node dissection is not obsolete in clinically node-negative renal cell carcinoma patients. Eur Urol. 2011;59(1):24–25.

40. Prasad SM, Shalhav AL. Comparative effectiveness of minimally invasive versus open lymphadenectomy in urological cancers. Curr Opin Urol. 2013;23(1):57–64.

41. Petros FG, Angell JE, Abaza R. Outcomes of robotic nephrectomy including highest complexity cases: largest series to date and literature review. Urology. 2015;85(6):1352–1359.

42. Xia L, Wang X, Xu T, et al. Systematic review and meta-analysis of comparative studies reporting perioperative outcomes of robot-assisted partial nephrectomy versus open partial nephrectomy. J Endourol. 2017;31(9):893–909.

43. Wu Z, Li M, Liu B, et al. Robotic versus open partial nephrectomy: a systematic review and meta-analysis. PLoS One. 2014;9(4):e94878.

44. Luciani LG, Porpiglia F, Cai T, et al. Operative safety and oncologic outcome of laparoscopic radical nephrectomy for renal cell carcinoma >7 cm: a multicenter study of 222 patients. Urology. 2013;81(6):1239–1245.

45. Vartolomei MD, Foerster B, Kimura S, et al. Oncologic outcomes after minimally invasive surgery for cT1 renal masses: a comprehensive review. Curr Opin Urol. 2018;28(2):132–138.

46. Castle SM, Gorbatiy V, Avallone MA, et al. Cost comparison of nephron-sparing treatments for cT1a renal masses. Urol Oncol Semin Orig Investig. 2013;31(7):1327–1332.

47. Alemozaffar M, Chang SL, Kacker R, et al. Comparing costs of robotic, laparoscopic, and open partial nephrectomy. J Endourol. 2013;27(5):560–565.

48. Laydner H, Isac W, Autorino R, et al. Single institutional cost analysis of 325 robotic, laparoscopic, and open partial nephrectomies. Urology. 2013;81(3):533–539.

第十四章　腹膜后机器人辅助肾部分切除术

D. Sri, M. Malki, M. Hussain, N. Barber　著

祝宝华　译

胡佳涛　校

第一节　概述

一、开端

继 1990 年克莱曼（Clayman）等人首次描述经腹膜（transperitoneal，TP）腹腔镜肾切除术后[1]，腹膜后（RP）微创手术的作用直到引入球囊剥离器创造腹膜后空间后才得以实现。1994 年，研究者报道了第一例完整的腹膜后腹腔镜肾下极肾部分切除术，并观察到患者在术后行走、出院和恢复方面的益处[2]。

2004 年，格莱曼（Gettmann）等人使用达芬奇机器人系统（Intuitive）进行了首次经腹膜后机器人辅助肾部分切除术。在 13 例接受机器人辅助肾部分切除术（RAPN）的患者中，有 2 例患者接受了腹膜后机器人辅助肾部分切除术，其肿瘤分别位于肾背侧和外侧[3]。与 TP 手术相比，RP 微创手术的普及和接受程度一直比较缓慢，一个主要原因是学习曲线要陡峭得多。

二、当前的误解和错误观念

通常认为 TP 入路更加易于操作，让外科医生可以在熟悉的环境和更宽广的视野下进行手术（表 14.1）。然而，在上尿路手术中，RP 途径与 TP 途径相比具有关键优势（表 14.2），本章通过解析 RP-RAPN 术式的细节，并在此过程中消除主流泌尿外科中对该术式的一些常见误解。

表 14.1　TP-RAPN 的常见优点和缺点总结

经腹膜 RAPN	
优点	缺点
更多解剖标志	背侧肿瘤的处理
更大操作范围	肾内侧旋转
极前方肿瘤	肠道损伤
腹侧肾门肿瘤	因既往腹部手术导致腹部粘连

表 14.2　RP-RAPN 的常见优点和缺点总结

经腹膜后 RAPN	
优点	缺点
直达肾门部	操作空间有限，缩小的三角操作安排
不破坏腹膜	解剖结构不熟悉
降低腹部肠道损伤的风险	腹侧肿瘤
较早恢复排便	
术后并发症（漏尿、出血）的保护性治疗	

第二节　腹膜后机器人辅助肾部分切除术：技术和提示

本节重点介绍成功实施 RP-RAPN 的技术细节。我们手术的基本方法由美国底特律 Vattikuti 泌尿外科研究所团队介绍[4,5]。

一、患者体位

患者处于侧卧位（或全侧位），髋部、脊柱和肩部水平成一直线并且朝向手术台的边缘。下肢屈曲，上肢可能需要轻微屈曲，以避免常见的腓总神经拉伤和足下垂风险。不同手术台的腰桥位置和程度不同，目的是实现完全屈曲的平台（约 230°），使第 12 肋骨和髂嵴之间达到最大空间。常规经验是将患者的髂前上棘与手术台折角处对齐。然而，对于高 BMI 或腰围肥大的患者，需进行调整。髂嵴突出的患者也面临操作挑战，因此将髋关节定位在腰桥水平以下通常会提供更好的操作空间。

二、建立腹膜后间隙

寻找和建立腹膜后间隙的体表标志是髂嵴、第 12 肋尖和腋中线。对于第 12 肋过长或过短以及没有第 12 肋的患者，腋中线是一个很好的参考点。套管（port）的放置与腹腔镜腹膜后入路略有不同，假使摄像机套管太靠近第 12 肋，则器械和摄像机往往太靠近肾脏并导致外部碰撞。在髂嵴上方约 2 cm 处，与第 12 肋尖成一直线处做一个 12~15 mm 的摄像口切口。其大致与腋中线一致，并位于小腹三角区的外侧。在开放手术中，使用扩张器（例如 Kocher-Langenbeck）分离腹外斜肌腱膜和腹外斜肌，暴露胸腰筋膜。使用弯钳穿透该层并进入腹膜后间隙。术者应该能够触及第 12 肋和腰方肌腹侧，腰大肌和肾脏也可触及。另一种技术是在切开皮肤和皮下组织后使用弯钳穿透腹外斜肌腱膜和胸腰筋膜。感受到有两个明显的"落空感"时表明处于正确的操作平面上，并且保证了足够的操作空间。

然后将球囊扩张器插入所创建的空间中，并将套管面向腹侧。在腹腔镜直视下移除闭孔器及扩张球囊。需要大约 40 次按压以获得足够腹膜后空间且不损伤腹膜。不过按压次数也会有所不同，较瘦的患者仅需较少的按压，而较胖的患者可能需要多达 60 次按压。建立适当的空间后将扩张器放气，并置入 12 mm 机器人摄像机套管。

三、套管放置

图 14.1 显示 RP-RAPN 的最佳套管位置。摄像头套管通常较长（120~130 mm），并配有球囊和密封圈以固定其位置。用 12~15 mmHg 的 CO_2 建立腹膜后气腹。若使用无阀压力屏障送气装置（诸如 Airseal），则可以使用较低压力。首先插入侧向套管，并且可以使用针测量进入角度和位置。该套管位于腰上三角中摄像头套管上外侧 7~8 cm 处。在竖脊肌外侧缘和第 12 肋下缘出现的压痕即该套管的外部标志。内侧机器人臂套管与摄像头套管相距 7~8 cm。若主要在肾下极手术，则需考虑将内侧机器人臂套管放置在比摄像机套管线低 1~2 cm 的位置。然后，在摄像头和内侧机器人臂套管之间的直线上等距点尾侧 1 cm 处放置一个 12~15 mm 的辅助套管，该套管大致位于腋前线，并应位于髂前上棘的头侧。在某些

情况下，可以通过在内侧机器人臂下方 2 cm、内侧 7~8 cm 处插入套管来使用第四机器人臂。可能需要使用腹腔镜器械或手指钝性清除覆盖在该区域的腹膜。第四机器人臂对肾周脂肪丰富的患者作用明显，或者允许在热缺血期（warm ischaemia time，WIT）间进行牵拉，以便助手能够集中精力协助切除肿瘤。

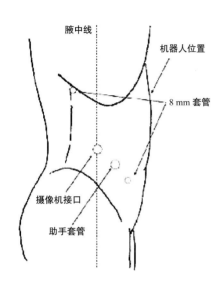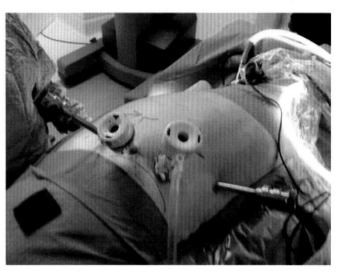

图 14.1　利用达芬奇 Si 手术系统（三臂技术）进行 RP-RAPN 的最佳套管放置

四、对接（Docking）

机器人对接取决于手术中心使用的机型。使用达芬奇 Si 时，房间布局应能满足床旁机械臂塔从患者头部上方进入并与患者脊柱平行的要求。使用达芬奇 Xi 时，床旁机械臂塔可垂直于手术床进入。

五、初始标志

外科医生在控制台上获得器械控制权后，应根据标志物确定方向。上方为腹膜皱襞和腹横肌，下方为腰大肌肌腱和输尿管，头侧为膈肌，尾侧为骨盆（图 14.2）。应评估肾旁脂肪。脂肪处理是腹膜后手术必不可少的组成部分。从 Gerota 筋膜上剥离肾旁脂肪，在特定情况下，还需要处理腹膜皱褶上的悬垂脂肪，在此处进行手术时必须谨慎小心以免破坏腹膜。

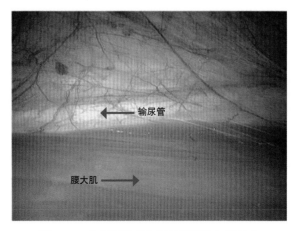

图 14.2　建立腹膜后空间时遇到的初始标志

然后切开 Gerota 筋膜，于腰大肌上方平行进入。再沿着腰大肌从头侧和尾侧进行解剖，并抬高肾脏和肾周脂肪。充分移动上下极将使助手和（或）第四臂能够在辨认肾门时发挥最佳的抬升作用。

六、肾门解剖

遵循腹腔镜腹膜后手术的系统方法和原则，可以实现安全的腹膜后机器人肾脏手术。在解剖肾门时，应将肾脏拉伸以便于血管的识别及钝性分离。我们建议解剖平行进行，从下到上沿着血管的方向展开以显示肾门。这可以最大程度地减少血管意外损伤或较小血管和支流出血的风险。在腹膜后，术者遇到的第一个结构是肾动脉，将其游离并使用 2 个血管夹钳夹（图 14.3）。我们建议使用血管吊带游离动脉，以便于动脉的定位和牵引。同样可解剖静脉并游离，尽管在腹膜后肾部分切除术中不是完全必要。因此，在解剖或识别肾静脉（如经腹腔手术的情况）和结扎性腺静脉引起出血的情况并不常见。

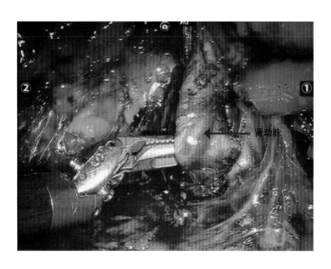

图 14.3　RP-RAPN 术中肾动脉解剖剥离

七、肿瘤识别

切开 Gerota 筋膜并将其从肾包膜表面游离以暴露肿瘤。有关经腹膜后入路可触及的肿瘤位置仍存在一些争议。依据作者经验，在腹膜后机器人手术量大的中心，除了肾门前部肿瘤外，其他所有肿瘤都可以通过腹膜后入路进行手术。确保有最佳进入路径的一个关键问题是处理好可能遮挡视野的邻近组织、肾周脂肪和腹膜皱襞。切开 Gerota 筋膜以进入实质的位置非常重要。对于前方和侧方的肿瘤，将肾脏从腹膜褶皱处游离出来，在更前方的位置进入肾实质，这意味着一旦肿瘤被识别并游离，在热缺血期间悬垂的脂肪就会减少。对于更靠背侧的肿瘤，这种方法可能会适得其反，因为与腹膜皱襞的上方连接带来的自然提升效应有助于肿瘤切除。在这种情况下，我们倾向于在腹膜皱襞线以下 1~2 cm 的位置切开 Gerota 筋膜。根据实际病例考量，大多数肿瘤可以通过腹膜后途径进行手术。

术中机器人超声（US）可以并且被用于腹膜后以识别肿瘤的边缘并辅助切除。其在鉴别以内生为主或完全内生肿瘤中作用明显。TilePro ™功能可在控制台屏幕上显示实时超声图像。当然，进行术中超声的操作时空间可能受到限制，需要外科医生和床旁助手之间的良好配合。

八、肾门夹闭

在进行肾门夹闭操作前，确认从缝合线到手术器械所有必要的材料都已准备就绪。还要检查套管是否位于腹膜后腔内，确保在热缺血期（WIT）更换手术器械时不会产生问题。渗透性利尿剂甘露醇的使用存在争议，一些学者认为甘露醇既能改善肾血流量，又具有自由基清除的特性，从而可减少动脉夹闭后的缺血性损伤。2018 年的一项前瞻性双盲试验发现，在接受 RAPN 的肾功能正常的患者中，使用甘露醇和使用安慰剂对肾功能影响方面统计学上无显著差异[6]。同样，孤立肾行 RAPN 患者使用甘露醇对肾功能也无影响[7]。在临床实践中，我们已经停止在术中使用甘露醇。

肾门夹闭可以使用腹腔镜应用的血管夹（图 14.4）或机器人应用的血管夹（Klein/Scanlan）进行。离体研究表明，与腹腔镜手术相比，机器人手术应用的夹钳所提供的夹紧力更小，允许更多的血流通过钳夹的节段[8]，但这并不意味着其在体内止血效果较差。研究表明其使用是安全、可行的，并且不劣于腹腔镜血管夹[9]。

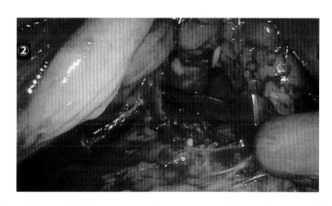

图 14.4　在 RP-RAPN 中使用腹腔镜动脉夹（laparoscopic bulldog）钳夹主动脉的术中演示

先夹闭肾动脉，随后夹闭肾静脉，但并非所有中心 / 外科医生都夹闭肾静脉，体积较小的外生性肿瘤也可以在未夹闭的情况下处理。选择性动脉钳夹（selective arterial clamping，SAC）仍有争议[10,11]。其理论基础是避免整个肾脏缺血可减少缺血性损伤并改善长期肾功能。SAC 通常与吲哚菁绿（indocyanine green，ICG）注入和 DaVinci 集成荧光功能 FireFly ™的使用相结合，以便可视化评估肿瘤灌注情况。保卢奇（Paulucci）等人进行了一项多机构前瞻性研究，在匹配患者中比较了主动脉夹闭（main arterial clamping，MAC）与 SAC，发现两者之间无统计学显著差异[12]。

九、肿瘤切除

传统的肿瘤切除术采用锐性剥离法，同时切除一圈正常的实质组织，以尽量减少手术切缘阳性。对于有包膜的肿瘤，可在正确的平面进行摘除手术，将肿瘤连同完整的包膜一并切除。

十、肾修补术

传统上采用双层缝合术进行肾实质闭合。更换单极电剪为机器人针持，必要时更换左侧机械臂装置。缝合线用线结和 Hem-O-Lok 夹固定。利用编织缝合线（聚乳酸 - 羟基乙酸内酯）或单丝缝合线

（poliglecaprone 25）连续进行内层 / 深层肾实质缝合。使用 Hem-O-Lok 夹通过滑动夹方法固定缝线 [13]。我们在临床实践中使用 2-0 poliglecaprone 25。单丝缝合线的优点是可以在需要时回顾性地紧缩缝合肾实质。外层肾实质缝合线同样采用间断或连续方式进行缝合。确保这一层包括肾包膜非常重要，以便缝合线可以适当地拉紧，实现止血并闭合缺损。我们使用 1-0 聚乳酸 - 羟基乙酸内酯缝合线作为外层缝线。

进行腹膜后入路手术时需要考虑的事项包括缝线的行进方向。一般的经验原则是从缺损的远端向术者缝合，防止器械碰撞以及行肾缝合时出现更不适的角度。这样，左手可以利用之前的缝合线控制肾脏和缺损处，使缝合时的角度更符合人体工程学。

在一些中心，v-loc 倒刺缝线已经取代了传统的编织和单根缝线。这种缝线的优点在于可以保持所施加的张力，并在统计学上将平均 WIT 显著减少 6.2 分钟 [14]。

集合系统入口的修复可以单独进行，也可以在内层肾实质缝合时进行。滑动夹固定法的应用逐渐减少了集合系统修复的必要性（图 14.5）。不进行集合系统修复及滑动夹方法的使用可以减少平均 WIT，而且不会增加术后并发症和漏尿的发生率 [15]。近期一项针对 975 例接受肾部分切除术患者漏尿影响因素的研究发现，开放手术、高预计失血量以及不采用滑动夹固定法缝合肾脏会增加这种风险 [16]。

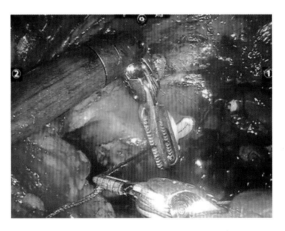

图 14.5　RP-RAPN 滑动夹法进行肾外层修补术的术中演示

十一、肾门开放和肿瘤取出

完成肾实质缝合后，解除肾门部血管夹，如果使用了肾静脉夹，则应先取下肾静脉夹。如有持续出血，可以通过拉紧 Hem-o-Lok 收紧缝合线以达到止血目的。如有需要，还可以添加其他间断缝线以进一步止血。

在成功完成肾内层缝合后，早期松开动脉夹可以减少 WIT。如果需要的话，这种方法还可以对内层进行补充加固。

肾缝合处可以进一步使用止血辅助物进行填充，这些止血辅助物在肾实质边缘渗血的情况下作用明显。有吸收性止血剂、止血基质、纤维蛋白胶凝剂和其他辅助剂可供使用。在我们的实践中，TISSEEL ™、FLOSEAL ™（Baxter）、VISTASEAL ™和 SURGICEL SnOW ™（Ethicon）是更常用的制剂。

如有需要，可留置外科引流管。在腹膜后手术中通常不需要这样做。肿瘤放置在一个取样袋（Endo Catch ™）中，通过 15 mm 的助手套管取出。最后再闭合上方的筋膜和皮肤。

十二、术后护理

术后采用加速康复路径（enhanced recovery pathway，ERP），用于术后早期活动和正常饮食恢复。出院标准包括能够耐受正常饮食、活动且口服镇痛药物充足。我们中心 RP-RAPN 患者的中位住院时间为 1 天。

第三节　RP-RAPN 是否安全、有效和经济

行部分肾切除术时，手术方式的选择往往取决于外科医生。当然，手术量大的中心更有可能采用并推广 RP-RAPN 技术[17]。尚无随机试验比较 RP-RAPN 和 TP-RAPN 的安全性和疗效。大多数研究在设计上倾向于回顾性，并受到选择偏倚的干扰。表 14.3 总结了较大规模的对比研究中围手术期、功能和肿瘤学结果。

一、围手术期结局

一个对 4 项符合条件的研究进行的系统回顾和荟萃分析将 229 例 TP-RAPN 患者与 220 例 RP-RAPN 患者进行了比较，这些患者具有相似的肿瘤直径、位置和复杂性特征。他们发现，RP-RAPN 在以下方面与 TP 相当：并发症（Clavien<3 和 Clavien≥3）、转换率、热缺血时间（WIT）和估计失血量（estimated blood loss，EBL）。然而，手术时间存在明显差异（$P=0.05$），RP-RAPN 手术时间平均短 28.03 分钟[31]。周（Choo）等人的研究表明，当两种技术与肾测量评分进行配对时，这种显著差异依然存在。虽然 WIT 没有发现差异（$P=0.139$），但即使根据肿瘤复杂程度进行配对，RP 组的手术时间平均缩短了 33 分钟，具有统计学意义（$P=0.028$）[20]。对比 RP-RAPN 和 TP-RAPN 的当代大型多中心系列研究也证实了这些研究结果[17,26,27]。有人认为围手术期的结果指标可能取决于外科医生的专业水平，正如麦克莱恩（McLean）等人在一项系统综述中所展示的结果，该综述研究了后部肿瘤的 RP-RAPN 和 TP-RAPN（被认为是 RP 手术的有利位置），他们证明了在上述结果指标上没有显著差异[32]。

在患者住院时间（length of stay，LOS）和康复方面的信息无疑更为清晰。欧洲合作数据显示，RP-RAPN 的住院时间明显缩短，中位住院时间缩短了 1 天（$P\leqslant0.0001$）[17]，国际合作数据显示，中位住院时间缩短了 2 天（$P<0.01$）[26]。RP-RAPN 在住院时间上的优势也反映在麦克莱恩（McLean）的系统回顾中[32]。

肥胖患者给两种手术入路都增添了额外的挑战。RP-RAPN 的安全性和优势也已在 BMI>30 kg/m² 的患者中得到证实。在该队列中，RP-RAPN 的中位手术时间为 130 分钟，总体术后并发症发生率为 3%，输血率为 1%，中位住院时间为 1 天[33]。

表 14.3 RP-RAPN 与 TP-RAPN 的比较文献总结，探讨围手术期、功能和肿瘤学结果

作者	RP vs. TP	肿瘤直径（cm）	RENAL 评分	手术时长（min）	热缺血时间 WIT（min）	并发症（%）	住院时间（天）	切缘阳性（%）	肾小球滤过率（GFR）下降
Hughes-Hallett 2013[18]	44 vs. 59	2.8 vs. 3.1	5.5 vs. 5.5	149 vs. 195	22 vs. 19	9 vs. 10	2.5 vs. 4.6	6.8 vs. 5	—
Gin 2014[19]	75 vs. 116	2.5 vs. 3.2	8 vs. 7	156 vs. 191	24 vs. 26	9 vs. 17	1.5 vs. 2	8 vs. 6	2 vs. 2（gain）
Choo 2014[20]	43 vs. 43	2.8 vs. 2.7	6.0 vs. 6.6	120 vs. 153	23 vs. 26	—	—	0 vs. 2	11.4 vs. 8.6
Kim 2015[21]	116 vs. 97	2.5 vs. 2.5	8 vs. 8	152 vs. 149	NR	7 vs. 10	1 天：57% vs. 10%	—	—
Sharma 2016[22]	25 vs. 40	—	7 vs. 7	224 vs. 248	27 vs. 30	16 vs. 43	2.3 vs. 3.0	4 vs. 2	—
Maurice 2017[23]	74 vs. 296	2.4 vs. 2.5	8 vs. 7	176 vs. 176	21 vs. 19	12 vs. 14	2.2 vs. 2.6	1.4 vs. 1.7	统计学上不显著
Stroup 2017[24]	141 vs. 263	2.9 vs. 3.1	7 vs. 7	217 vs. 232	23 vs. 23	11 vs. 14	2.2 vs. 2.5	2.8 vs. 4.2	6.2 vs. 6.4
Laviana 2018[25]	78 vs. 78	—	—	167 vs. 191	21 vs. 22	24 vs. 36	1.8 vs. 2.7	3.9 vs. 2.6	4 vs. 6
Arora 2018[26]	99 vs. 394	3 vs. 3.2	7 vs. 7	160 vs. 170	17 vs. 17	—	1 vs. 3	2.1 vs. 2	6.8 vs. 9.9
Harke 2019[27]	203 vs. 551	2.6 vs. 3.0	9 vs. 9	120 vs. 143	8.0 vs. 11	14 vs. 22	8 vs. 9	4 vs. 3	6.4 vs. 11.5
Paulucci 2019[28]	157 vs. 157	2.9 vs. 3.0	—	157 vs. 185	17 vs. 17	12 vs. 12	1 vs. 2	3.9 vs. 2.4	—
Abaza 2020[29]	30 vs. 107	3.0 vs. 3.5	7 vs. 7	128 vs. 141	11 vs. 11	4（全部）	0.7 vs. 0.9	0 vs. 0	16.3 vs. 13.8
Mittakanti 2020[30]	166 vs. 166	3.1 vs. 3.3	6 vs. 6	162 vs. 191	18 vs. 18	53 vs. 47	1.7 vs. 1.9	2.8 vs. 1.9	4.1 vs. 5.9
Frimley 肾癌中心 2020	631	3.1	6.5	135	21	8	1	4	6

二、肿瘤学和功能结局

从肿瘤学角度看，文献中并未显示复发和疾病进展方面存在显著差异。同样，近期或长期的 eGFR 下降也无显著差异（见表 14.3）。在大样本系列中，两种方法的手术切缘阳性率（positive surgical margin，PSM）相似[18,20,26-30]。手术量少的单中心内，RP-RAPN 患者的 PSM 率往往较高，肿瘤治疗效果也较差，这突出表明需要集中化和大手术量，才能在陌生的手术环境中实现同等的安全性和有效性[34]。

三、费用

拉维亚钠（Laviana）等人利用时间驱动作业成本法（time-driven activity-based costing，TDABC）对肾脏小肿块进行了研究，结果表明每例 RP-RAPN 成本降低 2337.16 美元。这主要是由于 RP-RAPN 组的平均手术时间较短（167.0 min *vs.* 191.1 min，$P = 0.001$）且住院时间较短（1.82 天 *vs.* 2.68 天，$P < 0.001$），且这些差异在统计学上具有显著意义。RP-RAPN 略高的一次性器械成本（每例约多 207.66 美元）被缩短的手术时间（每分钟约 37.63 美元）和 LOS（1713 美元/天）的收益所抵消。该团队推断，在术前和随访阶段，两种方法的成本是相等的，而成本减少的收益归因于术中和术后路径的差异[25]。

第四节　挑战现有共识

根据表 14.1 和表 14.2 中强调的两种方法的优点和缺点，文献中似乎存在一致的共识，关于各种方法的最佳应用总结在表 14.4 中[35]。

表 14.4　RAPN 手术入路共识总结

RP-RAPN	TP-RAPN
肾后部和侧部肿块	前部和内侧肿块
既往腹部手术	高度复杂肿瘤
既往腹部疾病（例如，克罗恩病、急腹症、腹水、恶性肿瘤）	肾脏解剖变异（马蹄肾、盆腔肾）
	肥胖患者
	既往腹膜后/经皮肾脏手术
	突出的髂嵴/腰椎病变限制了屈曲动作

最终，入路的选择应基于外科医生的经验和专业知识。鉴于更广泛的实践、熟悉程度和更高的数量，文献中有证据表明 TP-RAPN 可安全有效地用于治疗背侧和侧部肿块以及"恶劣"腹部（腹腔内发生了严重的粘连，导致腹腔内器官无法正常游离或解剖）的患者[23,28,32,35]。随着 RP-RAPN 使用经验和手术量的增加，有新的数据表明，在传统上倾向于选择 TP 途径的情况下，RP-RAPN 可能具有类似的安全性和疗效。技术上的挑战，例如突出的髂嵴，可以通过使用更长的助手辅助套管来克服，以便获得更理

想的支点且减少对床旁助手活动的限制。Intuitive 公司的达芬奇机器人手术系统的技术进步和第四代产品可更好地利用空间，并进一步实现套管的微型化，从而减少了在 RP 期间解剖变异可能导致的进展受阻。达芬奇 Xi 的旋转吊杆使对接更加容易，从而使患者推车的接近角度达到最佳，手术过程中的容错性更高[30]，马勒基（Malki）等人已经证明了 RP-RAPN 在肥胖病人中的非劣效性[33]。当代多中心研究已经证明了 RP-RAPN 在前部、内侧和复杂肿瘤中的可行性和安全性，同时保持了其手术时间短和患者恢复快的优势[17-34]。

第五节　RP-RAPN 的未来发展趋势

本章作者所在的机构位于英国萨里郡的三级上尿路机器人手术中心，其转诊范围跨越了萨里、汉普郡和苏塞克斯地区，区域半径超过 80 km。目前，我们每年进行超过 300 例上尿道手术，其中超过 90% 采用（RP）途径。随着技术的改进和手术量的增加，我们预计 RP-RAPN 的自然精进将解决日益复杂的肿瘤。在我们的中心，pT_{1b} 和 pT_{2a} 肿瘤是通过 RP 通路手术的，我们预计这种趋势将继续发展。同时，不断适应和利用现有技术来提升技术水平。注入吲哚菁绿（ICG）并利用达芬奇机器人手术系统的集成荧光功能 FireFly ™，可以直观评估肿瘤的灌注情况，且有助于选择性动脉夹闭（SAC）。虽然这在 TP-RAPN 中已经得到了广泛的应用[36]，但由于达芬奇 Xi 更好地利用有限空间，RP-RAPN 也更具技术可行性。IRIS ™是一种解剖可视化服务，利用诊断成像数据构建患者解剖的 3D 模型，并使用 TilePro 将其集成到外科医生操作台中。这将为更好的手术规划铺平道路，并有助于处理更复杂的病例。

目前，各种竞争对手的机器人辅助手术（robot assisted surgical，RAS）系统正在生产或正在推向市场[37]。其中，CMR Surgical 的 Versius ™系统已在临床实践中确立，而 Medtronic 的 HUGO ™ RAS 被广泛认为是进入市场的下一个可行竞争对手。伴随着 RAS 系统在全球范围内广泛使用，这些新系统可实现的范围也将随着时间、数量、经验以及外科医生和手术系统之间的共同发展而不断扩大。尽管已使用 Versius ™系统成功完成了各种上尿路手术，但 RAPN 手术暂时无法使用该系统。随着系统的发展，这一里程碑无疑将实现，然而由于目前的系统算法要求有 5 cm 的体腔内间隙才能安全使用器械，故后腹膜途径将无法使用当前版本的 Versius ™系统。

另外，Intuitive Surgical 公司开发了达芬奇 SP 系统，旨在推动腹腔镜单孔手术（LESS）的发展。方（Fang）等人最近介绍了他们在 7 例患者中使用单孔 RP-RAPN 的经验。虽然安全可行，但这项技术仍处于起步阶段。所有患者都经过精心选择，并进行了非夹闭手术，其整体安全性、成本效益和对患者的益处仍未有确切答案[38]。

> **关键点**
>
> - 腹膜后机器人辅助肾部分切除术正逐渐成为治疗肾脏小肿块的有效手段。
> - 它显示出经腹腔途径在缩短住院时间、加快患者康复和更经济实惠方面的优势。
> - 腹膜后机器人辅助肾部分切除术学习曲线陡峭。
> - 对于经验丰富的医生，除了肾门前肿块外，大多数小的肾脏肿块都能通过腹膜后成功处理。
> - 腹膜后手术已被证明对复杂肿块和高 BMI 的患者安全有效。
> - 术中处理肾前和肾周脂肪对优化视野和空间至关重要。
> - 新一代和微型化机器人手术系统的问世将推动腹膜后 RAPN 的不断进步。
> - 最终，应根据外科医生的经验和专业知识来选择手术方法。

参考文献

1. Clayman RV, et al. Laparoscopic nephrectomy: initial case report. J Urol. 1991;146(2):278–282.

2. Gill IS, Delworth MG, Munch LC. Laparoscopic retroperitoneal partial nephrectomy. J Urol. 1994;152(5 Pt 1):1539–1542.

3. Gettman MT, et al. Robotic-assisted laparoscopic partial nephrectomy: technique and initial clinical experience with DaVinci robotic system. Urology. 2004;64(5):914–918.

4. Sukumar S, Rogers CG. Robotic partial nephrectomy: surgical technique. BJU Int. 2011;108(6 Pt 2):942–947.

5. Ghani KR, et al. Robotic retroperitoneal partial nephrectomy: a step-by-step guide. BJU Int. 2014;114(2):311–313.

6. Spaliviero M, et al. Intravenous mannitol versus placebo during partial nephrectomy in patients with normal kidney function: a double-blind, clinically-integrated, Randomized Trial. Eur Urol. 2018;73(1):53–59.

7. Omae K, et al. Mannitol has no impact on renal function after open partial nephrectomy in solitary kidneys. Int J Urol. 2014;21(2):200–203.

8. Le B, et al. Comparative analysis of vascular bulldog clamps used in robot-assisted partial nephrectomy. J Endourol. 2013;27(11):1349–1353.

9. Sukumar S, et al. Robotic partial nephrectomy using robotic bulldog clamps. JSLS. 2011;15(4):520–526.

10. McClintock TR, et al. Can selective arterial clamping with fuorescence imaging preserve kidney function during robotic partial nephrectomy? Urology. 2014;84(2):327–332.

11. Komninos C, et al. Renal function is the same 6 months after robot-assisted partial nephrectomy regardless of clamp technique: analysis of outcomes for off-clamp, selective arterial clamp and main artery clamp techniques, with a minimum follow-up of 1 year. BJU Int. 2015;115(6):921–918.

12. Paulucci DJ, et al. Selective arterial clamping does not improve outcomes in robot-assisted partial nephrectomy: a propensity-score analysis of patients without impaired renal function. BJU Int. 2017;119(3):430–435.

13. Benway BM, et al. Robotic partial nephrectomy with sliding-clip renorrhaphy: technique and outcomes. Eur Urol. 2009;55(3):592–599.

14. Sammon J, et al. Barbed suture for renorrhaphy during robot-assisted partial nephrectomy. J Endourol. 2011;25(3):529–533.

15. Williams RD, et al. Has sliding-clip Renorrhaphy eliminated the need for collecting system repair during robot-

assisted partial nephrectomy? J Endourol. 2017;31(3):289–294.

16. Peyton CC, et al. Urinary leak following partial nephrectomy: a contemporary review of 975 cases. Can J Urol. 2020;27(1):10118–10124.

17. Porpiglia F, et al. Transperitoneal vs retroperitoneal minimally invasive partial nephrectomy: comparison of perioperative outcomes and functional follow-up in a large multi-institutional cohort (the RECORD 2 project). Surg Endosc. 2021;35(8):4295–4304.

18. Hughes-Hallett A, et al. Robot-assisted partial nephrectomy: a comparison of the transperitoneal and retroperitoneal approaches. J Endourol. 2013;27(7):869–874.

19. Gin GE, et al. Comparison of perioperative outcomes of retroperitoneal and transperitoneal minimally invasive partial nephrectomy after adjusting for tumor complexity. Urology. 2014;84(6):1355–1360.

20. Choo SH, et al. Transperitoneal versus retroperitoneal robotic partial nephrectomy: matched-pair comparisons by nephrometry scores. World J Urol. 2014;32(6):1523–1529.

21. Kim EH, et al. Retroperitoneal robot-assisted partial nephrectomy for posterior renal masses is associated with earlier hospital discharge: a single-institution retrospective comparison. J Endourol. 2015;29(10):1137–1142.

22. Sharma P, et al. Is surgeon intuition equivalent to models of operative complexity in determining the surgical approach for nephron sparing surgery? Indian J Urol. 2016;32(2):124–131.

23. Maurice MJ, et al. Robotic partial nephrectomy for posterior tumors through a retroperitoneal approach offers decreased length of stay compared with the Transperitoneal approach: a propensity-matched analysis. J Endourol. 2017;31(2):158–162.

24. Stroup SP, et al. Comparison of retroperitoneal and transperitoneal robotic partial nephrectomy for Pentafecta perioperative and renal functional outcomes. World J Urol. 2017;35(11):1721–1728.

25. Laviana AA, et al. Retroperitoneal versus transperitoneal robotic-assisted laparoscopic partial nephrectomy: a matched-pair, bicenter analysis with cost comparison using time-driven activity-based costing. Curr Opin Urol. 2018;28(2):108–114.

26. Arora S, et al. Retroperitoneal vs Transperitoneal robot-assisted partial nephrectomy: comparison in a multi-institutional setting. Urology. 2018;120:131–137.

27. Harke NN, et al. Retroperitoneal versus Transperitoneal robotic partial nephrectomy: a multicenter matched-pair analysis. Eur Urol Focus. 2021;7(6):1363–1370.

28. Paulucci DJ, et al. A multi-institutional propensity score matched comparison of Transperitoneal and retroperitoneal partial nephrectomy for cT1 posterior tumors. J Laparoendosc Adv Surg Tech A. 2019;29(1):29–34.

29. Abaza R, Gerhard RS, Martinez O. Feasibility of adopting retroperitoneal robotic partial nephrectomy after extensive transperitoneal experience. World J Urol. 2020;38(5):1087–1092.

30. Mittakanti HR, et al. Transperitoneal *vs.* retroperitoneal robotic partial nephrectomy: a matched-paired analysis. World J Urol. 2020;38(5):1093–1099.

31. Xia L, et al. Transperitoneal versus retroperitoneal robot-assisted partial nephrectomy: a systematic review and meta-analysis. Int J Surg. 2016;30:109–115.

32. McLean A, et al. Trans-peritoneal *vs.* retroperitoneal robotic assisted partial nephrectomy in posterior renal tumours: need for a risk-stratifed patient individualised approach. A systematic review and meta-analysis. J Robot Surg. 2020;14(1):1–9.

33. Malki M, et al. Retroperitoneal robot-assisted partial nephrectomy in obese patients. J Laparoendosc Adv Surg Tech A. 2019;29(8):1027–1032.

34. Tanaka K, et al. Comparison of the transperitoneal and retroperitoneal approach in robotassisted partial nephrectomy in an initial case series in Japan. J Endourol. 2013;27(11):1384–1388.

35. Marconi L, Challacombe B. Robotic partial nephrectomy for posterior renal Tumours: retro or Transperitoneal

approach? Eur Urol Focus. 2018;4(5):632–635.

36. Sri D, et al. Robotic-assisted partial nephrectomy (RAPN) and standardization of outcome reporting: a prospective, observational study on reaching the "trifecta and Pentafecta". J Robot Surg. 2021;15:571–577.

37. Thomas BC, et al. Preclinical evaluation of the Versius surgical system, a new robot-assisted surgical device for use in minimal access renal and prostate surgery. Eur Urol Focus. 2021;7(2):444–452.

38. Fang AM, et al. Single-port robotic partial and radical nephrectomies for renal cortical tumors: initial clinical experience. J Robot Surg. 2020;14(5):773–780.

第十五章　经腹机器人辅助肾部分切除术

Christopher Anderson, Jens-Uwe Stolzenburg, Arman Tsaturyan, Mohannad Alsulami, Vinodh-Kumar-Adithyaa Arthanareeswaran, Evangelos Liatsikos, Panagiotis Kallidonis　著

包业炜，顾　迪　译
王　正，宋家璈　校

第一节　概述

在过去的 20 年中，早期肾细胞癌的治疗已从根治性肾切除术演变为肾单位保留手术。已证实，肾部分切除术在保留大多数正常肾组织的同时，能提供与根治性手术相媲美的肿瘤学效果。肾单位保留手术现已成为大多数 T_{1a} 期肾脏肿瘤的标准治疗方法。根据欧洲泌尿外科学会（EAU）指南[1-3]，对于局限性肾肿瘤，开放式肾部分切除术仍被视为标准治疗方法。然而，随着微创手术经验和技术的不断提升，腹腔镜肾部分切除术（LPN）和机器人辅助肾部分切除术（RAPN）的高效安全实施，使其成为开放手术的有效替代方案[3]。

与开放手术相比，腹腔镜肾部分切除术提供了相近的肿瘤学结果，其优点在于术后恢复更快、失血减少和疼痛减轻。同样，RAPN 不仅创伤较小，还具备更大的操作范围、三维的立体感官、宽阔的手术视野以及由主刀医生控制的摄像头，这更有助于组织解剖和腔内缝合[1,4]。无论采用何种方法，肾部分切除术都是一项具有挑战性的技术，术者的专业技巧关乎着手术的成败和结果[5-7]。

第二节　肾脏解剖与肿瘤复杂性的评分

肾脏外科解剖测量评分系统对于手术技术的选择和围手术期的预后具有重要意义。RENAL（长径、外生 / 内生、周围结构、前 / 后、位置）和 PADUA（用于解剖的术前因素和尺寸）代表了最初采用的评分系统[8,9]。这些评分系统的理解需要大量的专业知识，也决定着手术的成功与否[10]。2016 年，ABC 评分系统（arterial based complexity）因其便于使用和较高的围手术期并发症预测性受到关注[11]。然而，所有评分系统在判断围手术期结果（如缺血时间或估计失血量）方面都具有相似的潜力[12]。

第三节　RAPN 的选择

经腹 RAPN 因其优势性的的操作空间、足够的机械臂活动度、清晰的腹腔和肾门解剖标志，已被

全球泌尿科医生所接受，成为 RAPN 患者的主要选择方式。在一项跨大西洋机器人保留肾单位手术的研究中发现，超过 70% 的 RAPN 选择经腹，其中 635 例患者成功完成了 RAPN，只有 25 例患者出现严重并发症（Clavien-Dindo＞2）[13]，且预后更佳。RAPN 术后 5 年和 7 年的累计死亡率为 1.8%，局部复发和远处转移的概率不到 5%，此结果证明了该术式的安全性[14]。最近出现的单孔 RAPN，已有初步结果表明了其在泌尿外科机器人手术中的安全性，但仍需进一步的研究[15,16]。

最新研究显示，腹膜后 RAPN 对于背侧的肾肿瘤切除更有优势。在不影响手术切缘阳性率、术后并发症和肾功能的情况下，其手术时间和住院时间均小于经腹 RAPN[17,18]。而对于其他部位的肾肿瘤，此术式的有效性仍待考证。因此，外科医生的偏好和专业技巧仍决定着手术入路和方法的选择。

第四节　肾脏肿瘤的术中定位

肾脏肿瘤的术中定位对于确保切缘阴性和肿瘤完整切除至关重要。相较于外生型肿瘤，内生型肾肿瘤的边缘不易辨认，精准切除难度较高，给外科医生带来了重大挑战。为了克服这个问题，内镜超声被引入到传统的腹腔镜手术中，随后成功应用于机器人手术。超声造影和几种"内入式"超声探头目前已经运用于 RAPN[6]。通过将超声图像显示在控制台屏幕上，外科医生可以完全自主控制机器人超声探头的移动。

近年来，人们提出了术中肿瘤定位的新方法：采用吲哚菁绿（ICG）结合高精度三维（3D）重建实现术中实时荧光增强成像（图 15.1）[19,20]。ICG 荧光成像可在 73%~100% 的病例中显著区分病变和正常肾实质，但其在完全内生肿瘤中的有效性尚未得到证实[20]。免疫荧光成像常被应用于选择性动脉阻断：在阻断肾动脉分支后，未缺血的区域会发出明亮的荧光，以此来识别包含肿瘤的缺血区域。与 2D 超声引导相比，3D 增强成像引导能够达到更高的肿瘤剜除率，更低的集合系统破坏率以及缺血率[19]，获得了更好的围手术期结果。下一步期待有更多的患者队列研究来进一步证实此结果。

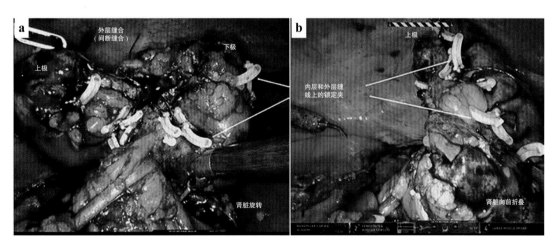

图 15.1　（a）右肾内生型肿瘤，缝合后的肾门结构；（b）内生型肿瘤（绿色）3D 重建（图片来源：www.innersightlabs.com）

第五节　阻断技术

　　肾部分切除术的主要挑战之一是控制术中出血和精确切除肿瘤（图 15.2）。手术可以使用无阻断（零缺血）或阻断（热或冷缺血）技术进行（图 15.2）。选择性动脉阻断（SAC）和完全性动脉阻断对残余肾的保护效果仍然存在争议。最新一项针对孤立肾的研究认为，选择性动脉阻断（SAC）和完全性动脉阻断一样安全，但未发现更好的肾脏保护效果[21]。同样，保卢奇（Paulucci）等人发现，与肾动脉主干阻断相比，选择性动脉阻断（SAC）在手术切缘阳性率、并发症发生率或中短期肾功能保护方面没有显著优势[22]。

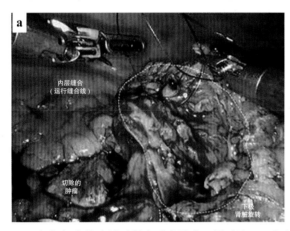
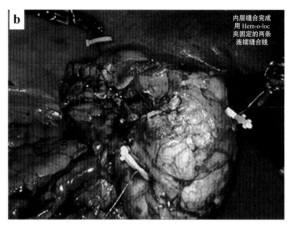

图 15.2　（a）超声检查显示肾实质内肿瘤，图示为 3D 重建（来源：www.innersightlabs.com）；（b）血管夹夹闭肾动静脉后切除肾脏肿瘤。肾静脉阻断的原因是由于中央型肿块。图示为肾动脉主干和上极副肾动脉被标记。为避免内膜损伤，肾动脉并没有被骨骼化

　　无阻断技术在理论上可以在手术过程中保护肾脏血液供应不受损伤。然而，有研究指出无阻断和阻断技术在肾功能保护方面没有显著性差异[23-25]。不仅如此，在 3~5 期慢性肾脏病的患者中，此项技术仍未发现存在保护肾小球滤过率的益处[26]。尽管无阻断技术似乎更具挑战性，需要术者付出更多的精力和延长手术时间[24]。有趣的是，正在进行的随机对照研究 [阻断 vs. 无阻断机器人肾部分切除术（CLOCK）] 数据显示，术中无阻断中转阻断的发生率在 40%[27]，肾脏肿块直径和肾脏解剖结构的复杂性是其转换阻断技术的主要因素。虽然 20~30 分钟的热缺血对肾组织是安全的，但热缺血时间被认为越短越好[28]。近期一系列研究表明，早期开放阻断是可行的，并且不会增加 RAPN 后 30 天内的并发症发生率[29]。

第六节　肿瘤切除与肾脏缝合

　　任何肾部分切除手术技术都应遵循"三连胜"原则，即确保切缘阴性、防止围术期和术后并发症，并最大限度地保留术后肾功能（见图 15.2）。肾部分切除术中最合适的肿瘤切除技术目前仍存在争议[30]。早期的肾部分切除包括肿瘤及其周围部分正常肾组织，避免出现阳性手术切缘，但这也提高了集合系统损伤和出血的风险[31]。肿瘤剜除是指通过沿着肿瘤血管较少的假包膜实施钝性分离的技术，在过去 10 年中得到了大力提倡。但对于肿瘤侵犯假包膜或超过假包膜的病例，则会面临切除不够充分的问题[32]。

在一项研究中，95% 的肾癌存在假包膜，其中 20% 存在肿瘤侵犯假包膜。即使存在肿瘤假包膜的侵袭，也只有 2.4% 的病例出现了阳性手术切缘。这一观察结果表明，肿瘤剜除是一种安全的术式[33]。在一项比较肿瘤广泛切除和肿瘤剜除术的系统综述和荟萃分析中（33 项研究中包括 28 项回顾性研究、4 项前瞻性研究和 1 项前瞻性随机对照研究），作者发现阳性手术切缘、局部区域复发和肾原位复发（RR）没有显著性差异[30]。其中 8 项研究涉及 RAPN，1 项是前瞻性研究[30]。虽然两组的肿瘤学结果相似，但肿瘤剜除术似乎具有较低的围手术期并发症发生率和较好的术后肾功能[34]。

第七节　肾实质重建技术

病变被切除后需要进行肾脏重建，其目的是保证创面、集合系统的准确闭合以及止血。这对于减少术后出血和避免漏尿至关重要。一系列肾脏重建的研究认为，纤维密封剂和止血剂的使用均未显著减少围手术期出血，而合适的肾实质缝合可以进行密封剂和止血剂的使用[35-37]。缝合的范围应有所限制，从而最大限度地减少潜在的缺血面积，并最大程度地保留术后肾功能[38]。

目前，在大多数研究中，肾创面采用双层缝合的方法。第一层用于闭合集合系统并缝合髓质血管，而第二层用于缝合肾皮质（图 15.3）。外科医生对第一层缝合材料的选择各有不同，可以使用单丝或带倒刺的缝合线。使用单丝缝合线时，由于缝线会滑过组织，因此只有在缝合完成后通过牵引保持张力（图 15.4）。而倒刺缝线则可以始终保持张力。

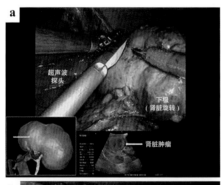
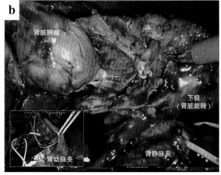

图 15.3　（a）使用 Polysorb 2-0 缝线、V-20 针头缝合肾脏肿瘤切除后的内层创面；（b）连续由外向内再由内向外缝合肾实质止血，最后由 Hem-o-loc 夹固定（如图所示）

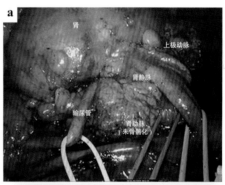
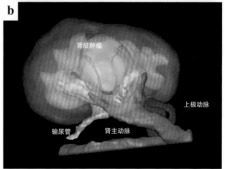

图 15.4　（a）间断缝合肾脏外层（Ploysorb 2-0 缝线、V-20 针头）。每次缝合针头由外向内再由内向外；（b）缝线由 Hem-o-loc 夹固定，在用 Hem-o-loc 夹最后固定内层和外层缝线前需要再次拉紧

在早期开放灌注的研究中，第二层缝合是在开放肾动脉血流后进行的。另外也有一些研究仅用单层（内层）缝合技术就取得了令人满意的结果，其潜在益处是更短的热缺血时间和更好的动脉出血视野，从而针对性地缝合出血部位[39]。

2009 年，本韦（Benway）等人[40]在缝合过程中使用血管闭合夹辅助缝合，与打结相比，其是安全有效的，并且学习曲线更短。第二层的缝合可采用单层或双层髓质无结缝合。大多数外科医生使用带倒刺的缝合线 V-Loc™（柯惠医疗），或者是 Lapra-Ty（爱惜康）的血管夹和缝线[40]。在无打结缝合中，对肾髓质进行连续缝合的同时，通过血管夹对缝线的进口和出口进行固定，也可以配合传统的间断或连续缝合技术[41]。进一步研究表明，与双层缝合相比，血管夹联合单层缝合同样有效[42]。后者省略了集合系统的单独闭合，但并未导致更高的尿漏率（图 15.3）。

在肾实质重建中，外科医生对缝线材料的选择存在差异。研究发现使用倒刺缝线[43]与较短的手术缺血时间有关[44]。据报道，单层缝合技术对术后肾功能的保留更有优势[39]。后者对慢性肾脏疾病或孤立肾患者尤为重要。

总而言之，经腹是 RAPN 最常用的入路，其有更大的操作空间，减少 4 个机械臂的冲突，并且具有大多数微创外科医生熟悉的解剖标志。术前对肾血管和肿瘤切除术的全面了解可以提高围手术期结果。术中超声增强有助于肿瘤解剖结构的识别。肿瘤剜除术可以在具有假包膜的肿瘤中进行。肾实质重建时应该确保集合系统的缝合，止血充分，同时最大限度地减少正常肾组织的缺血。

关键点
- 肾脏手术评分系统的使用可以更好地预测围手术期结局。
- 目前没有统一的评分系统，对肿瘤解剖结构的详细评估有助于提高手术成功率。
- 内窥镜机器人超声是在手术中描绘肾脏肿块和手术规划的有效工具。
- 使用高精度 3D 增强重建技术等创新手段能够帮助定位复杂性肾脏肿瘤。
- 经腹 RAPN 仍然是治疗所有肾脏肿瘤最常用的手术方法。
- 分支阻断、完全阻断以及零缺血技术的优劣性尚无最终定论。
- 即使是患有慢性肾脏疾病或孤立性肾的患者，20 分钟内的热缺血时间依旧可以确保肾功能的保存。
- 当存在假包膜的情况下，可以安全地进行肿瘤剜除术。
- 肾实质重建时应尽可能保留最多的正常肾组织。
- "血管夹肾缝合术"的双层缝合重建技术仍然是肾实质重建的标准技术。

参考文献

1. Azhar RA, Gill IS, Aron M. Robotic nephron-sparing surgery for renal tumors: current status. Indian J Urol. 2014;30(3):275–282.

2. Sanchez A, Feldman AS, Hakimi AA. Current Management of Small Renal Masses, including patient selection, renal tumor biopsy, active surveillance, and thermal ablation. J Clin Oncol. 2018;36(36):3591–600.

3. Ljungberg B, Albiges L, Bensalah K, et al. EAU guidelines on renal cell carcinoma. European association of. Urology. 2020.

4. Palep JH. Robotic asissted minimally invasive surgery. J Minim Access Surg. 2009;5(1):1–7.

5. Goonewardene SS, Brown M, Challacombe B. Robotic partial nephrectomy and early unclamping: an evolving paradigm. J Robot Surg. 2017;11(1):93–94.

6. Dias BH, Larcher A, Dell'Oglio P, et al. What's new in robotic partial nephrectomy. Arch Esp Urol. 2019;72(3):283–92.

7. Cacciamani GE, Medina LG, Gill T, et al. Impact of surgical factors on robotic partial nephrectomy outcomes: comprehensive systematic review and meta-analysis. J Urol. 2018;200(2):258–74.

8. Ficarra V, Novara G, Secco S, et al. Preoperative aspects and dimensions used for an anatomical (PADUA) classification of renal tumours in patients who are candidates for nephron-sparing surgery. Eur Urol. 2009;56(5):786–793.

9. Kutikov A, Uzzo RG. The R.E.N.A.L. nephrometry score: a comprehensive standardized system for quantitating renal tumor size, location and depth. J Urol. 2009;182(3):844–853.

10. Monn MF, Gellhaus PT, Masterson TA, et al. R.E.N.A.L. Nephrometry scoring: how well correlated are urologist, radiologist, and collaborator scores? J Endourol. 2014;28(8):1006–1010.

11. Spaliviero M, Poon BY, Karlo CA, et al. An arterial based complexity (ABC) scoring system to assess the morbidity profile of partial nephrectomy. Eur Urol. 2016;69(1):72–9.

12. Alvim RG, Audenet F, Vertosick EA, et al. Performance prediction for surgical outcomes in partialnephrectomy using Nephrometry scores: a comparison of arterial based complexity (ABC), RENAL, and PADUA systems. Eur Urol Oncol. 2018;1(5):428–434.

13. Casale P, Lughezzani G, Buffi N, et al. Evolution of robot-assisted partial nephrectomy: techniques and outcomes from the transatlantic robotic nephron-sparing surgery study group. Eur Urol. 2019;76(2):222–227.

14. Bertolo R, Garisto J, Dagenais J, et al. Transperitoneal robot-assisted partial nephrectomy with minimum follow-up of 5 years: oncological and functional outcomes from a single institution. Eur Urol Oncol. 2019;2(2):207–213.

15. Kaouk J, Aminsharifi A, Sawczyn G, et al. Single-port robotic urological surgery using purpose-built single-port surgical system: single-institutional experience with the first 100 cases. Urology. 2020.

16. Fang AM, Saidian A, Magi-Galluzzi C, Nix JW, Rais-Bahrami S. Single-port robotic partial and radical nephrectomies for renal cortical tumors: initial clinical experience. J Robot Surg. 2020;14(5):773–80.

17. McLean A, Mukherjee A, Phukan C, et al. Transperitoneal *vs.* retroperitoneal robotic assisted partial nephrectomy in posterior renal tumours: need for a risk-stratified patient individualised approach. A systematic review and meta-analysis. J Robot Surg. 2020;14(1):1–9.

18. Paulucci DJ, Beksac AT, Porter J, et al. A multi-institutional propensity score matched comparisonof Transperitoneal and retroperitoneal partial nephrectomy for cT1 posterior tumors. J LaparoendoscAdv Surg Tech A. 2019;29(1):29–34.

19. Porpiglia F, Checcucci E, Amparore D, et al. Three-dimensional augmented reality robot-assisted partial nephrectomy in case of complex Tumours (PADUA>/=10): a new intraoperative tool overcoming the ultrasound guidance. Eur Urol. 2019.

20. Hekman MCH, Rijpkema M, Langenhuijsen JF, et al. Intraoperative imaging techniques to support complete tumor resection in partial nephrectomy. Eur Urol Focus. 2018;4(6):960–968.

21. Badani KK, Kothari PD, Okhawere KE, et al. Selective clamping during robot-assisted partial nephrectomy in patients with a solitary kidney: is it safe and does it help? BJU Int. 2020;125(6):893–897.

22. Paulucci DJ, Rosen DC, Sfakianos JP, et al. Selective arterial clamping does not improve outcomes in robot-assisted partial nephrectomy: a propensity-score analysis of patients without impaired renal function. BJU Int. 2017;119(3):430–435.

23. Anderson BG, Potretzke AM, Du K, et al. Off-clamp robot-assisted partialnephrectomy does not benefit short-term renal function: a matched cohort analysis. J Robot Surg. 2018;12(3):401–407.

24. Anderson BG, Potretzke AM, Du K, et al. Comparing off-clamp and on-clamp robot-assisted partial nephrectomy: a prospective randomized trial. Urology. 2019;126:102–109.

25. Shah PH, George AK, Moreira DM, et al. To clamp or not to clamp? Long-term functional outcomes for elective off-clamp laparoscopic partial nephrectomy. BJU Int. 2016;117(2):293–299.

26. Beksac AT, Okhawere KE, Rosen DC, et al. Do patients with stage 3-5 chronic kidney disease benefit from ischaemia-sparing techniques during partial nephrectomy? BJU Int. 2020;125(3):442–448.

27. Antonelli A, Cindolo L, Sandri M, et al. Predictors of the transition from off to on clamp approach during ongoing robotic partial nephrectomy: data from the CLOCK randomized clinical trial. J Urol. 2019;202(1):62–68.

28. Thompson RH, Lane BR, Lohse CM, et al. Every minute counts when the renal hilum is clamped during partial nephrectomy. Eur Urol. 2010;58(3):340–345.

29. Delto JC, Chang P, Hyde S, et al. Reducing Pseudoaneurysm and urine leak after robotic partial nephrectomy: results using the early unclamping technique. Urology. 2019;132:130–135.

30. Minervini A, Campi R, Sessa F, et al. Positive surgical margins and local recurrence after simple enucleation and standard partial nephrectomy for malignantrenal tumors: systematic review of the literature and meta-analysis of prevalence. Minerva Urol Nefrol = The Italian journal of urology and nephrology. 2017;69(6):523–538.

31. Gupta GN, Boris RS, Campbell SC, et al. Tumor enucleation for sporadic localized kidney cancer: pro and con. J Urol. 2015;194(3):623–625.

32. Minervini A, Carini M. Tumor enucleation is appropriate during partial nephrectomy. Eur Urol Focus. 2019;5(6):923–924.

33. Minervini A, Campi R, Di Maida F, et al. Tumor-parenchyma interface and long-term oncologic outcomes after robotic tumor enucleation for sporadic renal cell carcinoma. Urol Oncol. 2018;36(12):527.e1–e11.

34. Takagi T, Kondo T, Tachibana H, et al. Comparison of surgical outcomes between resection and enucleation in robot-assisted laparoscopic partial nephrectomy for renal tumors according to the surface-Intermediate-Base margin score: a propensity score-matched study. J Endourol. 2017;31(8):756–761.

35. Peyronnet B, Oger E, Khene Z, et al. The use of hemostatic agents does not prevent hemorrhagic complications of robotic partial nephrectomy. World J Urol. 2015;33(11):1815–1820.

36. Maurice MJ, Ramirez D, Kara O, et al. Omission of hemostatic agents during robotic partial nephrectomy does not increase postoperative bleeding risk. J Endourol. 2016;30(8):877–883.

37. Cohen J, Jayram G, Mullins JK, et al. Do fibrin sealants impact negative outcomes after robot-assisted partial nephrectomy? J Endourol. 2013;27(10):1236–1239.

38. Porpiglia F, Bertolo R, Amparore D, et al. Nephron-sparing suture of renal parenchyma after partial nephrectomy: which technique to go for? Some best practices. Eur Urol Focus. 2019;5(4):600–603.

39. Shatagopam K, Bahler CD, Sundaram CP. Renorrhaphy techniques and effect on renal function with robotic partial nephrectomy. World J Urol. 2020;38(5):1109–1112.

40. Benway BM, Wang AJ, Cabello JM, et al. Robotic partial nephrectomy with sliding-clip renorrhaphy: technique

and outcomes. Eur Urol. 2009;55(3):592–9.

41. Kaouk JH, Hillyer SP, Autorino R, et al. 252 robotic partial nephrectomies: evolving renorrhaphy technique and surgical outcomes at a single institution. Urology. 2011;78(6):1338–1344.

42. Williams RD, Snowden C, Frank R, et al. Has sliding-clip Renorrhaphy eliminated the need for collecting system repair during robot-assisted partial nephrectomy? J Endourol. 2017;31(3):289–294.

43. Sammon J, Petros F, Sukumar S, et al. Barbed suture for renorrhaphy during robot-assisted partial nephrectomy. J Endourol. 2011;25(3):529–533.

44. Bertolo R, Campi R, Klatte T, et al. Suture techniques during laparoscopic and robot-assisted partial nephrectomy: a systematic review and quantitative synthesis of peri-operative outcomes. BJU Int. 2019;123(6):923–946.

第十六章　肾癌和上尿路上皮癌中的淋巴结清扫术

Pieter J. le Roux　著

王　正　译

第一节　肾细胞癌中的淋巴结清扫术

在肾细胞癌（RCC）治疗中，淋巴结清扫术（LND）的作用存在争议。LND 被认为是检测淋巴结受累情况最可靠的分期检查手段，但其治疗效益尚未得到证实。由于缺乏在控制肿瘤方面的明确效果，以及腹腔镜手术比重的增加，致使许多泌尿外科医生已经放弃在肾切除术时进行常规的 LND。机器人辅助腹腔镜手术可以使微创淋巴结清扫术达到与开放手术相当的水平。随着横断面成像技术的广泛应用，更多早期、低风险的疾病被诊断出来，这导致了癌症总体分期偏向早期。在早期恶性肿瘤患者中，淋巴结转移的可能性极低，因此常规行淋巴结清扫术（LND）意义不大。但部分高风险患者可能会从 LND 中受益。

第二节　指南

2019 年的 EAU 肾癌管理指南明确建议，不推荐对于无淋巴结转移的患者进行淋巴结清扫术（LND）[1]。该指南指出，LND 并没有降低这些患者远处转移的风险、癌症特异性死亡率或全因死亡率。对于高风险淋巴结转移的患者，LND 也没有改善其肿瘤学预后。但出于明确淋巴结转移的分期目的，仍可以考虑行 LND。在技术可行的情况下，建议对术前影像学可见的肿大淋巴结和手术时可触及的淋巴结进行切除。

第三节　证据

唯一发表的一项肾切除术是否联合淋巴结清扫术（LND）的前瞻性随机试验共纳入了 772 例临床上淋巴结阴性的患者。这些患者被随机分为仅接受肾切除和肾切除加区域淋巴结清扫两组[2]。EORTC 30881 试验结果未能证明，LND 联合肾切除术治疗对癌症控制方面的任何益处。值得注意的是，试验中绝大多数患者均为低分期肿瘤，其淋巴结转移风险极低，因此 LND 的潜在益处成了一个存疑的问题。由于缺乏关于 LND 具体范围和切除淋巴结数量的明确信息，以及高风险患者样本量不足，致使该试验并未给出应如何和在何种程度上进行 LND 的明确指导。因此，该试验的结论可能并不适用于所有肾细胞癌（RCC）患者。

EORTC 30881 试验仅涵盖了根据 1978 年 TNM 分期系统分类为 cT_1-$3N_0M_0$ 的病例。如今，该试验中约有 70% 的病例将被重新分类为 $cT_{1ab}N_0M_0$。该试验提供了一级证据，明确指出在低风险患者中，LND 无明确治疗效益。进一步而言，这些低风险患者中的潜在淋巴结转移风险非常低，以至于 LND 在分期方面也缺乏明确价值，这与表 16.1 中列出的多个回顾性研究的结论相一致 [3-5]。

表 16.1　过去 20 年关于评估淋巴结清扫对存活率影响的研究汇总

研究者	研究设计	患者数量	纳入标准	淋巴结清扫定义和范围 [a]	研究终点	效果
Feuerstein 等	回顾性单中心控制混杂因素	524	肿瘤直径 ≥7 cm；所有 TNM 分期	混合，非标准化	总生存期	无生存期差异
Feuerstein 等	回顾性单中心	258	M_1	混合，非标准化、0~3 个淋巴结（30%）、4~7 个（21%）、≥8 个（49%）	总生存期	无生存期差异
Capitanio 等	回顾性单中心控制混杂因素	1983	所有 TNM 分期	混合，非标准化、无淋巴结清扫（56%）；肾门淋巴结清扫（18%）：3.1（3）；单侧特异性淋巴结清扫（15%）：10（8）；扩大淋巴结清扫（9%）：15（13）	特异性癌症生存率；转移进展	在 pT_{2a}–pT_{2b} 或 pT_{3c}–pT_4 患者中，或肿瘤直径>10 cm，或发现梭形细胞特征时，增加切除淋巴结的数量具有保护作用
Bekema 等	系统综述、前瞻性随机试验的后续分析	645+213 [b]	所有 TNM 分期、$cT_3N_0M_0$ [b]	混合，非标准化，切除淋巴结数量未知	肿瘤特异性生存率；其他原因生存率	无确凿证据表明淋巴结清扫可提升肿瘤学预后
Capitanio 等	回顾性单中心控制混杂因素	44	pT_4	扩大：12（8）	肿瘤特异性生存率	增加切除淋巴结数量具有保护作用
Whitson 等	回顾性基于人群的队列控制混杂因素	9586	所有 TNM 分期	混合，非标准化，切除淋巴结数量未知	肿瘤特异性生存率	在 pN_1 病例中，随淋巴结清扫范围增加，疾病特异性生存率提高
Blom 等	前瞻性随机	732	T_1–$_3N_0M_0$	限制性，非标准化，切除淋巴结数量未知	肿瘤特异性生存率；其他原因生存率	接受淋巴结清扫对患者生存率无益处
Vasselli 等	回顾性单中心	154	M_1	非标准化，切除淋巴结数量未知	总生存期	间接低证据表明淋巴结清扫术在辅助白细胞介素方案准备中可能有作用
Schafhauser 等	回顾性单中心	1035	T_1–$_4N$ 任何 M_0	无淋巴结清扫（29%）；只切除淋巴结病变（19%）：6；系统性淋巴结清扫（51%）：18	总生存期	接受系统性淋巴结清扫术的患者虽然有最不利的肿瘤分期，但相对于未接受淋巴结清扫术的患者具有更好的生存率

注：[a] 可进行淋巴结切除时所提供的淋巴结切除数量的平均值（中位数）；[b] 系统综述，对 1_b 级证据进行事后分析

一些观察性研究报告指出，LND 联合根治性肾切除术可能带来生存期的延长，甚至有观点认为更全面的淋巴结清扫或许能带来更多的生存优势[6]。在临床上孤立的 N_1M_0 疾病亚组中，进行 LND 后观察到了长期生存[7-11]。然而，多项最新的观察性研究均未能证实 LND 在无转移和有转移情况下能带来生存优势[4,12,13]。宾迪（Bhindi）等人进行的一项包括 51 个独立研究的系统性评价和荟萃分析报告指出，现有文献并未支持 LND 在 M_0 或 M_1 肾癌中具有治疗效果。作者也强调，高风险 M_0 患者需要进一步研究，因为一部分孤立淋巴结转移的患者在手术切除后呈现出长期生存[14]。

布鲁特（Blute）等研究人员针对转移风险制定了淋巴结清扫术（LND）治疗方案。在一组 1652 例接受根治性肾切除术的临床 M_0 期透明细胞肾细胞癌（ccRCC）患者中，93% 的患者为 pN_0（淋巴结阴性），而 7% 的患者为淋巴结阳性。多变量分析指出，在进行肾切除术时，核分级为 3 或 4、存在肉瘤样成分、肿瘤直径 ≥10 cm、肿瘤分期为 pT_3 或 pT_4，以及出现凝固性肿瘤坏死均为淋巴结转移的独立预测因子[15]。克里斯潘（Crispin）等研究人员的数据进一步支持了这一观点，指出肿瘤分期、分级、凝固坏死以及肉瘤样分化是淋巴结转移的关键预测因子。他们还提出，对于大肿瘤患者，LND 具有一定的分期价值，而且，淋巴结转移的概率会随着多个风险因素的累加而逐渐增加[16]。值得注意的是，这两项研究并未探讨 LND 对患者生存的影响。

卡皮塔尼奥（Capitanio）等人评估了切除淋巴结的数量是否可能影响癌症特异性生存或无进展生存。在平均随访 7 年后，切除的淋巴结数量在大肿瘤患者中显示了独立的保护效应[9]。福伊尔施泰因（Feuerstein）等人发现在肿瘤直径 ≥7 cm 的患者中，无论是否进行 LND，总体生存或无复发生存都没有减少[4]。针对临床 T_3 期肿瘤的前瞻性 EORTC 试验的亚组分析报告指出，对于接受 LND 和肾切除的患者相对于仅接受肾切除的患者，5 年生存率提高了 15%[17]。

在大多数情况下，淋巴结的受累通常是转移性疾病的一个标志，无论此时在影像学上是否可见。因此，是否对淋巴结受累归类为转移性疾病存在很多争议。

第四节　解剖学考虑因素与手术模板

肾脏淋巴引流路径具有高度多变性。腹膜后淋巴结位于第一至第五腰椎间，构成了复杂的淋巴网络。这些淋巴结不仅是肾脏淋巴液的主要接收区域，还在流向胸导管之前存在不规则的相互连接。右侧肾脏的淋巴引流主要涉及腔静脉旁、腔静脉前、腔静脉后和主动脉间淋巴结。相应地，左侧肾脏的淋巴引流主要涉及主动脉旁、主动脉前、主动脉后和主动脉间淋巴结[16]。需要注意的是，在两侧，后部淋巴管可以穿越膈肌的腱膜，直接连接到胸导管，无需通过任何淋巴结。

Crispin 等研究者在单一中心对 169 例高风险患者进行根治性肾切除手术时同时进行了淋巴结清扫。在这些患者中，64 例（占 38%）发现了淋巴结转移，这些患者的主要淋巴引流区都有受累。在有淋巴结转移的 64 例患者中，有 29 例（占 45%）的肾门淋巴结未发现转移。所有右侧肿瘤的患者均未见到仅腹主动脉淋巴结受累，而不涉及其他后腹膜淋巴结；同样，所有左侧肿瘤的患者也未见到仅腔静脉旁、腹主动脉旁或主动脉间腔淋巴结受累的情况。

　　目前尚无前瞻性研究比较在肾细胞癌（RCC）中有限与广泛淋巴结清扫术（LND）对阳性淋巴结检出、癌症控制或手术安全性的影响。在 RCC 中还没有经验证且公认的 LND 模板，大多数研究只描述了是否进行了外科医生相关的 LND。即使是 EORTC 30881 研究也无法提供应执行 LND 的程度，因为缺乏关于移除的淋巴结位置和数量的信息[2]。基于解剖学研究和间接证据，卡皮塔尼奥（Capitanio）等人提出对于右肾，应从肾上腺静脉到下腔静脉动脉水平移除腔静脉旁、腔静脉后和腔静脉前的淋巴结。对于左侧，应从膈肌十字架的水平到下腔静脉动脉移除主动脉旁和主动脉前的淋巴结。如果寻求广泛的 LND，左侧和右侧肿瘤的主动脉间淋巴结也应被移除[10]（图 16.1）。

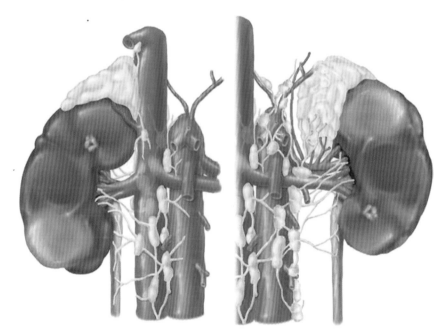

图 16.1　LND 可能包括右侧从肾上腺静脉到肠系膜下动脉水平的旁淋巴结、后淋巴结和前淋巴结至肠系膜下动脉水平。在左侧，从横膈膜皱襞到肠系膜下动脉水平的主动脉旁淋巴结和主动脉前淋巴结。在左侧，应切除从横膈膜皱襞到肠系膜下动脉的主动脉旁淋巴结和主动脉前淋巴结。在寻求扩大范围的淋巴结清扫时，应同时清除主动脉旁淋巴结［经许可转载自：Leibivich BC (2017) The rationale and the role of lymph node dissection in renal cell carcinoma. World J Urol 35:497–506］

第五节　挽救性淋巴结清扫术

　　术后对 RCC 进行随访时，孤立的区域性淋巴结肿大因缺乏观察、手术切除或全身治疗方面的明确数据而构成一种诊疗困境。腹膜后淋巴结的复发通常与全身性疾病进展和远处转移密切相关。在这种情况下，手术治疗往往不是首选，而是更倾向于给予患者适当的系统治疗。若淋巴结受累看似是真正孤立的，并且经过一段时间的试验性观察得到确认，则在技术可行的情况下，可以进行挽救性淋巴结清扫手术。类似于外科手术切除孤立转移病灶的理念，这一治疗方法在某些患者中可能有助于延缓疾病的进展，并推迟开始系统治疗的时间。

第六节　影像学评估

　　临床上的淋巴结状态依赖于 CT 或 MRI 的横断面成像以及手术时的触诊。横断面成像技术并不能有效地检出正常大小或正常形态的淋巴结中的微小转移。施图德（Studer）等人的研究显示，在术前 CT 扫描显示有淋巴结肿大的患者中，仅有 42% 的患者在组织学上确认淋巴结为阳性，其假阴性率为 4.1%[18]。异常肿大的淋巴结可能是由于 RCC 转移、反应性变化、结节性硬化症或其他恶性肿瘤（如淋巴瘤）所致。放射学特征，如淋巴结的大小、对比剂的摄取、肾门脂肪的缺失以及 MRI 上的弥散受限等，可能提高横断面成像的敏感性和特异性。淋巴结直径超过 2 cm 的更有可能是转移性的。而用 ^{18} 氟标记的脱氧葡萄糖（FDG）进行的正电子发射断层扫描（PET-CT）通常对诊断帮助不大。

　　前哨淋巴结活检在 RCC 中曾被提出，但由于肾脏淋巴结引流模式的极度多样化而受到限制。贝克斯（Bex）等人探究了术前一天使用放射性同位素标记的纳米胶体（^{99} 锝）进行肿瘤内注射，并在手术中使用伽马相机进行闪烁扫描的可行性。在 8 例患者中，有 6 例在闪烁扫描上显示出前哨淋巴结[19]。

第七节　分子与遗传标记

　　分子与遗传标记有望取代临床特征和横断面成像，以决定哪些患者可能从 LND 中获益。Turajlic 等人在一项里程碑式的研究中，分析了 100 例透明细胞肾细胞癌（ccRCC）患者中，575 个原发灶和 335 个转移灶的配对活检样本。研究发现，转移能力在很大程度上受到染色体复杂性的影响，其中 9p 染色体的丢失是一个高度选择性的事件，其推动着转移和 ccRCC 相关的死亡。该研究观察到了不同模式的转移扩散，包括由单克隆结构的原发性肿瘤迅速扩散到多个部位。淋巴结转移表现出预后不良，并且非常频繁地出现 9p 丢失（22 例中有 21 例），这表明淋巴结和血行扩散需要具有相似的转移能力[20]。这些发现与淋巴结转移常和内脏转移一同出现，以及在 RCC 中 LND 缺乏治疗效果的证据相一致。

第八节　上尿路上皮癌的淋巴结清扫术

　　上尿路上皮癌（upper tract urothelial carcinoma，UTUC）是一种罕见的恶性肿瘤，预后不良，占尿路上皮恶性肿瘤的 5%~10%。在膀胱肌层侵袭性尿路上皮癌的外科治疗中，淋巴结清扫术（LND）已得到广泛应用。然而，在 UTUC 中，由于缺乏高质量的科学依据，LND 的角色存在争议。UTUC 潜在的淋巴转移区域相当广泛，取决于疾病的侧别、部位以及范围。UTUC 中 LND 的标准模板尚未普遍确立或经过验证。尽管如此，LND 仍然是 UTUC 最精确的分期手段。目前存在的数据主要是回顾性的，属于 3 级证据。这些数据表明，特别是对于肌层侵袭或局部进展的患者，LND 可能有助于更准确的分期，并可能改善某些患者的生存率。尽管如此，除了在专科中心外，泌尿外科医师对 UTUC 的 LND 接受程度仍然较低[21]。

2017 年更新的欧洲泌尿外科学会（EAU）UTUC 治疗指南明确指出，在早期病变（pT$_a$ 和 pT$_1$）中，由于淋巴结受累的可能性较低，因此无需进行 LND。具体地说，T$_1$ 期肿瘤的淋巴结受累率仅为 2.2%，而在 T$_2$~T$_4$ 期肿瘤中，这一比例升至 16%[22]。淋巴结受累的可能性与 T 分期直接相关，并在回顾性数据中可能被低估。由于目前的成像技术和输尿管肾镜提供的有限组织活检通常不足以进行准确的术前分期，因此目前还无法制定 LND 的标准适应证或手术模板。

对于肾盂和不同节段的输尿管，其淋巴引流模式差异显著。因此，LND 的广泛应用可能导致围手术期并发症的超预期增加。继迈藤（Kondo）等人之后，马丁（Matin）等人进行了 UTUC 淋巴结转移的定位研究[23,24]。该研究发现，从输尿管远端至腔静脉旁和主动脉旁区域的上行淋巴结转移，以及从中段输尿管至髂窝淋巴结的下行淋巴转移是常见的现象。迈藤等人和马丁等人提出的 UTUC 中 LND 的手术模板在图 16.2 中进行了详细描绘。

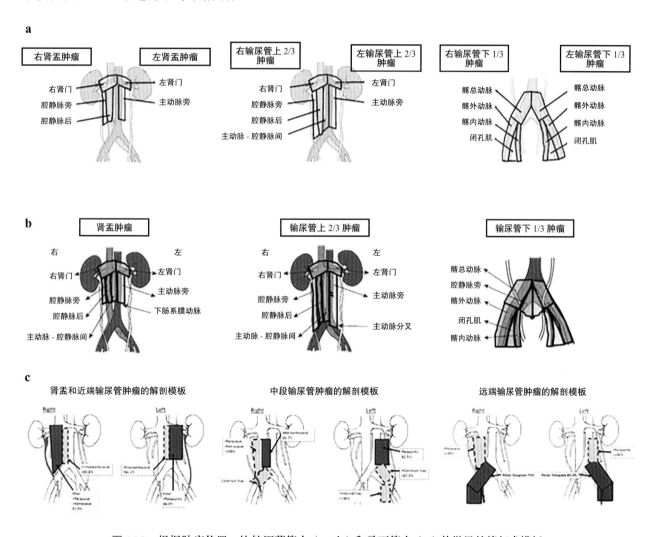

图 16.2　根据肿瘤位置，比较迈藤等人（a、b）和马丁等人（c）的淋巴结清扫术模板

经许可转载自：Seisen T, Shariat SF, Cussenot O. et al. (2017) Contemporary role of lymph node dissection at the time of radical nephroureterectomy for upper tract urothelial carcinoma. World J Urol 35: 535–548

　　基于肿瘤位置的标准化解剖模板可能会提高淋巴结的获取率，并需要在多中心前瞻性试验中评估其安全性和潜在的临床益处。在这样的数据和相应指南可用之前，UTUC 中 LND 取决于当地医疗单位和外科医生的判断，而 LND 的实际应用仍将大相径庭。

关键点

- 肾脏的淋巴引流具有高度变异性。
- 在低风险局部病变中，淋巴结清扫术无显著作用。
- 在中等及高风险病例中，淋巴结清扫术可提供宝贵的分期信息。
- 淋巴结受累通常意味着转移性疾病，并预示着不良的预后。
- 某些高风险患者可能从淋巴结清扫术中受益。

参考文献

1. Ljungberg B, Albiges L, Abu-Ghanem Y, et al. European Association of Urology guidelines on renal cell carcinoma: the 2019 update. Eur Urol. 2019;75:799–810.

2. Blom JH, van Poppel H, Marechal JM, et al. Radical nephrectomy with and without lymph-node dissection: fnal results of the European Organisation for Research and Treatment of Cancer (EORTC) randomised phase 3 trial 30881. Eur Urol. 2009;55(1):28–34.

3. Capitanio U, Leibivich BC. The rationale and the role of lymph node dissection in renal cell carcinoma. World J Urol. 2017;35:497–506.

4. Feuerstein MA, Kent M, Bazzi WM, et al. Analysis of lymph node dissection in patients with ≥7 cm renal tumours. World J Urol. 2014;32:1513–1516.

5. Gershman B, Thompson RH, Modeira DM, et al. Lymph node dissection is not associated with improved survival among patients undergoing cytoreductive nephrectomy for metastatic renal cell carcinoma: a propensity score based analysis. J Urol. 2017;197(3 pt 1):574–579.

6. Whitson JM, Harris CR, Reese AC, Meng MV. Lymphadenectomy improves survival of patients with renal cell carcinoma and nodal metastases. J Urol. 2011;185:1615–1620.

7. Boorjian SA, Crispin PL, Lohse CM, et al. Surgical resection of isolated retroperitoneal lymph node recurrence of renal cell carcinoma following nephrectomy. J Urol. 2008;180:99–103.

8. Gershman B, Modeira DM, Thompson RH, et al. Renal cell carcinoma with isolated lymphnode involvement: long term natural history and predictors of oncologic outcomes following surgical resection. Eur Urol. 2017;72:300–306.

9. Capitanio U, Suardi N, Matloob R, et al. Extent of lymph node dissection at nephrectomy affects cancer-specifc survival and metastatic progression in specifc sub-categories of patients with renal cell carcinoma (RCC). BJU Int. 2014;114(2):210–215.

10. Capitanio U, Becker F, Blute ML, et al. Lymph node dissection in renal cell carcinoma. Eur Urol. 2011;60(nr. 6):1212–1220.

11. Herrlinger A, Schrott KM, Schott G, et al. What are the benefts of extended dissection of the regional lymph nodes in the therapy of renal cell carcinoma. J Urol. 1991;146(1224):1227.

12. Gershman B, Thompson RH, Modeira DM, et al. Lymph node dissection is not associated with improved survival among patients undergoing cytoreductive nephrectomy for metastatic renal cell carcinoma: a propensity score based analysis. J Urol. 2017;197(3 pt 1):574–579.

13. Feuerstein MA, Kent M, Bernstein M, Russo P. Lymph node dissection during cytoreductive nephrectomy: a retrospective analysis. Int J Urol. 2014;21(874):879.

14. Bhindi B, Wallis CJD, Boorjian S, et al. The role of lymph node dissection in the management of renal cell carcinoma: a systematic review and meta-analysis. BJU Int. 2018;121:684–698.

15. Blute ML, Leibovich BC, Cheville JC, et al. A protocol for performing extended lymph node dissection using primary tumor pathological features for patients treated with radical nephrectomy for clear cell renal cell carcinoma. J Urol. 2004;172:465–469.

16. Crispin PL, Breau RH, Allmer C, et al. Lymph node dissection at the time of radical nephrectomy for high-risk clear cell renal cell carcinoma: indications and recommendations for surgical templates. Eur Urol. 2011;59:18–23.

17. Bekema HJ, Maclennan S, Imamura M, et al. Systemic review of adrenalectomy and lymph node dissection in locally advanced renal cell carcinoma. Eur Urol. 2013;64:799–810.

18. Studer UE, Scherz S, Scheidegger J, et al. Enlargement of regional lymph nodes in renal carcinoma is often not due to metastases. J Urol. 1990;144:243–245.

19. Bex A, Vermeeren L, de Windt G, Feasibility of sentinel node detection in renal cell carcinoma: a pilot study. Eur J Nucl Med Mol Imaging. 2010;37:1117–1123.

20. Turajlic S, Xu H, Litchfeld K, et al. Tracking cancer evolution reveals constrained routes to metastases: TRACERx renal. Cell. 2018;173:581–594.

21. Seisen T, Shariat SF, Cussenot O, et al. Contemporary role of lymph node dissection at the time of radical nephroureterectomy for upper tract urothelial carcinoma. World J Urol. 2017;35:535–548.

22. Roupre M, Babjuk M, Comperat E, et al. European Association of Urology guidelines on upper urinary tract urothelial carcinoma: 2017 update. Eur Urol. 2018;73(1):111–122.

23. Matin SF, Sfakianos JP, Espiritu PN, Patterns of lymphatic metastases in upper tract urothelial carcinoma and proposed dissection templates. J Urol. 2015;194(6):1567–1574.

24. Kondo T, Nakazawa H, Ito F, et al. Primary site and incidence of lymph node metastases in urothelial carcinoma of upper urinary tract. Urology. 2007;69:265–269.

第十七章　转移性肾癌：系统治疗

Wing Kin Liu, Mehran Afshar, Lisa Pickering　著

包业炜　译

甘欣欣　校

第一节　背景

在过去的 15 年里，转移性肾细胞癌（mRCC）的管理发生了巨大变化，从单独的细胞因子疗法到涵盖针对血管内皮生长因子（VEGF）及其受体的靶向治疗，再到免疫检查点抑制剂（ICI）以及这些治疗的组合。蛋白质受体酪氨酸激酶抑制剂（TKI）本身就是一个异质性群体，包括靶向血管内皮生长因子受体、MET 和 AXL 受体以及哺乳动物雷帕霉素靶点（mTOR）的靶向药物。然而，尽管这些进步使患者预后、生存和生活质量方面得到了改善，但大多数 mRCC 患者的病情仍将在这些治疗中进展，因此提出了关于最佳治疗顺序或组合以使结局最优化的问题。

第二节　概述

肾细胞癌（RCC）是十大最常见癌症之一，占所有新发癌症病例的 4%，在全球癌症死亡病例中占 2.5%[1]。大多数 RCC 以局部病变的形式呈现，可以通过治疗性手术或射频消融术等方式进行治疗。然而，这些患者中有 25%~40% 会出现远处复发，并且有 20%~25% 的 RCC 患者呈现为初诊转移性[2]。多数 mRCC 呈现为透明细胞癌组织学特征[3]，其他病理学亚型包括乳头 1 型和 2 型、肾嫌色细胞癌、易位和髓质癌。尽管对 mRCC 的新治疗取得了显著进展，但这些患者的 5 年生存率仍然较低[4,5]。

然而，最近对 mRCC 治疗的进展已经改善了患者的预后。纪念斯隆·凯特琳癌症中心（MSKCC）评分标准是在细胞因子时代发展起来的，其考虑了患者的身体状况、乳酸脱氢酶水平、血清钙、血红蛋白以及从初始诊断到系统治疗的时间，形成了一个经过验证的预后模型，将患者分为良性、中度和高危风险组[6]。在此基础上，国际转移性 RCC 数据库联盟（International metastatic RCC database consortium，IMDC）标准发展起来，以定义相同的 3 个风险类别，包括身体状况、血红蛋白、钙以及从最初确诊到系统治疗的时间，另外还包括中性粒细胞和血小板计数[7]。在口服 VEGF 受体靶向药物治疗，如舒尼替尼的背景下，这被发现是一个用于预测 mRCC 预后的更准确的模型。然而，随着免疫疗法的出现，这可能再次发生变化[8]。

第三节　酪氨酸激酶抑制剂一线治疗方案

自 2007 年以来，直到最近免疫检查点抑制剂的出现，VEGF 受体 TKI 单药疗法一直是治疗 mRCC 的标准治疗方案。一项里程碑式的随机临床试验涉及 750 例患者，比较了舒尼替尼（一种口服抗 VEGF 受体治疗方法）和 α 干扰素，结果显示舒尼替尼中位无进展生存期（PFS）为 11 个月，而后者为 5 个月（$P<0.001$）。随访数据显示改善的中位总生存期（OS）有所改善（26.4 个月 vs. 21.8 个月；死亡风险比 $HR=0.82$；$P=0.051$）[9,10]。随后，帕唑帕尼（另一种口服抗 VEGF 受体治疗方法）在一项随机的 3 期研究中显示，对于未接受治疗的 mRCC 患者或细胞因子预处理患者而言，其优于安慰剂。在未接受治疗的患者组中，中位 PFS 为 11.1 个月，而安慰剂组为 2.8 个月（$HR=0.40$，$P<0.001$）[11]。COMPARZ 试验在国际非劣效性试验中比较了舒尼替尼和帕唑帕尼。帕唑帕尼被发现不劣于舒尼替尼，中位 PFS 分别为 8.3 个月和 9.5 个月（$HR=1.05$，0.90~1.22）[12]。与舒尼替尼相比，帕唑帕尼的 CTCAE（不良事件的通用术语）三级疲劳、手足综合征和血小板减少的发生率也较低。这一改善的毒性概况后来得到了 PISCES 试验的支持，该试验在一个双盲、交叉、患者偏好研究中随机对照了 169 例患者，让他们在舒尼替尼和帕唑帕尼之间选择。70% 的患者更喜欢帕唑帕尼，报告疲劳感减轻，生活质量更好，尽管一些患者更喜欢舒尼替尼[13]。

其他被批准用于 mRCC 一线治疗的酪氨酸激酶抑制剂包括替沃扎尼和卡博替尼。在一项随机的 3 期试验中，替沃扎尼显示与口服抗 VEGF 受体治疗索拉非尼相比，对于有利和中等风险的患者，中位无进展生存期（PFS）更为优越，分别为 11.9 个月和 9.1 个月（$HR=0.80$，$P=0.042$）。然而，最终的总生存期数据显示，索拉非尼的中位总生存期更好（29.3 个月 vs. 28.8 个月；$HR=1.25$，0.954~1.624，$P=0.105$）[14]。在随机的 2 期 CABOSUN 试验中，卡博替尼与舒尼替尼在中等和高风险组患者中进行了比较。主要中位 PFS 分别为 8.6 个月和 5.3 个月（$HR=0.48$，$P=0.0008$），中位总生存期分别为 26.6 个月和 21.2 个月（$HR=0.80$，0.53~1.21），有利于卡博替尼。在这项研究中，13% 的患者是东部合作肿瘤学组（ECOG）2 级，37% 的患者有骨转移[15]。根据这些数据，有人建议卡博替尼可能对导致后遗症的 mRCC 患者有益[16]。与舒尼替尼、帕唑帕尼和替沃扎尼一样，现在这两种治疗方法都已获批并用于治疗未接受治疗的 mRCC 患者。

第四节　一线治疗之外的酪氨酸激酶抑制剂

在一线口服抗 VEGF 疗法进展后，目前已经获得许可的选择包括阿昔替尼和卡博替尼（两种抗 VEGF 疗法药物）以及口服酪氨酸激酶抑制剂联合 mTOR 抑制剂依维莫司。

AXIS 是一项 3 期随机试验，共招募了 723 例患者接受阿昔替尼或索拉非尼治疗。相较于索拉非尼的 PFS 为 4.7 个月，阿希替尼的 PFS 更优越，为 6.7 个月（$HR=0.67$，$P<0.0001$）。这导致阿昔替尼于 2012 年 1 月被美国食品药品管理局（FDA）批准作为 mRCC 的二线治疗[17]。

口服抗 VEGF 疗法卡博替尼在 METEOR 随机的 3 期试验中展示了有益的 PFS 和 OS。该试验评估了 658 例 VEGF 耐药患者，接受了卡博替尼或 mTOR 抑制剂依维莫司治疗。卡博替尼显示出 PFS 从 3.9 个月提高到 7.4 个月（$HR=0.51$，0.41~0.62，$P<0.0001$）。与依维莫司相比，卡博替尼的 OS 从 17.1 个月提高到 21.4 个月（$HR=0.67$，0.58~0.86，$P=0.0002$）[18,19]。

口服 TKI 联合方案 Lenvatinib（乐伐替尼/仑伐替尼）和依维莫司的组合在 mRCC 中也非常活跃。这种组合在一项包括 152 例 VEGF 耐药 mRCC 患者的随机 2 期试验中得到评估。与单独使用依维莫司相比，组合疗法显示了较长的 PFS（14.6 个月 *vs.* 5.5 个月；$HR=0.40$，0.24~0.68，$P=0.0005$）。然而，与单独使用 Lenvatinib（乐伐替尼/仑伐替尼）相比，PFS 并未延长（7.4 个月；$HR=0.66$，0.30~1.10，$P=0.12$），这可能表明口服酪氨酸激酶抑制剂和 mTOR 抑制剂具有协同作用。组合疗法的中位总生存期为 25.5 个月，而单独使用依维莫司为 15.4 个月（$HR=0.51$，$P=0.024$）[20]。

基于来自 RECORD-1 试验的结果，依维莫司也可以作为单药治疗。该试验比较了依维莫司与最佳支持治疗在 mRCC 患者中的应用[21]。依维莫司的中位 PFS 为 4.9 个月，而安慰剂为 1.9 个月（$HR=0.32$，$P<0.001$）。使用依维莫司的严重不良事件包括感染风险增加、呼吸急促和疲劳。274 例接受依维莫司治疗的患者中，有 14 例（5%）发生了肺炎，其中 4 例出现了 3 级毒性。

第五节　免疫检查点抑制剂

免疫治疗的出现深刻改变了未接受治疗的转移性肾细胞癌（mRCC）患者以及随后治疗线的管理。Checkmate-025 是一项 3 期研究，评估了抗程序性细胞死亡蛋白-1（PD-1）抑制剂纳武利尤单抗与依维莫司相比，在 821 例既往接受治疗的 mRCC 患者中的疗效，其中位总生存期为 25 个月，而依维莫司治疗组为 19.6 个月，结果有利于纳武利尤单抗（$HR=0.73$，$P=0.002$），而不受 PD-L1 表达的影响。与依维莫司相比，纳武利尤单抗与治疗相关的 3~4 级不良事件也较低。接受纳武利尤单抗治疗的患者中（$n=406$），有 19% 经历了 3/4 级不良事件，而接受依维莫司治疗的患者中（$n=397$），有 37% 的患者经历了相同级别的不良事件。随后的生活质量研究也显示了对纳武利尤单抗的偏好[22]。

在一线治疗中，Checkmate-214 对比了纳武利尤单抗和伊匹单抗的联合与舒尼替尼的疗效。联合组的中位总生存期未达到，而舒尼替尼组为 26 个月（$HR=0.63$，$P<0.001$）[23]。中位无进展生存期在联合组为 11.6 个月，而在舒尼替尼组为 8.4 个月，但差异未达到统计学显著水平（$HR=0.82$，$P=0.03$）。令人印象深刻的是，联合组的完全缓解率为 9%，而舒尼替尼组为 1%。这特别重要，因为普遍认为需要全身治疗的 mRCC 通常是不可治愈的，因此完全缓解的持续时间将成为关注的焦点。

该试验的探索性亚组分析发现，IMDC 有利风险的患者中，中位无进展生存期有利于舒尼替尼（15.3 个月 *vs.* 25.1 个月），风险比有利于舒尼替尼（$HR=1.45$，$P=0.27$）。联合治疗组的总生存期益处与 PD-L1 表达无关，但在 PD-L1>1% 的患者中比 PD-L1<1% 的患者更为显著（死亡的风险比分别为 0.45 和 0.73）。导致中断治疗的与治疗相关的不良事件在联合组中为 22%，而在舒尼替尼组中为 12%。这些结果导致了美国食品药品管理局（FDA）在 2019 年批准了伊匹单抗和纳武利尤单抗联合治疗中等和不良风险的未接受治疗的 mRCC，随后于 2019 年获得了欧洲药品管理局（EMA）的批准。

在 Checkmate-214 的 42 个月随访研究中显示，对于 IMDC 中度和高风险组，纳武利尤单抗和伊匹单抗组的中位总生存期为 47.0 个月，而舒尼替尼组为 26.6 个月（$HR=0.66$，$P<0.0001$）。对于 IMDC 有利的患者，两组的中位总生存期都没有达到，然而死亡的风险比为 1.19，总生存概率相似（纳武利尤单抗 + 伊匹单抗组为 70%，舒尼替尼组为 73%）[24]。这引发了关于首选治疗方案的重要问题，以治疗 IMDC 有利风险的 mRCC 患者。

第六节 免疫治疗联合酪氨酸激酶抑制剂组合

最近，随着联合免疫检查点抑制剂（ICI）和酪激酶抑制剂（TKI）治疗方案的出现，治疗 mRCC 的选择再次发生变化。一项对 861 例 mRCC 患者进行的一项随机的一线阿昔替尼和帕博利珠单抗（抗 -PD-1 ICI）的第 3 阶段研究显示，帕博利珠单抗加阿昔替尼组的中位无进展生存期令人印象深刻，为 15.1 个月，而舒尼替尼组为 11.1 个月（$HR=0.69$，$P<0.001$）。帕博利珠单抗联合阿昔替尼组的客观缓解率为 59.3%，而舒尼替尼组为 35.7%（$P<0.001$）。联合治疗的获益，特别是改善的总生存期，与 PD-L1 状态无关[25]。

另一项包括 886 例患者的随机第 3 阶段研究比较了阿维鲁单抗（抗 PD-L1）和阿昔替尼联合与舒尼替尼单一治疗。在 PD-L1 阳性肿瘤中，阿维鲁单抗加阿昔替尼组的中位无进展生存期为 13.8 个月，而舒尼替尼组为 7.2 个月（$HR=0.61$，$P<0.001$）；在总体人群中，联合组中位无进展生存期为 13.8 个月，而舒尼替尼组为 8.4 个月（$P<0.001$）。在 PD-L1 阳性肿瘤患者中，阿维鲁单抗加阿昔替尼组的客观缓解率为 55.2%，而舒尼替尼组为 25.5%[26]。值得注意的是，尽管客观缓解率和无进展生存期有所改善，但目前 2 个治疗组之间的总生存期在统计学上没有差异，因此需要随访数据。

CLEAR 是一项国际性的随机 3 期试验，比较了口服 TKI lenvatinib 加帕博利珠单抗或依维莫司与舒尼替尼治疗初治 mRCC。联合治疗 lenvatinib 加帕博利珠单抗展示了令人印象深刻的中位无进展生存期，为 23.9 个月，而舒尼替尼为 9.2 个月（$HR=0.39$，$P<0.001$），而 lenvatinib 加依维莫司组合的中位无进展生存期为 14.7 个月。与舒尼替尼相比，lenvatinib 加帕博利珠单抗的中位总生存期显著较长（$HR=0.66$，$P=0.05$）；但 lenvatinib 加依维莫司组，与舒尼替尼相比，其中位总生存期并未显著延长（$HR=1.15$，$P=0.30$）[27]。23.9 个月的中位无进展生存期是目前治疗一线 mRCC 中展示的最长中位无进展生存期，然而仍然需要长期生存结局数据，因治疗组中的中位总生存期尚未达到。

Checkmate 9ER 也最近发表了对纳武利尤单抗联合卡博替尼治疗与舒尼替尼单药治疗的比较。这项随机的 3 期试验显示，纳武利尤单抗联合卡博替尼组的中位无进展生存期为 16.6 个月，而舒尼替尼组为 8.3 个月（$HR=0.51$，$P<0.01$）。12 个月时，纳武利尤单抗联合卡博替尼组的总生存率为 85.7%，而舒尼替尼组为 75.6%（$HR=0.6$，$P=0.001$），两组的中位总生存期均未达到[28]。

第七节 讨论

管理转变让过去 10 年的转移性肾细胞癌（mRCC）治疗发生了迅速的变化，新的联合治疗方案正在不断涌现。纳武利尤单抗与伊匹单抗的联合、帕博利珠单抗与阿昔替尼的联合、阿维鲁单抗与阿昔替尼的联合以及纳武利尤单抗与卡博替尼的联合，相较舒尼替尼表现出更好的无进展生存期（PFS）。所有这些联合治疗，除了阿维鲁单抗与阿昔替尼外，在试验人群中的总体生存期也较舒尼替尼有所提升。目前没有临床试验对这些联合治疗方案进行比较，所有联合治疗都显示出可控的毒性，并且都需要进一步随访。因此，它们共同构成了 mRCC 早期管理的重要一步。

在实际应用中，对于未接受治疗的 mRCC 患者确定哪种治疗最佳，目前涉及权衡一系列临床病理学因素。然而，使用生物标志物来指导最佳治疗选择的潜在可能性越来越受到关注。最初的假设是 PD-L1 表达的使用可确定最有可能从免疫检查点抑制剂中获益的患者子集。IMmotion 151 试验评估了抗血管生成药物贝伐单抗与抗 PD-L1 免疫检查点抑制剂阿特珠单抗的联合应用。尽管这种联合选择在 mRCC 中不再被开发使用，但其显示了 PD-L1 阳性和意向治疗人群的 PFS 均有所改善。此外，纳武利尤单抗和伊匹单抗的联合使用表现出在 PD-L1 表达方面的生存改善[29,30]，然而 PD-L1 阳性患者（$HR = 0.45$）比 PD-L1 阴性患者（$HR = 0.73$）的 OS 好。IMDC 有利风险患者 PD-L1 阴性的可能性较中、高风险 mRCC 患者更大[31]。

一项对 823 例 mRCC 患者的研究确定了与仅使用或结合检查点抑制剂的抗血管生成疗法相关的不同临床结果的分子亚型。他们发现，7 个分子亚型具有明显不同的抗血管生成、免疫细胞周期、代谢和基质分子模式[32]。与高抗血管生成和 AMPK/ 脂肪酸氧化基因表达相关的是 PBRM1 和 KDM5C 的体细胞突变，而 CDKN2A/B 和 TP53 的改变与增加的细胞周期和合成代谢有关。这些发现可能有助于分层 mRCC 患者，以了解他们更可能对 VEGF 抑制剂单独或与抗 PD-L1 的联合治疗产生积极反应。然而，尽管使用生物标志物来预测治疗效益具有明显的吸引力，但这种方法在常规实践中被推荐之前，其仍需要进一步的分析和验证。

在选择治疗方案和潜在的方案之间进行抉择的另一个重要因素是它们诱导完全响应的能力，特别是实现持久完全响应的可能性。纳武利尤单抗加伊匹单抗、帕博利珠单抗加阿昔替尼、乐伐替尼加帕博利珠单抗和纳武利尤单抗加卡博替尼的完全缓解率分别为 9.0%、5.8%、16.1% 和 8.0%[23,25,27,28]。延长生存期数据将决定完全响应的持续时间，鉴于这种诱人的可能性是目前最接近治疗转移性肾细胞癌的替代品，这一数据令人非常感兴趣。

值得注意的是，前面提到的大多数临床试验都是在透明细胞 mRCC 最常见的组织亚型患者中进行的，其中一些患者具有肉瘤样特征。其他亚型，包括乳头状瘤 1 型和 2 型、嫌色细胞、易位和髓样癌，尽管它们具有临床病理异质性，有时统称为"非透明细胞肾细胞癌"。尽管试验表明分子靶向酪氨酸激酶抑制剂和 ICI 都有一些活性，但这些不太常见的亚型中的每一种的临床试验都更加有限。鉴于相对缺乏强有力的证据，这些亚型的许可治疗方案可能会有所不同。

如进展无病生存和应答率所示，通过使用免疫检查点抑制剂和抗 VEGFR 的靶向治疗，更有可能实现早期疾病控制。通过以不同的作用机制靶向肾癌，患有迅速进展的症状性疾病的患者可能会从这种对治疗的迅速应答中受益，正如最近发表的临床试验中报告的高 PFS 和应答率所示[25,27,28]。然而，进展较慢或 IMDC 良好风险组的 mRCC 患者可能不需要如此迅速的控制。长期随访生存数据将是评估这组患者的关键，而其他考虑因素，如治疗的毒性不良反应，可能在选择治疗时很重要。

第八节 结论

联合治疗，无论是两种免疫检查点抑制剂还是免疫检查点抑制剂加酪氨酸激酶抑制剂（TKI），由于其更高的应答率、无进展生存期和初始生存数据，在大多数情况下已成为 mRCC 一线治疗的新标准。TKI 和 ICI 单药疗法可能在一些 mRCC 患者的管理中仍然发挥作用，特别是被认为无法耐受联合治疗不良反应的患者。由于很少看到比较这些新疗法的头对头临床试验，因此延长的生存数据和改进的生物标志物研究，将是确定哪个子集的患者最有可能从 ICI、口服 VEGF 治疗或两者的组合中受益的关键因素。

随着联合治疗的应用增多，临床医生将需要选择使用哪些后续治疗。目前，在大多数情况下，这将会是一种替代的 TKI。临床医生还需要更熟悉管理联合疗法增加的不良反应，因为 ICI 和口服 VEGF 的毒性不良反应是不同的。随着针对 mRCC 患者开发更多的一线联合疗法，我们希望在进一步寻找潜在治愈方法的同时，改善生存结果并最小化治疗的毒性不良反应。

关键点

- 肾细胞癌（RCC）是十大常见癌症之一，占新发癌症病例的 4%。
- RCC 的主要组织学类型是透明细胞癌（其中一些具有肉瘤样特征）。其他类型包括乳头状癌 1 型和 2 型、肾嫌色细胞癌、易位癌和髓质癌。
- 目前转移性肾细胞癌的治疗选择包括口服 VEGF 导向治疗和免疫检查点抑制剂（ICI）。
- 转移性肾细胞癌的预后评分包括纪念斯隆 - 凯特琳癌症中心（MSKCC）评分标准和国际转移性 RCC 数据库联盟（IMDC）标准。
- 直到最近，VEGF 受体 TKI 单药疗法，例如舒尼替尼，一直是治疗转移性 RCC 的初始标准。
- 已经有几项新的研究发表，显示口服 VEGF 导向治疗和免疫检查点抑制剂（ICI）的联合治疗取得了令人鼓舞的疗效。
- 对于未接受治疗的转移性肾细胞癌，联合治疗现在已成为标准治疗方案。
- 有必要确定生物标志物，以评估哪些转移性肾细胞癌患者最有可能对这些治疗产生反应。
- 随着组合治疗的普及，临床医生需要更加熟悉处理相关毒性反应的方法。

参考文献

1. Ferlay J, Steliarova-Foucher E, Lortet-Tieulent J, et al. Cancer incidence and mortality patterns in Europe: estimates for 40 countries in 2012. Eur J cancer (Oxford, Engl). 2013 Apr;49(6):1374–1403.

2. Dabestani S, Thorstenson A, Lindblad P, et al. Renal cell carcinoma recurrences and metastases in primary non-metastatic patients: a population-based study. World J Urol. 2016 Aug;34(8):1081–1086.

3. Shuch B, Amin A, Armstrong AJ, et al. Understanding pathologic variants of renal cell carcinoma: distilling therapeutic opportunities from biologic complexity. Eur Urol. 2015 Jan;67(1):85–97.

4. Siegel RL, Miller KD, Jemal A. Cancer statistics, 2017. CA Cancer J Clin. 2017 Jan;67(1):7–30.

5. Howlader N, Noone AM, Krapcho M, et al. SEER Cancer Statistics Review (CSR) 1975–2017.Bethesda, MD: National Cancer Institute; 2017.

6. Mekhail TM, Abou-Jawde RM, Boumerhi G, et al. Validation and extension of the memorial Sloan-Kettering prognostic factors model for survival in patients with previously untreated metastatic renal cell carcinoma. J Clin Oncol Off J Am Soc Clin Oncol. 2005 Feb;23(4):832–841.

7. Heng DYC, Xie W, Regan MM, et al. External validation and comparison with other models of the international metastatic renal-cell carcinoma database consortium prognostic model: a population-based study. Lancet Oncol.2013 Feb;14(2):141–148.

8. Noe A, de Bruijn RE, Blank C, et al. Comparison of pre-treatment MSKCC and IMDC prognostic risk models in patients with synchronous metastatic renal cell carcinoma treated in the era of targeted therapy. World J Urol. 2016 Aug;34(8):1067–1072.

9. Motzer RJ, Hutson TE, Tomczak P, et al. Sunitinib versus interferon alfa in metastatic renal-cell carcinoma. N Engl J Med. 2007 Jan;356(2):115–124.

10. Motzer RJ, Hutson TE, Tomczak P, et al. Overall survival and updated results for sunitinib compared with interferon alfa in patients with metastatic renal cell carcinoma. J Clin Oncol Off J Am Soc Clin Oncol. 2009 Aug;27(22):3584–90.

11. Sternberg CN, Davis ID, Mardiak J, et al. Pazopanib in locally advanced or metastatic renal cell carcinoma: results of a randomized phase III trial. J Clin Oncol. 2010 Feb;28(6):1061–1068.

12. Motzer RJ, Hutson TE, Cella D, et al. Pazopanib versus sunitinib in metastatic renal-cell carcinoma. N Engl J Med. 2013 Aug;369(8):722–731.

13. Escudier B, Porta C, Bono P, et al. Randomized, controlled, double-blind, cross-over trial assessing treatment preference for pazopanib versus sunitinib in patients with metastatic renal cell carcinoma: PISCES study. J Clin Oncol Off J Am Soc Clin Oncol. 2014 May;32(14):1412–1418.

14. Motzer RJ, Nosov D, Eisen T, et al. Tivozanib versus sorafenib as initial targeted therapy for patients with metastatic renal cell carcinoma: results from a phase III trial. J Clin Oncol Off J Am Soc Clin Oncol. 2013 Oct;31(30):3791–3799.

15. Choueiri TK, Halabi S, Sanford BL, et al. Cabozantinib versus Sunitinib as initial targeted therapy for patients with metastatic renal cell carcinoma of poor or intermediate risk: the Alliance A031203 CABOSUN trial. J Clin Oncol Off J Am Soc Clin Oncol. 2017 Feb;35(6):591–597.

16. Escudier B, Powles T, Motzer RJ, et al. Cabozantinib, a new standard of care for patients with advanced renal cell carcinoma and bone metastases? Subgroup analysis of the METEOR trial. J Clin Oncol Off J Am Soc Clin Oncol. 2018 Mar;36(8):765–772.

17. Rini BI, Escudier B, Tomczak P, et al. Comparative effectiveness of axitinib versus sorafenib in advanced renal cell carcinoma (AXIS): a randomised phase 3 trial. Lancet (London, England). 2011 Dec;378(9807):1931–1939.

18. Choueiri TK, Escudier B, Powles T, et al. Cabozantinib versus everolimus in advanced renal cell carcinoma

(METEOR): fnal results from a randomised, open-label, phase 3 trial. Lancet Oncol. 2016 Jul;17(7):917–927.

19. Motzer RJ, Escudier B, Powles T, et al. Long-term follow-up of overall survival for cabozantinib versus everolimus in advanced renal cell carcinoma. Br J Cancer. 2018 May;118(9):1176–1178.

20. Motzer RJ, Hutson TE, Glen H, et al. Lenvatinib, everolimus, and the combination in patients with metastatic renal cell carcinoma: a randomised, phase 2, open-label, multicentre trial. Lancet Oncol. 2015 Nov;16(15):1473–1482.

21. Motzer RJ, Escudier B, Oudard S, et al. Phase 3 trial of everolimus for metastatic renal cell carcinoma: fnal results and analysis of prognostic factors. Cancer. 2010 Sep;116(18):4256–4265.

22. Cella D, Grünwald V, Nathan P, et al. Quality of life in patients with advanced renal cell carcinoma given nivolumab versus everolimus in CheckMate 025: a randomised, open-label, phase 3 trial. Lancet Oncol. 2016 Jul;17(7):994–1003.

23. Motzer RJ, Tannir NM, McDermott DF, et al. Nivolumab plus Ipilimumab versus Sunitinib in advanced renal-cell carcinoma. N Engl J Med. 2018 Apr;378(14):1277–1290.

24. Motzer RJ, Escudier B, McDermott DF, et al. Survival outcomes and independent response assessment with nivolumab plus ipilimumab versus sunitinib in patients with advanced renal cell carcinoma: 42-month follow-up of a randomized phase 3 clinical trial. J Immunother Cancer. 2020 Jul;8(2):e000891.

25. Rini BI, Plimack ER, Stus V, et al. Pembrolizumab plus Axitinib versus Sunitinib for advanced renal-cell carcinoma. N Engl J Med. 2019 Mar;380(12):1116–1127.

26. Motzer RJ, Penkov K, Haanen J, et al. Avelumab plus Axitinib versus Sunitinib for advanced renal-cell carcinoma. N Engl J Med. 2019 Mar;380(12):1103–1115.

27. Motzer R, Alekseev B, Rha S-Y, et al. Lenvatinib plus Pembrolizumab or Everolimus for advanced renal cell carcinoma. N Engl J Med. 2021 Feb;384(14):1289–1300.

28. Choueiri TK, Powles T, Burotto M, et al. Nivolumab plus Cabozantinib versus Sunitinib for advanced renal-cell carcinoma. N Engl J Med. 2021 Mar;384(9):829–841.

29. McDermott DF, Huseni MA, Atkins MB, et al. Publisher correction: clinical activity and molecular correlates of response to atezolizumab alone or in combination with bevacizumab versus sunitinib in renal cell carcinoma. Nat Med. 2018;24(6):749–57. https://doi.org/10.1038/s41591-018-0053-3.

30. Rini BI, Powles T, Atkins MB, et al. Atezolizumab plus bevacizumab versus sunitinib in patients with previously untreated metastatic renal cell carcinoma (IMmotion151): a multicentre, open-label, phase 3, randomised controlled trial. Lancet (London, England). 2019 Jun;393(10189):2404–2415.

31. Lalani A-KA, McGregor BA, Albiges L, et al. Systemic treatment of metastatic clear cell renal cell carcinoma in 2018: current paradigms, use of immunotherapy, and future directions. Eur Urol. 2019 Jan;75(1):100–110.

32. Motzer RJ, Banchereau R, Hamidi H, et al. Molecular subsets in renal cancer determine outcome to checkpoint and angiogenesis blockade. Cancer Cell. 2020 Dec;38(6):803–817.e4.

第十八章　转移性肾癌：放射治疗

V. Khoo, D. Lim-Joon　著

吴　涵　译

杨懿人　校

第一节　概述

在许多不同的临床情况中，放射治疗被广泛应用于转移性肾细胞癌（mRCC）。尽管传统观念认为mRCC 是一种相对放射抵抗性疾病，但是 mRCC 的放射敏感度谱很广，首先取决于可以提供的生物剂量，其次是邻近周围正常器官的组织限制，而放疗可以提供良好的缓解和局部控制[1]。

常规低剂量分割放疗通常用于简单的症状缓解，如疼痛或出血。较高剂量的放疗也被用于转移性病灶的局部控制，主要用于限制转移性病灶的生长以及局部并发症，如梗阻或器官侵犯[2]。最近，更加先进的放疗方法，如立体定向消融放疗（stereotactic ablative radiotherapy，SABR），又称为立体定向全身放射治疗（stereotactic body radiation therapy，SBRT），也被用于提供更高的生物剂量，以改善局部控制和延长疾病控制时间，并有可能在局部根除疾病。SABR 的理论基础正在发展，新的数据表明 RCC 的明显放射抵抗性，可通过采用 SABR 的超高剂量分割模式克服。这些超高剂量分割能够激活血管凋亡途径，而传统的剂量分割方案通常不会对其产生影响[3]。这些数据概述了酸性鞘氨醇酶（ASMase）易位和内皮细胞促凋亡神经酰胺通路的形成。由于肾细胞癌是血管性肿瘤，这可能是一种更有效的抗肿瘤杀伤机制。此外，对人类肾癌细胞系进行的细胞生存曲线研究表明，其 α/β 比率较低，这也支持使用更大剂量的分割或低剂量分割治疗的优势[4,5]。放疗可单独使用，也可以与其他局部和全身治疗方法（如手术和免疫治疗）相结合。接下来将讨论在不同的临床情况下，使用不同放疗方法的基本原理和优点。

第二节　传统姑息性放疗

骨转移在 mRCC 中很常见，大约 1/3 的病例在诊断时就已存在，1/3 的病例在病程中出现[6]。放疗是一种缓解病灶疼痛的有效治疗方法，特别是对于骨转移病变，其还可预防骨折并支持骨再矿化[7]。传统姑息性放疗方案通常采用短时间低剂量分割方案，如单次 8 Gy、16 Gy 2 次分割、20 Gy 5 次分割或30 Gy 10 次分割。一项对骨转移姑息性放射治疗的荟萃分析比较了单次分割与多次分割，结果显示无论是单次还是多次分割方案，均能提供相同的疼痛缓解效果[8]。这些发现导致许多放疗中心采用 8 Gy 单次分割方案进行骨姑息治疗，因为这既在资源分配上具有务实性，又方便患者。但是，接受单次分割治疗的患者其再治疗率高出 2.6 倍[8]。因此，在需要更好的疾病控制的 mRCC 患者中，考虑使用多次分割

方案是合理的，因为使用靶向药物和免疫治疗等更有效的现代全身治疗方法，可使 mRCC 患者的生存期显著延长 [9]。另一种选择是使用 SABR/SBRT，这将在本章后面讨论。

据报道，传统姑息性放疗可使 60%~73% 的症状性骨转移患者获得姑息缓解 [8,10-12]，其中 13%~24% 的病例症状完全缓解 [8,13]。这些报告大多数不是组织学特异性的，通常包括各种不同的实体肿瘤。目前很少有前瞻性研究报告单独评估 mRCC 骨转移并使用现代疼痛评估和相关指标（如生活质量）来评估治疗效果。一项针对 31 例 mRCC 患者的前瞻性非随机研究报告称，83% 的病例疼痛减轻，13% 的病例症状完全缓解 [13]。这些评估基于患者调查问卷。中位反应持续时间为 3 个月。33% 的患者生活质量（QOL）指标得到改善，但由于其他转移和全身性疾病进展的发生，长期的 QOL 改善受到限制。另一项针对 90 例转移性黑色素瘤和 mRCC 病例的研究报告显示，缓解率为 65%，持续时间约占患者剩余寿命的近 60%[14]。对于广泛骨转移性疾病，使用唑来磷酸或地舒单抗的双磷酸盐治疗已被证明可以显著减少患者的骨相关事件（skeletal related event，SRE），并延长首次 SRE 的时间 [15,16]。该方法可考虑与放疗联合使用。

传统的姑息性放疗也常用于预防或限制神经功能损害，例如在脊髓压迫和神经根或神经丛受侵犯的情况下。在脊髓压迫的治疗中，一项前瞻性随机试验报告称，与单独放疗相比，初始直接减压切除手术联合术后放疗可改善生存率并保持行走功能 [17]。与单独放疗组（57%）相比，手术联合放疗组（84%）有更多的患者在治疗后具备行走功能。该随机试验采用的放射剂量为 30 Gy 10 次分割。对于能够接受手术的患者来说，诊断时的行走功能和有限的转移性病灶是有利的预后因素。这项随机试验纳入了一系列不同类型的实体肿瘤，其中肺癌和前列腺癌占大多数。然而，同样的原则也适用于患有恶性脊髓压迫的 mRCC 患者。

第三节　立体定向放疗

立体定向放疗旨在通过图像引导，将一系列高度适形的光束定位到肿瘤病灶，实现高精度靶向 [18]。使用多个重叠的束线或弧线，通常配合强度调制，使靶区获得高浓度的剂量，并且在靶区外急剧降低剂量，从而限制对邻近正常组织和器官的辐射（图 18.1）。通过这种方式，立体定向放疗方案可以提供比传统治愈性分割或传统姑息性放疗方案更高的生物等效剂量（biological effective dose，BED）[19]。在传统姑息性放疗方案中，肿瘤的 BED（使用其生物 α/β 为 10 Gy）通常 <40，在传统治愈性分割方案中，BED 为 75~96，而立体定向放疗的 BED 通常 >100[20]。

立体定向放疗方案使用非常高的分割剂量，从单次到少数几个多次分割。根据解剖部位及其剂量限制，典型的立体定向放疗剂量方案在单次分割中通常为 15~24 Gy，而在 3~5 次分割中则为 48~60 Gy[21]。用于颅内病变的立体定向放疗通常被称为立体定向放射外科（stereotactic radiosurgery，SRS），用于颅外病变的则被称为 SABR 或 SBRT，后两个术语 SABR 或 SBRT 经常互换使用。

放疗在脑转移癌的治疗中发挥着重要作用。高达 10% 的 RCC 患者在病程中会发生脑转移 [22]，其中多达 50% 的病例会出现多发转移 [23]。这些患者的预后取决于许多因素，如脑转移的数量（单发与多发）、

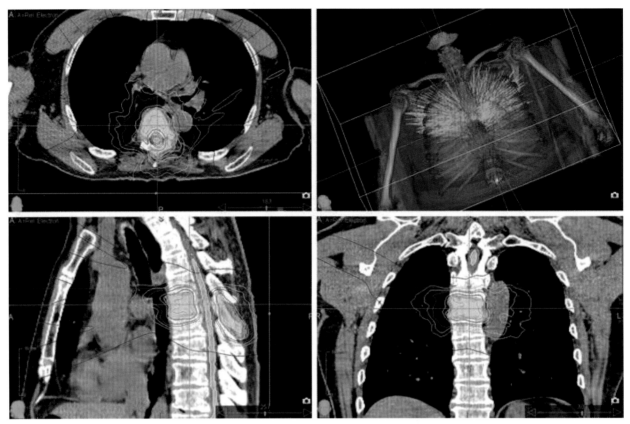

图 18.1　典型的立体定向放疗治疗胸椎转移性肾细胞癌

左上方图像显示通过靶区中部的横断面视图，用蓝色突出显示；左下方图像显示矢状面，右下方图像显示冠状面。围绕靶区的不同颜色线条是放疗等剂量线。右上方图像显示患者的胸腔、肋骨和脊柱，以展示进入和离开胸腔的不同光束方向。每条蓝线代表一种光束方向

是否可手术切除、是否存在其他转移、疾病进展速度和患者的身体状况[1]。治疗的选择将取决于前面提到的预后因素。如果未经治疗，这些患者的中位生存时间约为 1 个月，预后较差。皮质类固醇的使用只会暂时缓解脑部症状，放疗可提高这些患者的生活质量、局部控制率和中位生存时间，放疗也可以与手术结合使用。

全脑放疗（whole brain radiotherapy，WBRT）通常用于缓解症状。采用前面所提到的传统姑息性治疗方案，可有效减轻脑转移的压力效应。当多个病灶散布于两个大脑半球、身体状况较差或预期寿命有限时，通常考虑进行 WBRT。SRS 通常考虑用于具有较好预后特征且脑转移数目<4 个的患者。大多数关于脑转移的试验仅包括少部分 RCC 病例。使用每次给药剂量更大的 SRS，mRCC 的反应结果与其他实体瘤没有什么不同。

针对患有 1~3 个脑转移瘤的患者的随机试验表明，在 WBRT 的基础上联合 SRS 或手术可以改善生存率，增强功能独立性并限制类固醇的长期使用[24-26]。对患有 1~4 个脑转移瘤的患者也进行了评估，在 SRS 或手术基础上联合 WBRT，可改善颅内控制、减少神经系统死亡而不影响生存率[27-30]。总的来说，使用 SRS 治疗的病灶的局部控制率相较于 WBRT 有所改善，但在大脑其他部位存在更高的颅内复发率。尽管其他颅内复发可损害神经认知功能[28]，但人们也意识到 WBRT 与长期的神经认知功能障碍有关[29,31]。

考虑到当前现代有效的系统治疗使得 mRCC 患者具有更长的生存期，这对于预计具有较长疾病控制和寿命的患者来说尤为重要。因此，在这些患者中避免使用全脑放疗是合理的。

据报道，与传统高剂量分割方案相比，SABR/SBRT 在颅外病变治疗中提供了极佳的局部控制效果，且不良反应较小。最近一项更新的系统回顾和荟萃分析评估了 SABR/SBRT 在 mRCC 患者中的应用 [32]，这项荟萃分析纳入 28 项研究，涉及 1602 例互相独立的患者，共治疗了 3892 个病灶（1159 个颅外病灶和 2733 个颅内病灶）。该研究显示颅外病变的 1 年局部控制率为 89.1%，颅内病变的 1 年局部控制率为 90.1%，1 年生存率分别为 86.8% 和 49.7%。颅外和颅内治疗的任何 3~4 级毒性反应发生率分别为 0.7%和 1.1%。作者认为，在 mRCC 患者中，SABR 或 SBRT 被认为是安全和有效的治疗方法。

关键点

- 可根据临床情况和治疗目的采用不同的放疗方法。
- 常规低剂量分次放疗最常用于简单缓解症状，如疼痛或出血。更高剂量的放疗也被用于转移性病变的局部控制，需要限制这些转移性病变的生长，以防止阻塞或器官侵犯等局部并发症。
- 虽然传统姑息性放疗被广泛应用，但 SABR 或 SBRT 的合理性正在获得认可和接受。
- SABR/SBRT 方法已经展示出良好的局部控制率和最低的毒性，需要在随机试验中进行前瞻性评估。
- 对于患有 mRCC 的个体患者，治疗医生的责任是优化其管理，并最好在多学科团队的设置下进行管理，其中包括肾脏团队的所有成员，可以针对患者的临床情况和特定需求充分讨论并制定个性化的治疗计划。

参考文献

1. Khoo V, Pyle L. Radiotherapy and supportive care. In: Eisen T, Christmas T, editors. Clinical progress in renal cancer. Oxford: Informa UK Ltd; 2007. p. 191–201.

2. Khoo V. Renal cancers: introduction. In: Patel U, editor. Carcinoma of the kidney. Contemporary issues in cancer imaging. Cambridge: Cambridge University Press; 2008. p. 1–16.

3. De Meerleer G, Khoo V, Escudier B, et al. Radiotherapy for renal-cell carcinoma. Lancet Oncol. 2014;15(4):e170–177.

4. Ning S, Trisler K, Wessels BW, et al. Radiobiologic studies of radioimmunotherapy and external beam radiotherapy in vitro and in vivo in human renal cell carcinoma xenografts. Cancer. 1997;80(12 Suppl):2519–2528.

5. Wilson D, Hiller L, Gray L, et al. The effect of biological effective dose on time to symptom progression in metastatic renal cell carcinoma. Clin Oncol (R Coll Radiol). 2003;15(7):400–407.

6. Wood SL, Brown JE. Skeletal metastasis in renal cell carcinoma: current and future management options. Cancer Treat Rev. 2012;38(4):284–291.

7. McDonald R, Ding K, Brundage M, et al. Effect of radiotherapy on painful bone metastases: a secondary analysis

of the NCIC clinical trials group symptom control trial SC.23. JAMA. Oncologia. 2017;3(7):953–9.

8. Chow E, Zeng L, Salvo N, Dennis K, Tsao M, Lutz S. Update on the systematic review of palliative radiotherapy trials for bone metastases. Clin Oncol (R Coll Radiol). 2012;24(2):112–124.

9. Escudier B, Porta C, Schmidinger M, et al. Renal cell carcinoma: ESMO clinical practice guidelines for diagnosis, treatment and follow-up. Ann Oncol. 2019;30(5):706–720.

10. Ganju RG, TenNapel M, Mahan N, et al. The effcacy of conventionally fractionated radiation in the Management of Osseous Metastases from metastatic renal cell carcinoma. J Oncol. 2018;2018:6384253.

11. Sze WM, Shelley M, Held I, et al. Palliation of metastatic bone pain: single fraction versus multifraction radiotherapy-a systematic review of the randomised trials. Cochrane Database Syst Rev.2004;2002(2):CD004721.

12. Wu JS, Wong R, Johnston M, et al. Cancer Care Ontario practice guidelines initiative supportive care G. Meta-analysis of dose-fractionation radiotherapy trials for the palliation of painful bone metastases. Int J Radiat Oncol Biol Phys. 2003;55(3):594–605.

13. Lee J, Hodgson D, Chow E, et al. A phase II trial of palliative radiotherapy for metastatic renal cell carcinoma. Cancer. 2005;104(9):1894–1900.

14. Huguenin PU, Kieser S, Glanzmann C, et al. Radiotherapy for metastatic carcinomas of the kidney or melanomas: an analysis using palliative end points. Int J Radiat Oncol Biol Phys. 1998;41(2):401–405.

15. Henry DH, Costa L, Goldwasser F, et al. Randomized, doubleblind study of denosumab versus zoledronic acid in the treatment of bone metastases in patients with advanced cancer (excluding breast and prostate cancer) or multiple myeloma. J Clin Oncol. 2011;29(9):1125–1132.

16. Rosen LS, Gordon D, Tchekmedyian NS, et al. Long-term effcacy and safety of zoledronic acid in the treatment of skeletal metastases in patients with nonsmall cell lung carcinoma and other solid tumors: a randomized, phase III, doubleblind, placebo-controlled trial. Cancer. 2004;100(12):2613–2621.

17. Patchell RA, Tibbs PA, Regine WF, et al. Direct decompressive surgical resection in the treatment of spinal cord compression caused by metastatic cancer: a randomised trial. Lancet. 2005;366(9486):643–648.

18. Tree AC, Khoo VS, Eeles RA, et al. Stereotactic body radiotherapy for oligometastases. Lancet Oncol. 2013;14(1):e28–37.

19. Aitken K, Tree A, Thomas K, et al. Initial UK experience of stereotactic body radiotherapy for extracranial Oligometastases: can we change the therapeutic paradigm? Clin Oncol (R Coll Radiol). 2015;27(7):411–419.

20. DiBiase SJ, Valicenti RK, Schultz D, et al. Palliative irradiation for focally symptomatic metastatic renal cell carcinoma: support for dose escalation based on a biological model. J Urol. 1997;158(3 Pt 1):746–749.

21. Hanna GG, Murray L, Patel R, et al. UK consensus on Normal tissue dose constraints for stereotactic radiotherapy. Clin Oncol (R Coll Radiol). 2018;30(1):5–14.

22. Siegel RL, Miller KD, Jemal A. Cancer statistics, 2020. CA Cancer J Clin. 2020;70(1):7–30.

23. Sheehan JP, Sun MH, Kondziolka D, et al. Radiosurgery in patients with renal cell carcinoma metastasis to the brain: long-term outcomes and prognostic factors infuencing survival and local tumor control. J Neurosurg. 2003;98(2):342–349.

24. Andrews DW, Scott CB, Sperduto PW, Flanders AE, Gaspar LE, Schell MC, et al. Whole brain radiation therapy with or without stereotactic radiosurgery boost for patients with one to three brain metastases: phase III results of the RTOG 9508 randomised trial. Lancet. 2004;363(9422):1665–1672.

25. Mintz AH, Kestle J, Rathbone MP, et al. A randomized trial to assess the effcacy of surgery in addition to radiotherapy in patients with a single cerebral metastasis. Cancer. 1996;78(7):1470–1476.

26. Patchell RA, Tibbs PA, Walsh JW, et al. A randomized trial of surgery in the treatment of single metastases to the brain. N Engl J Med. 1990;322(8):494–500.

27. Aoyama H, Shirato H, Tago M, et al. Stereotactic radiosurgery plus whole-brain radiation therapy vs stereotactic

radiosurgery alone for treatment of brain metastases: a randomized controlled trial. JAMA. 2006;295(21):2483–2491.

28. Aoyama H, Tago M, Kato N, et al. Neurocognitive function of patients with brain metastasis who received either whole brain radiotherapy plus stereotactic radiosurgery or radiosurgery alone. Int J Radiat Oncol Biol Phys. 2007;68(5):1388–1395.

29. Chang EL, Wefel JS, Hess KR, et al. Neurocognition in patients with brain metastases treated with radiosurgery or radiosurgery plus whole-brain irradiation: a randomised controlled trial. Lancet Oncol. 2009;10(11):1037–1044.

30. Kocher M, Soffetti R, Abacioglu U, et al. Adjuvant whole-brain radiotherapy versus observation after radiosurgery or surgical resection of one to three cerebral metastases: results of the EORTC 22952-26001 study. J Clin Oncol. 2011;29(2):134–141.

31. Brown PD, Jaeckle K, Ballman KV, et al. Effect of radiosurgery alone vs radiosurgery with whole brain radiation therapy on cognitive function in patients with 1 to 3 brain metastases: a randomized clinical trial. JAMA. 2016;316(4):401–409.

32. Zaorsky NG, Lehrer EJ, Kothari G, et al. Stereotactic ablative radiation therapy for oligometastatic renal cell carcinoma (SABR ORCA): a meta-analysis of 28 studies. Eur Urol Oncol. 2019;2(5):515–523.

第十九章　转移性肾癌：减瘤性肾切除术

P. Brousil, David Manson-Bahr, David Nicol　著
王　正　译

第一节　概述

减瘤性肾切除术（cytoreductive nephrectomy，CRN）是指在已确诊的转移性肾肿瘤患者中，通过外科手术切除原发性肾细胞癌，尽可能延长患者的生存期。这需要与姑息性肾切除术作区分，后者虽同样是为转移性肾肿瘤患者进行手术，但其根本目的是缓解症状，尤其是减少疼痛和出血。

第二节　历史

一、单纯减瘤性肾切除术

减瘤性肾切除术的概念来源于一系列关于肾切除术后转移灶消退的观察性报告。早在 1917 年[1]，就有 1 例患者在接受肾原发灶切除术后，其肺转移灶自发性消退。20 世纪 30 年代[2]，有关肾原发灶切除术联合转移灶切除的病例报道进一步支持了这一概念，认为手术切除可以用于治疗转移灶，并有望提高患者的生存率[3]。随后出现了许多个案报告和小规模临床研究，支持了减瘤性肾切除术和转移灶切除术对转移性肾癌患者生存率的改善。许多报告提及进行减瘤性肾切除术后，转移灶确实会发生消退。在部分病例中，肾肿瘤发生转移是通过活检确认的。不过，许多病例需要通过主观解读现有的、有限的影像学检查资料来确认转移灶情况。然而在对于治疗转移性肾癌一筹莫展的年代，减瘤性肾切除术作为转移性肾癌患者的一种治疗选择仍是方兴未艾[4-6]。

有趣的是，有人认为"免疫学"因素可用于解释局部减瘤性肾切除术对全身转移灶产生消退作用的原因。肾细胞癌是一种高度免疫性癌症。研究表明，原发肿瘤对全身免疫的抑制或下调可促进转移灶进展[7,8]。川岛（Kawashima）等通过研究证明，肿瘤级别越高，免疫功能受抑制的程度越大[9]。因此，通过减瘤性肾切除术去除原发肿瘤，如同掐灭了恶魔的源头，从而使协助肿瘤转移的促血管生成因子数量减少，机体的免疫负担减轻[10]。然而，减瘤性肾切除术可能仅对于部分患者有潜在的治疗效果。由于转移性肾癌患者本身预期寿命有限，加上手术本身所带来的死亡风险和并发症发生风险，所以减瘤性肾切除术并没有被广泛采纳。2012 年，据统计英国全国减瘤性肾切除术并发症发生率为 23%，术后 30 天死亡率为 2%[11]。

二、减瘤性肾切除术与全身治疗的联合应用

自 20 世纪 60 年代以来，转移性肾细胞癌的全身治疗策略开始涵盖化学治疗和激素调控。然而，这两种治疗方式的疗效均未达到预期[12,13]。因此，减瘤性肾切除术（CRN）依然获得了持续的关注，尽管病例报告中描述的转移性消退只是个别现象，但这在一定程度上为 CRN 提供了支持。

在 20 世纪 80 年代，激活免疫应答的细胞因子治疗崭露头角，为肾癌及其他对细胞毒性药物不敏感的恶性肿瘤（如黑色素瘤）提供了新的全身治疗方案。α 干扰素和白细胞介素 -2 在转移性 RCC 治疗中取得了一定程度的成功[14,15]。然而，这些药物的潜在毒性，特别是白细胞介素 -2，限制了其在多个国家的广泛应用。因此，CRN 不仅作为一个单独的治疗选项，还常与这些细胞因子治疗结合应用。这一联合方案得益于观察到转移部位的病理反应常比原发肿瘤更加明显（观察结果表明，与原发肿瘤相比，转移部位的反应更为强烈，这为联合疗法提供了支持）。CRN 似乎最适用于转移性疾病相对局限，且原发性肿瘤构成总体疾病负担的主要部分的情况（当转移性疾病有限且原发肿瘤占总体疾病负担的大部分时，CRN 似乎也最适用）。

于 2001 年公布的两项关键随机对照试验——一项由北美的 SWOG 组织[16]，另一项由欧洲的 EORTC 组织[17]，都为联合应用减瘤性肾切除术（CRN）和干扰素（IFN）的全身治疗奠定了坚实的基础。所有参与研究的患者都具有可测量的转移性灶、原发肿瘤可切除，并且东部合作肿瘤学组（ECOG）评分为 0 或 1。将 ECOG 评分作为纳入标准的依据是考虑到全身状态较差的患者在术后可能无法充分恢复并接受全身治疗[18]。

这些试验共同证实，与单独使用 IFNα 相比，CRN 与 IFNα 联合应用能显著提高生存期（分别为 13.6 个月和 7.8 个月）。在 SWOG 试验中，当患者根据 ECOG 表现状态进行分层后，ECOG 0 分组相对于 ECOG 1 分组的生存优势更为显著（分别为 5.7 个月和 2.1 个月），尽管在 EORTC 试验中并未观察到这一现象。

在"干扰素时代"，对全身状态良好的患者来说，这些试验确立了 CRN 作为标准治疗的地位，并且在新一代更为高效的治疗药物问世后，继续影响着转移性疾病患者的临床治疗策略与研究设计。

三、酪氨酸激酶抑制剂（TKI）时代

在减瘤性肾切除术的关键试验结果公布之后不久，酪氨酸激酶抑制剂这一类新药物随即崭露头角。这些药物主要靶向诸如血管内皮生长因子（VEGF）等血管生成的调节因子，大多数受到透明细胞肾细胞癌中突变的 *VHL* 基因的调控。临床试验结果表明，与传统的细胞因子治疗相比，TKI 在提高无进展生存期、安全性和生活质量方面表现出色[19]。尽管 CRN 仍然在治疗方案中占有一席之地，但 TKI 已经取代了干扰素作为标准的全身治疗手段。初步评价 TKI 效果的试验也将 CRN 纳入作为全身治疗的前奏，这一做法被认为是当时的标准治疗流程。因此，CRN 在"TKI时代"的治疗模式中仍然具有其独特的地位：在一项大规模的回顾性合作研究中，舒埃里（Choueiri）等人[20]展示了接受首次手术治疗的患者具有长达 10 个月的生存优势。值得注意的是，一项以 Karnofsky 表现状态（KPS）为基础的次级分析指出，当 KPS 低于 80 时，这一优势几乎不再明显。这些发现在 2016 年发表的一篇系统性回顾中得到了进一步的验证和强化[21]。

虽然对预后因素进行了适当调整，这些数据依然基于回顾性研究，并可能受到选择偏倚的干扰。这一局限性催生了两项随机对照试验（RCT），目的是深入评估 CRN 在治疗接受 TKI 并出现转移性疾病的患者中的具体影响。

四、CARMENA 试验

该试验历时 8 年，共招募了 450 例患者，中位随访期为 51 个月[22]。研究旨在对比初始接受减瘤性肾切除术（CRN）后用 sunitinib（一种酪氨酸激酶抑制剂）治疗与仅用 sunitinib 治疗的患者的总体生存率。入选标准是患者的 ECOG 表现评分为 0 或 1，并且转移病负担需要全身治疗。该研究采用非劣效性设计，并根据意向性治疗原则进行了分析。

令人意外的是，仅接受 sunitinib 治疗的组别的总体生存期为 18 个月，而在 CRN 组则为 13.9 个月，这一结果在统计学上具有显著性。这与之前大规模回顾性研究的系统综述中对初始 CRN 的有利结果形成了鲜明对比。这项研究的一个潜在缺陷是纳入了风险分层较低的患者，而在之前的研究中，这些患者并没有从使用 IFN 的 CRN 中获益。这一群体占据了总患者数量的重要比例。尽管如此，这一结果对 CRN 与 TKI 联合治疗的角色作用产生了挑战，研究的主要作者甚至得出"减瘤性肾切除术不再是标准治疗"这一结论[23]。

这项研究及其得出的结论仍然有巨大的争议。某些观点指出，由于多种复杂因素，该研究的结果可能并不全适用于通常会被推荐接受 CRN 治疗的特定患者群体[24,25]。

①患者选择：大部分患者（＞40%）在纪念斯隆·凯特琳癌症中心（MSKCC）评分生存准则上具有较差的风险分层[26]；②疾病选择：中位转移部位数量为 2，基于线性肿瘤测量，总体的估计转移比例为 40%；③报告完整性：仅 30% 的患者报告了 TNM 分期；④患者积累不足：8 年内累计 450 例患者，相当于每年每个中心 0.7 例患者。2012 年，在英国约有 300 例减瘤性肾切除术；法国人口略多一些——按照作者的说法，许多患者因为"对 CARMENA 来说太好了"而被排除在试验之外；⑤方案违规：在手术组中，7% 的患者没有接受手术，而 18% 的患者没有接受舒尼替尼治疗；在仅使用舒尼替尼的组中，17% 的患者随后接受了肾切除术，其中大多数是因为全身治疗反应优良。因此，在补充数据中，"按方案执行"的结果分析与"意向性治疗"相比，中位生存期没有差异。

然而，尽管遭到质疑，但该试验清晰地强调了一个观点：对于高风险患者来说，转移性疾病的全身治疗应当成为临床治疗方案的首选，而 CRN 在这一情境下并不适用。随着酪氨酸激酶抑制剂（TKI）作为转移性肾细胞癌（mRCC）有效的全身治疗手段，可能已经独立于最近发布的 CARMENA 研究，对临床实践产生了影响。高风险患者可能直接进行了全身治疗，而没有接受减瘤性肾切除术（CRN）。这可能解释了在大规模回顾性系统评价中，使用酪氨酸激酶抑制剂（TKI）治疗 mRCC 时，CRN 似乎带来了明显的生存优势。

五、SURTIME

2018 年发表的 SURTIME 试验是一项随机对照试验（RCT）[27]，旨在评估首次确诊时具有转移灶并需要全身治疗的患者开展肾切除术的时机。该试验将患者分为两组：第一组进行首次肾切除术后接受舒尼替尼治疗，而第二组在接受舒尼替尼治疗 4 个月后，仅在疾病未进展的情况下才进行肾切除术。第二组中接受肾切除术的患者包括在随访过程中通过影像学检查表现出疾病稳定或退化的患者。然而，令人遗憾的是，仅招募了 100 例患者，远低于达到卓越性分析所需的 458 例患者。参与试验的患者必须满足以下条件：T_3 级或更高级别的原发性肿瘤、需要全身治疗的转移性病灶，以及不符合 Culp 标准的恶劣风险疾病[28]。

在对参与试验的患者进行分析后，发现在主要终点（28 周内无疾病进展）上没有统计学显著差异。根据意向治疗分析，尽管这一结果在延迟肾切除术组中明显表现出生存卓越性，但试验并没有足够的统计力量来证明整体生存方面的卓越性。这一益处相当显著，延迟肾切除术组的中位生存期为 32.4 个月，而进行首次肾切除术的患者其中位生存期为 15 个月。需要谨慎解释这些结果，因为这一终点不是试验设计的一部分，并且在符合试验协议的分析中没有显示出这一益处。此外，值得注意的是，该试验中的患者没有一个被认为适合进行首次监测的转移性疾病负担，因此不属于当前选择接受细胞减少性肾切除术的典型患者。

这个试验的结果一直在综述和其他专业讨论中被广泛提及。一个普遍的结论，由于 SURTIME 试验提前终止而具有一定局限性，但进行系统治疗试验可能成为选择适合从细胞减少性肾切除术（CRN）中受益的合适患者的"试金石"。类似地，该研究暗示，对于在系统治疗中出现快速疾病进展的患者来说，若行 CRN 预后仍然不佳时，不建议这些患者接受 CRN。

六、转移性肾癌的主动监测

随着靶向药物的出现，对于转移灶体积较小且无症状的患者，许多临床医生更倾向于在进行完肾癌根治性切除手术后采取主动监测的策略[29]。这是基于以下观察到的事实：尽管转移性疾病可能会迅速进展，但其也可能表现出稳定或缓慢进展的特点。前瞻性研究表明，寡转移性疾病患者在接受 TKI 治疗直至疾病出现明显进展之前，其生存率不会受到影响[30,31]。这一观点得到了支持，因为接受以治愈为目的的肾切除术、但随后出现转移性复发的患者实际上已经历了一次减瘤性肾切除术（CRN）。显然，这些患者在诊断时已患有亚临床转移病灶，在之后的影像学随访中缓慢进展。若临床医生能接受进行主动监测并且推迟全身治疗，则对于转移灶低负荷的患者，CRN 可能是一种合适的首次干预方法。

通过这种方法，患者可以在相当长的一段时间内接受全身治疗，从而避免随之而来的毒性不良反应。并值得一提的是，全身治疗很少能够达到治愈，所以这样反而有望能为患者争取到更多的时间。对于转移负荷极小的患者，应考虑采用 CRN 和延迟全身治疗的管理模式，因为这种模式不太可能影响总体生存率并且能有效减少与全身治疗相关的并发症。据报道，这种模式的中位进展时间为 12 个月，CRN 后立即接受全身治疗的中位进展时间为 14 个月[32]。

第三节　免疫肿瘤学时代的影响

随着抗免疫肿瘤学（Immuno-Oncology，IO）药物被用于治疗转移性肾癌，减瘤性肾切除术（CRN）

的地位进一步变得不确定。尽管 CRN 的益处有限，但其为全身状态良好的患者提供了生存优势，尤其是对于接受细胞因子免疫刺激剂（IFN）治疗的患者。然而，当前的 IO 药物相比于 IFN 更为精准和有效。尚需进一步研究以确定减瘤性肾切除术是否能在适当的患者群体中增强这些抗肿瘤免疫药物的疗效，正如曾经 CRN 与干扰素（IFN）联合应用时所体现出的效果。不同的是，IFN 是一种相对原始且可能疗效有限的免疫治疗剂。

目前，纳武单抗、伊匹木单抗和帕博利珠单抗是最广泛使用的药物。这些药物可以单独使用，也可与其他 IO 药物或酪氨酸激酶抑制剂（TKI）联合使用。与以往的 TKI 试验类似，IO 研究中也包括了大量之前接受肾切除术的患者。在 CHECKMATE 214[33] 中，这是最早证明 IO 优于 TKI 的研究之一，其中80% 的患者曾接受过肾切除术。尽管 TKI 似乎基本上是延长寿命的药物，但 IO 可能会导致一些患者产生深刻的治疗反应，甚至可能完全缓解。

鉴于抗肿瘤免疫药物与以往的全身治疗方法在效果和机制上存在差异，CRN 作用存疑。最近的回顾性研究 [34,35] 支持继续在全身治疗之前进行 CRN，尽管显然需要进行更多的临床试验来明确定义这一角色。从理论上讲，如果原始肿瘤"启动"免疫系统对于 IO 治疗的有利反应至关重要，那么与 CRN 和 TKI 组相比，首次进行 CRN（在 IO 治疗之前）的患者可能会出现较差的治疗反应，但目前尚未有相关报告。IO 的并发症可能相当严重，总体而言，其毒性似乎要高于 TKI。因此，需要考虑推迟系统治疗的管理策略，以使患者能够获得更多的时间。因此，对于低体积转移性疾病患者以及需要接受系统治疗的特定患者子集，CRN 可能会继续作为初始干预步骤。需要进行临床试验以明确定义适合接受 CRN 的患者。

第四节　如何选择适合减瘤性肾切除术的患者

转移性肾细胞癌（mRCC）的临床进程表现出多样性，涵盖从急性快速进展到缓慢或间歇性进展的全谱。现有证据表明，对于快速进展的病例，手术干预的效果相对有限，然而，在缓慢进展或对全身治疗有显著反应的病例中，手术可能带来明显益处。通过对肿瘤部位，包括原发病灶的局部管理，有可能预防或延缓全身治疗的需求。因此，减瘤性肾切除术（CRN）仍将作为低负荷转移灶和对全身治疗反应良好的患者的一种治疗选项。精准的病例选择至关重要，这需要依赖于有效的客观评估标准，以预测单一患者的疾病进展模式及治疗反应。

为了精准挑选适宜接受手术的患者，多种评估工具已经被研发出，包括纪念斯隆·凯特琳癌症中心（MSKCC）评分和较新的 IMDC 风险分级模型 [26,36]。IMDC 模型的评估参数详见表 19.1。

表 19.1　IMDC 风险分层标准

IMDC 风险因素	风险分层
1. 从诊断到全身治疗的时间<1 年 2. Karnofsky 生活质量评分<80 3. 血红蛋白<正常下限 4. 中性粒细胞>正常上限 5. 校正后钙水平>正常上限 6. 血小板>正常上限	优良——0 个风险因素 中等——1 个或 2 个风险因素 差——3 个或更多风险因素

这些风险评估模型主要基于肿瘤学预后预测工具，旨在预测最初接受肾切除术后出现转移复发并随后接受酪氨酸激酶抑制剂（TKI）治疗的患者的生存期。在手术病例的选择中，这些模型综合考虑了多个关键参数，包括：良好的全身状态；预期中转移性疾病将缓慢进展；表征不良预后的副肿瘤综合征（如血液学异常）。

除此之外，多个权威的肿瘤治疗中心也已经公布了更注重手术干预的风险分层模型。这些模型综合考虑了多种因素，包括转移部位的数量、特异性转移部位（如肝、骨、脑和淋巴结）、全身性症状、局部疾病进展的程度，以及肿瘤内部的组织分级和坏死等[28,37-39]。在一项实用性研究中[40]，对包括之前所提及的 10 种预后模型进行了外部验证。结果显示，尽管这些模型在性能上相近，但它们均未能在鉴别哪些患者适合接受减瘤性肾切除术方面展现出明显优势。此外，血浆和基因标志物也被广泛研究，以更全面地预测转移性患者对全身治疗的反应率和预后。然而，至今尚无特别有效的标志物应用于临床。尽管目前的研究表明，客观标准有可能通过对患者肿瘤基因表型的分析来确定，这将在后面的章节中讨论。

关于减瘤性肾切除术的其他适应证，在某些特定的临床环境下，肾切除术可能会被考虑，即使这并不符合减瘤或姑息治疗的标准。肾细胞癌可能与体腔内肿瘤扩散及其相关的风险有关，如体腔阻塞、心力衰竭、肝淤血、Budd-Chiari 综合征和反复肺栓塞等，这些因素可能使患者无法接受全身治疗。对于适合手术的选定患者，可考虑进行减瘤性肾切除术，以便他们有机会接受全身治疗。

出血和疼痛是可能出现的并发症，这些可以通过在开始全身治疗之前先进行手术来避免。在 CARMENA 研究中，只有 3% 的患者在未进行减瘤性肾切除术的情况下开始使用舒尼替尼，随后因这些原因需要紧急进行肾切除术。

相反，对于有症状的患者，最初的减瘤性肾切除术可能是有益的，尽管这将被视为一种姑息性手术。一项关于转移性 RCC 症状控制的研究报告称，分别有 43% 和 71% 的患者在进行减瘤性肾切除术后，其局部和全身症状得到了缓解或改善[41,42]。对于局部症状，91% 的患者见效。当然，手术的风险必须与可能通过其他方式实现的症状控制进行权衡。据报道，姑息性肾切除术的主要并发症和死亡率分别为 10% 和 3%。还有人担心，手术的发病率或延误和随后疾病的进展可能使患者无法接受全身治疗：在某些系列中，这一比例已被报告为 12%，但在其他系列中高达 40%[43]。

目前尚不确定肾切除术是否会改善副肿瘤综合征。关于减瘤性肾切除术后副肿瘤综合征改善的文献证据极为有限：81% 的患者术后钙水平恢复正常，但在这一系列中仅有 11 例患者[44]。有趣的是，最有可能出现副肿瘤症状缓解或改善的患者是原发肿瘤负担非常大且转移病灶体积最小的患者。

第五节 未来研究展望

一直以来，研究人员矢志不渝地探索哪些患者能从减瘤性肾切除术中获益，在全身治疗方法日趋多样化的当下，这个研究领域日新月异、千变万化。目前，对于患者的筛选主要依赖于其临床特征和生理状况，这些因素综合反映了患者在面对手术和系统性治疗时的疾病负担和生理适应能力。然而，能够预测个体肿瘤行为的客观数据将更具临床应用价值。

在过去的 10 年里，肾细胞癌的基因组学研究在揭示关键基因突变方面取得了显著突破 [41,45]。初步研究已经尝试将这些基因组参数融入到现有的风险分级体系之中 [46]。这些努力进一步拓展了我们对 RCC 长期演变复杂性的理解，这一演变实际上横跨了数十年 [47]。肿瘤进展涉及一系列特定的突变，这些突变共同决定了肿瘤行为的多样性。因此，单一患者的原发疾病可能包含多个不同的肿瘤克隆，而转移病变通常源于这些克隆中的少数几个 [48]。

最终，我们有望通过深入分析转移性病灶的基因组，准确识别将从 CRN 中获得临床益处的患者群体，并确定何时进行这种治疗——是在开始系统性治疗之前还是之后。此外，初步的 CRN 也可作为一种策略，通过对原发肿瘤中的各个克隆进行全面基因组分析，以便为每位患者定制最适宜的系统性治疗方案，这一点可能在单纯依赖活检的情况下难以实现。

总的来说，未来 CRN 的患者筛选将可能更多地依赖于肿瘤自身的基因组特性，而非仅仅基于患者的临床表现。

第六节 总结

随着免疫治疗时代的来临，研究者正在努力寻找高质量的临床证据，以期让减瘤性肾切除术在标准治疗方案中拥有一席之地 [49,50]。但研究者们也同样遇到了 CARMENA 和 SURTIME 研究中遇到的问题：如果研究的纳入标准并不能准确体现目前临床实际应用情况，那么研究结果可能并不具备普遍性。通过对原发灶和转移灶的分子特征的差异化分析，我们将能够在初诊时，先适当地对转移性肾细胞癌患者进行分类，并提高现有风险分层模型的准确性；然后，我们可以决定：对哪些患者需要进行干预，应该采取哪种治疗方案以及何时需要进行治疗。

目前，我们需倚重精准的临床评估来筛选适宜接受减瘤性肾切除术的患者，同时也需综合考虑以下几个关键原则：①每个患者的决策应在多学科团队的帮助下进行，特别是在肿瘤科医生和泌尿外科医生之间达成共识；②考虑疾病的哪个方面是患者管理的优先事项，是原发病灶、个体转移或系统性转移，并首先治疗这些病变；③注意 CARMENA 的教训——对风险较高的多部位转移患者进行预先手术并不能改善预后；④对于许多患者来说，针对原发肿瘤的症状和潜在并发症进行手术仍然是维持生活质量的合适选择。

关键点

- 减瘤性肾切除术是指在已确诊转移性疾病的患者中，手术移除原发性肾细胞癌，目的是延长患者生存时间。
- 最初采用这种方法是在观察到移除原发肿瘤可以诱导转移性疾病消退，然而这种情况很罕见。
- 在一些患者中，CRN 可以使患者在较长的时间内采取主动监测，避免直接开始全身治疗，直到转移性灶进展。
- 世纪之交的随机对照试验表明，与单独使用干扰素相比，CRN 与免疫疗法药物（如干扰素）联合使用时可以带来生存优势。
- 最近的随机对照试验对这一疗效提出了质疑，因已出现更有效的靶向治疗，但将这些疗法推广到临床实践中存在问题。
- 随着新的全身治疗方法的出现，CRN 的角色可能需要反复重新评估。
- 选择适合进行 CRN 的患者仍然是一个关键挑战。使用临床因素和患者全身状态评分预测能从 CRN 中获益的评分系统仍不可靠，仍需要主诊医师良好的临床判断。
- 对肾细胞癌的遗传学研究正在迅速发展，通过客观检测并预测适合进行减瘤性肾切除术的患者有望在未来应用于临床。

参考文献

1. Bumpus H. The apparent disappearance of pulmonary metastasis in a case of hypernephroma following nephrectomy. J Urol. 1928;20(2):185–192.
2. Barney JD, Churchill E. Adenocarcinoma of the kidney with metastasis to the lung: cured by nephrectomy and lobectomy. J Urol. 1939;42(3):269–276.
3. Middleton R. Surgery for metastatic renal cell carcinoma. J Urol. 1967;97(6):973–977.
4. Snow RM, Schellhammer PF. Spontaneous regression of metastatic renal cell carcinoma. Urology. 1982;20(2):177–181.
5. Marcus SG, Choyke PL, Reiter R, et al. Regression of metastatic renal cell carcinoma after cytoreductive nephrectomy. J Urol. 1993;150(2 Pt 1):463–466.
6. Sakula A. Spontaneous regression of pulmonary metastases secondary to carcinoma of kidney. Br J Dis Chest. 1963;57:147–152.
7. Uzzo RG, Rayman P, Kolenko V, et al. Renal cell carcinoma-derived gangliosides suppress nuclear factor-kappaB activation in T cells. J Clin Invest. 1999;104(6):769–776.
8. Wang X, Lopez R, Luchtel RA, et al. Immune evasion in renal cell carcinoma: biology, clinical translation, future directions. Kidney Int. 2021;99(1):75–85.
9. Kawashima A, Kanazawa T, Kidani Y, et al. Tumour grade signifcantly correlates with total dysfunction of tumour tissue-inflitrating lymphocytes in renal cell carcinoma. Sci Rep. 2020;10(1):6220.
10. Ono M. Molecular links between tumor angiogenesis and infammation: infammatory stimuli of macrophages and cancer cells as targets for therapeutic strategy. Cancer Sci. 2008;99(8):1501–1506.

11. Jackson BL, Fowler S, Williams ST, British Association of Urological Surgeons (BAUS)-Section of Oncology. Perioperative outcomes of cytoreductive nephrectomy in the UK in 2012. BJU Int. 2015;116(6):905–910.

12. Hrushesky WJ, Murphy GP. Current status of the therapy of advanced renal carcinoma. J Surg Oncol. 1977;9(3):277–288.

13. Oevermann K, Buer J, Hoffmann R, et al. Capecitabine in the treatment of metastatic renal cell carcinoma. Br J Cancer. 2000;83(5):583–587.

14. Quesada J. Role of interferons in the therapy of metastatic renal cell carcinoma. Urology.1989;34(4, suppl):80–83.

15. Rosenberg SA, Yang JC, White DE, et al. Durability of complete responses in patients with metastatic cancer treated with high-dose interleukin-2: identifcation of the antigens mediating response. Ann Surg. 1998;228(3):307–319.

16. Flanigan RC, Salmon SE, Blumenstein BA, et al. Nephrectomy followed by interferon alfa-2b compared with interferon alfa-2b alone for metastatic renal-cell cancer. N Engl J Med. 2001;345(23):1655–1659.

17. Mickisch GH, Garin A, van Poppel H, et al. European Organisation for Research and Treatment of Cancer (EORTC) Genitourinary Group. Radical nephrectomy plus interferon-alfa-based immunotherapy compared with interferon alfa alone in metastatic renalcell carcinoma: a randomised trial. Lancet.2001;358(9286):966–970.

18. Walther MM, Alexander RB, Weiss GH, et al. Cytoreductive surgery prior to interleukin-2-based therapy in patients with metastatic renal cell carcinoma. Urology. 1993;42(3):250–257. Discussion 7–8

19. Motzer RJ, Hutson TE, Tomczak P, et al. Sunitinib versus interferon alfa in metastatic renal-cell carcinoma. N Engl J Med. 2007;356(2):115–124.

20. Choueiri TK, Xie W, Kollmannsberger C, et al. The impact of cytoreductive nephrectomy on survival of patients with metastatic renal cell carcinoma receiving vascular endothelial growth factor targeted therapy. J Urol. 2011;185(1):60–66.

21. Petrelli F, Coinu A, Vavassori I, et al. Cytoreductive nephrectomy in metastatic renal cell carcinoma treated with targeted therapies: a systematic review with a meta-analysis. Clin Genitourin Cancer. 2016;14(6):465–472.

22. Méjean A, Ravaud A, Thezenas S, et al. Sunitinib alone or after nephrectomy in metastatic renal-cell carcinoma. N Engl J Med. 2018;379(5):417–427.

23. The ASCO Post. 2018 ASCO: Carmena trial compares nephrectomy plus adjuvant sunitinib vs sunitinib alone in metastatic RCC 2018. Available from: www.ascopost.com/news/58905.

24. Motzer RJ, Russo P. Cytoreductive nephrectomy - patient selection is key. N Engl J Med. 2018;379(5):481–482.

25. Flanigan RC. Re: Sunitinib alone or after nephrectomy in metastatic renal-cell carcinoma. Eur Urol. 2019;75(5):876–877.

26. Motzer RJ, Bacik J, Murphy BA, et al. Interferon-alfa as a comparative treatment for clinical trials of new therapies against advanced renal cell carcinoma. J Clin Oncol. 2002;20(1):289–296.

27. Bex A, Mulders P, Jewett M, et al. Comparison of immediate vs deferred cytoreductive nephrectomy in patients with synchronous metastatic renal cell carcinoma receiving sunitinib: the SURTIME Randomized Clinical Trial. JAMA Oncol. 2019;5(2):164–170.

28. Culp SH, Tannir NM, Abel EJ, et al. Can we better select patients with metastatic renal cell carcinoma for cytoreductive nephrectomy? Cancer. 2010;116(14):3378–3388.

29. Pickering LM, Mahgoub MO, Mukherji D. Is observation a valid strategy in metastatic renal cell carcinoma? Curr Opin Urol. 2015;25(5):390–394.

30. Rini BI, Dorff TB, Elson P, et al. Active surveillance in metastatic renal-cell carcinoma: a prospective, phase 2 trial. Lancet Oncol. 2016;17(9):1317–1324.

31. Harrison MR, Costello BA, Bhavsar NA, et al. Active surveillance of metastatic renal cell carcinoma: Results

from a prospective observational study (MaRCC). Cancer.2021;127(13):2204–2212.

32. Bex A, Bruijn R, Noe A, et al. Time to targeted therapy after cytoreductive nephrectomy (CN) and surveillance in patients with synchronous unresectable metastases of renal cell carcinoma (RCC). J Clin Oncol. 2016;34(2_suppl):604.

33. Motzer RJ, Tannir NM, McDermott DF, et al. Nivolumab plus ipilimumab versus sunitinib in advanced renal-cell carcinoma. N Engl J Med. 2018;378(14):1277–1290.

34. Bakouny Z, Xie W, Dudani S, et al. Cytoreductive nephrectomy (CN) for metastatic renal cell carcinoma (mRCC) treated with immune checkpoint inhibitors (ICI) or targeted therapy (TT): A propensity score-based analysis. J Clin Oncol. 2020;38(6_suppl):608.

35. Ishihara H, Takagi T, Kondo T, et al. Prognostic impact of systemic therapy change in metastatic renal cell carcinoma treated with cytoreductive nephrectomy. Jpn J Clin Oncol. 2021;51(2):296–304.

36. Heng DY, Xie W, Regan MM, et al. Prognostic factors for overall survival in patients with metastatic renal cell carcinoma treated with vascular endothelial growth factor-targeted agents: results from a large, multicenter study. J Clin Oncol. 2009;27(34):5794–5799.

37. Leibovich BC, Cheville JC, Lohse CM, et al. A scoring algorithm to predict survival for patients with metastatic clear cell renal cell carcinoma: a stratifcation tool for prospective clinical trials. J Urol. 2005;174(5):1759–1763. Discussion 63.

38. Karakiewicz PI, Briganti A, Chun FK, et al. Multiinstitutional validation of a new renal cancer-specifc survival nomogram. J Clin Oncol. 2007;25(11):1316–1322.

39. Margulis V, Shariat SF, Rapoport Y, et al. Development of accurate models for individualized prediction of survival after cytoreductive nephrectomy for metastatic renal cell carcinoma. Eur Urol. 2013;63(5):947–952.

40. Westerman ME, Shapiro DD, Tannir NM, et al. Survival following cytoreductive nephrectomy: a comparison of existing prognostic models. BJU Int. 2020;126(6):745–753.

41. Sato Y, Yoshizato T, Shiraishi Y, et al. Integrated molecular analysis of clear-cell renal cell carcinoma. Nat Genet. 2013;45(8):860–867.

42. Alessandro L, Giuseppe F, Giuseppe R, et al. Cytoreductive nephrectomy in metastatic patients with signs or symptoms: implications for renal cell carcinoma guidelines. Eur Urol. 2020;78(3):321–326. https://doi.org/10.1016/j. eururo.2020.05.014.

43. Bhindi B, Abel EJ, Albiges L, Bensalah K, et al. Systematic review of the role of cytoreductive nephrectomy in the targeted therapy era and beyond: an individualized approach to metastatic renal cell carcinoma. Eur Urol. 2019;75(1):111–128.

44. Walther MM, Patel B, Choyke PL, et al. Hypercalcemia in patients with metastatic renal cell carcinoma: effect of nephrectomy and metabolic evaluation. J Urol. 1997;158(3 Pt 1):733–739.

45. Cancer Genome Atlas Research Network. Comprehensive molecular characterization of clear cell renal cell carcinoma. Nature. 2013;499(7456):43–9. https://doi.org/10.1038/nature12222.

46. Voss MH, Reising A, Cheng Y, et al. Genomically annotated risk model for advanced renal-cell carcinoma: a retrospective cohort study. Lancet Oncol. 2018;19(12):1688–1698.

47. Turajlic S, Xu H, Litchfeld K, et al. Deterministic evolutionary trajectories infuence primary tumor growth: TRACERx renal. Cell. 2018;173(3):595–610.e11.

48. Turajlic S, Xu H, Litchfeld K, et al. Tracking cancer evolution reveals constrained routes to metastases: TRACERx renal. Cell. 2018;173(3):581–594.e12.

49. Deferred cytoreductive nephrectomy in synchronous metastatic renal cell carcinoma: the NORDIC-SUN-Trial (NORDIC-SUN) clinicaltrials.gov: U.S. National Library of Medicine; 2019. Available from: https://clinicaltrials.gov/ct2/show/NCT03977571.

50. Comparing the outcome of immunotherapy-based drug combination therapy with or without surgeryto remove the kidney in metastatic kidney cancer, the PROBE Trial (PROBE) clinicaltrials.gov: USNational Library of Medicine; 2020. Available from: https://www.clinicaltrials. gov/ct2/show/NCT04510597.

第二十章 肾尿路上皮细胞癌和其他非透明细胞肾细胞癌

Óscar Rodríguez Faba, Ferran Algaba, Alberto Breda, Joan Palou　著

宋家墩，王　正　译

第一节　肾尿路上皮细胞癌

尿路上皮细胞癌（urothelial cell carcinomas，UCC）是发达国家中的第四大常见肿瘤。其中，膀胱癌（bladder cancer，BC）占据了所有 UCC 的 90%~95%，而上尿路上皮细胞癌（upper urinary tract urothelial cell carcinoma，UUT-UCC）仅占 5%~10%[1]。诊断时，UUT-UCC 在肾盂中的发病率是输尿管中的 2 倍[2]。在科森蒂诺（Cosentino）等人发表的一篇涉及 450 例患者的回顾性文章中提到，有 76 例（17%）的患者同时伴有原发性 UUT-UCC 和 BC。其中 25 例（34%）患者的原发性 UUT-UCC 位于肾盏和（或）肾盂，8 例（11%）位于上部输尿管，37 例（49%）位于下部输尿管。在原发性肾盏/肾盂、上输尿管和下输尿管的 UUT-UCC 患者中，分别有 10%、18% 和 33% 的患者合并 BC。多变量分析显示，UUT-UCC 的位置是预测是否合并 BC 的唯一因素[3]。遗传性 UUT-UCC 占所有 UUT-UCC 的 20%，并与遗传性非息肉性结肠癌相关。与巴尔干肾病相关的马兜铃酸和非那西丁的摄入，也已被证实与 UUT-UCC 有关[4]。

UUT-UCC 的诊断基于实验室影像和内镜检查。尿细胞学阳性提示高级别 UUT-UCC。荧光原位杂交增加了尿细胞学的敏感性，但同时降低了特异性[5]。多层螺旋 CT 尿路造影（computed tomography urography，CTU）可以提供诊断 UTUC 的最高成像精度。

相较于 CTU，氟脱氧葡萄糖正电子发射断层扫描/计算机断层扫描（FDG-PET/CT）在检测转移方面具有更高的灵敏度（85% vs. 50%）[6]。内镜检查，尤其是柔性输尿管镜检查（ureteroscopy，URS），是获取肿瘤分期、分级和外观信息的重要工具[6]。术前预测模型有助于提高预测精度并辅助决策。长期吸烟、术前的肾盂积水以及肿瘤位于肾盂的位置都被视为疾病进展的预测因素[7]。高风险肿瘤与以下因素相关：肾盂积水、肿瘤直径 >2 cm、高级别的细胞学结果、高级别 URS 活检、多发性疾病、既往因膀胱癌进行的膀胱切除手术，以及异常的组织学结果[1]。根治性肾输尿管切除术是治疗高危肿瘤的首选，并应与淋巴结清扫和膀胱袖状切除结合进行。此外，为减少随访期间膀胱内复发的可能性，建议进行单次膀胱内化疗灌注。对于低危肿瘤患者及输尿管远端的高危肿瘤患者，首选治疗方案应为保肾治疗[1]。

第二节 非透明细胞肾癌

一、概述

肾恶性肿瘤中有 85% 是起源于肾小管上皮的不同部位的肾细胞癌。其中，透明细胞肾细胞癌占成人肾肿瘤的 80%，其余 20% 是非透明细胞肾癌（non-clear cell renal cell carcinoma，non-ccRCC）。non-cc-RCC 是一个持续受到修订并有新亚型且不断被识别的异质性肿瘤。这些亚型各自具有独特的分子特性，并且它们在临床表现和治疗反应上也有所不同。2016 年的 WHO 组织学分类是基于 RCC 的遗传、分子和组织学特点 [8]。尽管乳头状和嫌色 RCC 占 non-ccRCC 的 80%[9]，但也发现了其他多种亚型（表 20.1），对这些生物学上存在差异的亚型进行了解至关重要。

表 20.1 non-ccRCC 的肿瘤类型

低度恶性潜能的多房囊性肾肿瘤
乳头状肾细胞癌
遗传性平滑肌瘤病和肾细胞癌综合征相关性肾细胞癌
肾嫌色细胞癌
集合管癌
肾髓质癌
MiT（小眼相关转录因子）家族易位性肾细胞癌
琥珀酸脱氢酶缺陷相关的肾细胞癌
黏液样小管状和梭形细胞癌
管状囊性肾细胞癌
获得性囊性疾病相关性肾细胞癌
透明细胞乳头状肾细胞癌
未分类的肾细胞癌

二、低度恶性潜能的多房囊性肾肿瘤

低度恶性潜能的多房囊性肾肿瘤（multilocular cystic renal neoplasm of low malignant potential，MCRCC）是 RCC 的一个罕见亚型。多数患者没有明显症状，常在其他医学检查中偶然被发现。MCRCC 占 RCC 的 4% 并且在 20~70 岁的女性中更为常见。单从影像学上，MCRCC 与其他复杂的囊性肾病变是难以区分的。而囊性形态在活组织检查中并非总能检测到，因此，其确诊主要依赖于手术切除后的病理学特征 [10]。CT 静脉造影显示出该肿瘤的多房性结构。从组织学角度观察，其由多个厚的间隔隔开的囊肿构成，这些间隔上排列着单层的透明细胞，这些细胞与低级别的 ccRCC（LOH 3p）有相同的特征（图 20.1）。这些肿瘤配对盒基因 8（paired box gene 8，PAX8）、碳酸酐酶 IX（car-bonic anhydrase IX，CA IX）、细胞角蛋白（cytokeratin，CK）7 和 CK34βE12 均呈阳性 [11]。最近的一个大型 MCRCC 研究队列进一步证实了其良好的预后，因此被重新定义为低度恶性潜能的多房囊性肾肿瘤 [12]。

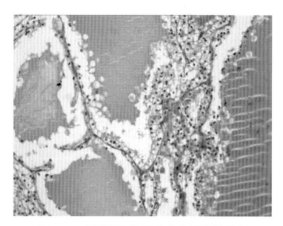

图 20.1　低度恶性潜能的多房囊性肾肿瘤

三、乳头状肾细胞癌

乳头状肾细胞癌（pRCC）是 RCC 的第二大常见类型，占比 10%~15%。尽管早期基于形态特点将其分为两种组织学亚型——1 型和 2 型，但随着对 2 型异质性的认识加深，现认为分级在 pRCC 的临床诊断中具有更重要的意义。经典的 1 型 pRCC 往往表现为多灶性疾病，其特点是乳头状和管状结构，上面覆盖着含有碱性细胞质和均一的小椭圆形细胞核的小细胞[13]（图 20.2）。这种类型的 pRCC 与 MET 或表皮生长因子受体（epidermal growth factor receptor，EGFR）的突变[14]及三体增加有关。有以下形态学模式，如具有鳞状细胞和空泡状细胞的双相分化特点、极性翻转，被认为是 pRCC 的亚型。

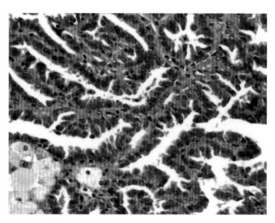

图 20.2　经典乳头状肾细胞癌（1 型）

2 型是分子异质性肿瘤，其特点是乳头上被大细胞覆盖，这些细胞的细胞质呈嗜酸性，细胞核大且球形，核仁明显[13]（图 20.3）。其在临床上通常呈现为具有侵袭性表型的单一肿瘤。此外，对这种形态学亚型的分子研究也发现了多种不同的改变，其中一些与 SETD2 突变、CDKN2A 突变或 TFE3 融合[14]有关，而另一些与延胡索酸水合酶（fumarate hydratase，FH）突变有关[9]。因此，部分此类肿瘤目前正在经历重新分类的过程，这减少了被认为是高级别的纯乳头状 RCC 的病例数量。两种亚型都有典型的 AMACR 表达。

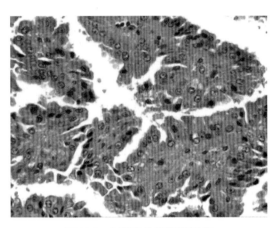

图 20.3   2 型乳头状肾细胞癌

四、遗传性平滑肌瘤病和肾细胞癌综合征相关性肾细胞癌

遗传性平滑肌瘤病和肾细胞癌（HLRCC）综合征相关性肾细胞癌是一种常染色体显性遗传疾病，特点是与 FH 突变相关，并伴有多发性皮肤平滑肌瘤、子宫平滑肌瘤和 RCC 的各种表现[15]。此病也被称为多发性皮肤和子宫平滑肌瘤（MCUL）和 Reed 综合征，Reed 在 1973 年首次报道这种疾病[16]。最初的研究表明，在组织学上，HLRCC 肿瘤总是具有 2 型乳头状 RCC 的形态，但近期的研究报道了其他组织学类型，包括乳头状、管状乳头状、管状、实性、囊性肿瘤，以及集合管样癌和肉瘤样分化[17]。最典型的形态学特征是存在大的嗜酸性核仁，并围绕它们有一个光环，使它们的外观类似于病毒包涵体（图 20.4）。大多数肿瘤是单侧和孤立的，并经常伴有转移性疾病[16]。散发病例较为常见，并被称为延胡索酸水合酶（FH）缺陷癌。

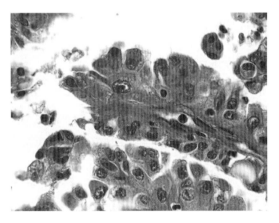

图 20.4   延胡索酸水合酶缺陷癌

五、肾嫌色细胞癌（ChRCC）

肾嫌色细胞癌的特征为具有精细网状细胞质的大细胞，在苏木精 - 伊红染色下可显示为透明或嗜酸性（图 20.5）。细胞角蛋白 7（CK7）和 CD117（c-kit）在 ChRCC 中呈弥散性阳性，且此亚型常伴有染色体丢失。ChRCC 的预后较为乐观，其进展和转移的倾向相对较低。诊断时，仅有 1.3% 的患者出现

远处转移，而 5 年和 10 年癌症特异性生存率（cancer-specific survival，CSS）分别为 93% 和 88.9%[18]。肉瘤样变化及 pT 分期是 ChRCC 侵袭性的独立预测指标[19,20]。与嗜酸细胞瘤的鉴别诊断是一个核心议题。一些证据表明 ChRCC 与嗜酸细胞瘤之间存在密切的关联。首先，两者都与集合管系统的闰细胞及其线粒体 DNA 的异常更改有关。其次，最近报道了一些同时存在并发嗜酸细胞瘤与 ChRCC 的病例，以及被称为"肾嗜酸细胞增生"的多灶性嗜酸细胞管状转化病例。此外，ChRCC 中的某些区域在超微结构上与嗜酸细胞瘤相似，这些被称为"杂交肿瘤"。

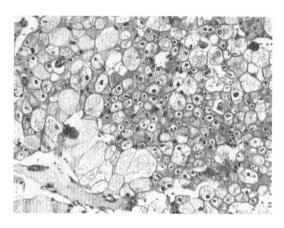

图 20.5　肾嫌色细胞癌

六、集合管癌

集合管癌（Collecting Duct Carcinoma，CDC），亦称贝利尼管癌，源自肾集合小管的一种高度侵袭性肾细胞癌。在诊断时，近 50% 的患者已存在转移，且预后不佳。CDC 更常见于中老年患者。该肿瘤类型中可检测到整合酶相互作用蛋白 -1（integrase interactor-1 proteins，INI-1）的表达[21]。

七、肾髓质癌

肾髓质癌（RMC）是一种与镰状细胞贫血密切相关的高度侵袭性恶性肿瘤。其典型特征为未分化细胞伴间质多形性白细胞的浸润，同时表达 OCT3/4 蛋白。部分学者认为 RMC 可能是集合管癌的一种未分化形态。

八、MiT（小眼相关转录因子）家族易位性肾细胞癌

易位相关 RCC（translocation-associated RCC，tRCC）是一种少见的 RCC 亚型，其显著特征是涉及 TFE3 或 TFEB 位点的反复基因重排。TFE3 和 TFEB 均为小眼转录因子（MiT）家族成员，这一家族主导着黑素细胞与破骨细胞的分化过程，而 MiT 家族的基因融合能够启动特定的分子通路，这些通路可以通过免疫组化和荧光原位杂交分析来探测[22]。tRCC 在 40 岁以下的年轻患者中较为常见。在组织学上，镜下可见到乳头状、实质或复杂结构，其中存在大的透明细胞、上皮样细胞和不规则的钙化[9]。该类型的肿瘤预后不佳，其临床表现呈现出较强的侵袭性，尤其在老年人群中更为明显[23]。

九、琥珀酸脱氢酶缺陷相关的肾细胞癌

这是一种在 2016 年 WHO 分类中新近被认定的肾细胞癌类型[24]。与之相关的是 *SDH* 基因的种系突变，同时此突变也与神经节旁瘤 / 嗜铬细胞瘤和胃肠道间质瘤有关。此肿瘤多见于年轻人。组织构造上，该肿瘤由实质的团块或小管构成，且经常出现囊性变化。其独特的组织学特征是细胞质内的空泡或包涵体（图 20.6）。明确诊断需进行 *SDH* 亚基 B 的免疫染色测试。低级别的肿瘤预后相对较好，但具有高级别细胞核、肉瘤样变化或凝固性坏死的肿瘤预后较差。针对此类肿瘤，建议进行长期的随访[25]。

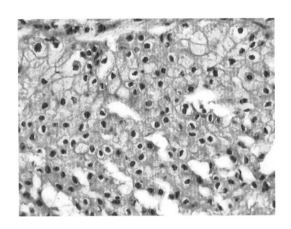

图 20.6 琥珀酸脱氢酶缺陷相关的肾细胞癌

十、黏液样小管状和梭形细胞癌

黏液样小管状和梭形细胞癌（mucinous tubular and spindle cell carcinoma，MTSRCC）是一种罕见的 RCC 亚型，其组织结构特点是小管内的立方形细胞与纺锤形细胞的混合，并伴随不同量的黏液样基质存在（图 20.7）。该类型的 RCC 在女性中较为常见，平均诊断年龄为 53 岁。据报道，MTSRCC 与肾结石和终末期肾病存在某种关联[26]。免疫组化标记，例如，CK7、CK19、EMA、波形蛋白和 AMACR，在肿瘤细胞中呈阳性表达。与其他类型的肾细胞癌患者相比，MTSRCC 患者术后预后更为乐观[27]。

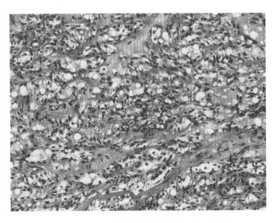

图 20.7 黏液样小管状和梭形细胞癌

十一、管状囊性肾细胞癌

管状囊性肾细胞癌（Tubulocystic Renal Cell Carcinoma，TCRCC）多见于五六十岁的男性。从大体上观察，其是一种界限清晰、未被包膜的肿瘤，并经常伴有囊性部分（如 Bosniak Ⅲ 与Ⅳ类）。显微镜下，可见不同直径的囊性结构，由核突出的单层上皮细胞覆盖（图 20.8）。免疫组化显示肿瘤细胞呈波形蛋白和 α- 甲基酰 -CoA 消旋酶（α-methylacyl-CoA racemase，AMACR）阳性。在分子层面，TCRCC 表现为 17 号染色体的增加，即三体征[28]。通常，TCRCC 的临床进展相对缓慢，仅有少数病例表现出疾病进展或转移的情况[29]。目前，尚未确定针对转移性 TCRCC 的靶向治疗策略，但有一些病例报告提到，使用舒尼替尼和依维莫司治疗可以获得部分疗效[30]。

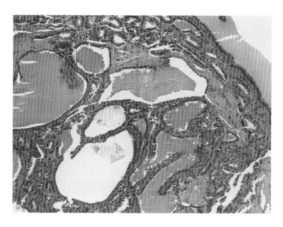

图 20.8　管状囊性肾细胞癌

十二、获得性囊性疾病相关性肾细胞癌

获得性囊性疾病相关性肾细胞癌（acquired cystic disease-associated renal cell carcinoma，ACD-RCC）主要是在肾获得性囊性疾病（ACD）患者中观察到的。其是发生在 ACD 和终末期肾病的患者中的主要 RCC 亚型[31]。从宏观上看，这些肿瘤通常边界清晰，切面颜色从褐色到红褐色或浅棕色变化。偶尔可以看到出血或坏死区域。从组织学角度看，肿瘤表现为新生细胞的微囊状或筛网状结构，这些细胞在草酸盐晶体沉积的背景下具有深嗜酸到嗜酸肿瘤样的细胞质[32]。最近一项涉及 40 例 ACD-RCC 患者的多机构研究显示，在 36 例（90%）可以获得随访资料的患者中，11% 的患者出现了不良反应：其中 2 例出现局部复发，1 例出现多处内脏转移并最终死于此疾病，还有 1 例仅在区域性淋巴结中出现转移[33]。

十三、透明细胞乳头状肾细胞癌（CCP-RCC）

这种肿瘤由多种结构组成，包括乳头状、管状 / 腺泡状、囊状以及固体片状或巢状结构，其细胞质清晰，并且核位于细胞顶部[34]。与 pRCC 或 ccRCC 不同，这种肿瘤没有典型的遗传异常[35]。免疫组化分析显示，肿瘤细胞中广泛表达 CK7 和 CA9（呈杯状分布），而 AMACR、RCC Ma 和 TFE3 则明显缺失。遗传学上，这种肿瘤没有透明细胞 RCC 或乳头状 RCC 的典型特征。在预后方面，CCP-RCC 患者通常表现良好[35]。

十四、未分类的肾细胞癌

根据 WHO 2016 年肾细胞癌分类，未分类 RCC 被定义为一种诊断分类，而不是具体的疾病实体。其用于描述不符合任何已经公认的亚型定义的肾肿瘤，且可能涉及多种已知亚型的综合征 [8]。这类肿瘤中有以透明细胞、嗜酸细胞以及黏液细胞为主的细胞形态；乳头状、纯肉瘤样、巢状、实状、管状及管状乳头状结构也可能出现 [36]。对于未分类 RCC 的患者，潜在的分子变化可能会指引治疗策略的选择。尽管这些治疗目标仍需在临床试验中验证，但我们期望在未来，随着对这些目标的进一步研究，精准医学的应用将会持续拓展 [37]。

十五、非透明细胞肾癌的未来

自从 2016 年 WHO 对 RCC 进行了分类以来，已经识别出多种与先前描述的不完全吻合的新的 RCC 模式。因此，现代文献已经纳入了非透明细胞肾癌（non-ccRCC）的新型实体描述 [24]。尽管其中一些新实体在分子层面上显示出不同，但很多新型实体是否代表真实的解剖学与临床上的独立实体仍待进一步明确。尽管如此，这些新的研究发现对于统一疾病实体的定义具有重要意义，并且为我们提供了开发新疗法的机会。

参考文献

1. Roupret M, Babjuk M, Comperat E, et al. European Association of Urology guidelines on upper urinary tract urothelial carcinoma: 2017 update. Eur Urol. 2018;73:111–122.

2. Favaretto RL, Shariat SF, Chade DC, et al. The effect of tumor location on prognosis in patients treated with radical nephroureterectomy at Memorial Sloan- Kettering Cancer Center. Eur Urol. 2010;58:574–80.

3. Cosentino M, Palou J, Gaya JM, et al. Upper urinary tract urothelial cell carcinoma: location as a predictive factor for concomitant bladder carcinoma. World J Urol. 2013;31:141–145.

4. Roupret M, Yates DR, Comperat E, et al. Upper urinary tract urothelial cell carcinomas and other urological malignancies involved in the hereditary nonpolyposis colorectal cancer (Lynch syndrome) tumor spectrum. Eur Urol. 2008;54:1226–1236.

5. Reynolds JP, Voss JS, Kipp BR, et al. Comparison of urine cytology and fluorescence in situ hybridization in upper urothelial tract samples. Cancer Cytopathol. 2014;122:459–467.

6. Tanaka H, Yoshida S, Komai Y, et al. Clinical value of 18F-fluorodeoxyglucose positron emission tomography/ computed tomography in upper tract urothelial carcinoma: impact on detection of metastases and patient management. Urol Int. 2016;96:65–72.

7. Isbarn H, Jeldres C, Shariat SF, et al. Location of the primary tumor is not an independent predictor of cancer specific mortality in patients with upper urinary tract urothelial carcinoma. J Urol. 2009;182:2177–2181.

8. Moch H, Cubilla AL, Humphrey PA, et al. The 2016 WHO classification of tumours of the urinary system and male genital organs-part A: renal, penile, and testicular tumours. Eur Urol. 2016;70:93–105.

9. Escudier B, Porta C, Schmidinger M, et al. Renal cell carcinoma: ESMO Clinical Practice Guidelines for diagnosis, treatment and follow-up dagger. Ann Oncol. 2019;30:706–720.Urothelial Cell Carcinoma of the Kidney and Other Non-clear Cell Renal Cell Carcinomas 233.

10. Palmeiro MM, Niza JL, Loureiro AL, et al. Unusual renal tumour: multilocular cystic renal cell carcinoma. BMJ Case Rep. 2016; https://doi.org/10.1136/bcr-2016-214386.

11. Brimo F, Atallah C, Li G, et al. Cystic clear cell papillary renal cell carcinoma: is it related to multilocular clear cell cystic neoplasm of low malignant potential? Histopathology. 2016;68:666–672.

12. Tretiakova M, Mehta V, Kocherginsky M, et al. Predominantly cystic clear cell renal cell carcinoma and multilocular cystic renal neoplasm of low malignant potential form a low-grade spectrum. Virchows Arch. 2018;473:85–93.

13. Delahunt B, Eble JN. Papillary renal cell carcinoma: a clinicopathologic and immunohisto- chemical study of 105 tumors. Mod Pathol. 1997;10:537–544.

14. Cancer Genome Atlas Research Network, Linehan WM, Spellman PT, et al. Comprehensive molecular characterization of papillary renal-cell carcinoma. N Engl J Med. 2016;374:135–145.

15. Launonen V, Vierimaa O, Kiuru M, et al. Inherited susceptibility to uterine leiomyomas and renal cell cancer. Proc Natl Acad Sci U S A. 2001;98:3387–3392.

16. Mehrtens S, Veitch D, Kulakov E, et al. A case of hereditary leiomyomatosis and renal cell carcinoma. Case Rep Dermatol Med. 2016;2016:3793986.

17. Wei MH, Toure O, Glenn GM, et al. Novel mutations in FH and expansion of the spectrum of phenotypes expressed in families with hereditary leiomyomatosis and renal cell cancer. J Med Genet. 2006;43:18–27.

18. Volpe A, Novara G, Antonelli A, et al. Chromophobe renal cell carcinoma (RCC): oncological outcomes and prognostic factors in a large multicentre series. BJU Int. 2012;110:76–83.

19. Amin MB, Paner GP, Alvarado-Cabrero I, et al. Chromophobe renal cell carcinoma: histomorphologic characteristics and evaluation of conventional pathologic prognostic parameters in 145 cases. Am J Surg Pathol. 2008; 32:1822–1834.

20. Casuscelli J, Becerra MF, Seier K, et al. Chromophobe renal cell carcinoma: results from a large single-institution series. Clin Genitourin Cancer. 2019;17(5):373–379.e4.

21. Seo AN, Yoon G, Ro JY. Clinicopathologic and molecular pathology of collecting duct carci noma and related renal cell carcinomas. Adv Anat Pathol. 2017;24:65–77.

22. Magers MJ, Udager AM, Mehra R. MiT family translocation-associated renal cell carcinoma: a contemporary update with emphasis on morphologic, immunophenotypic, and molecular mimics. Arch Pathol Lab Med. 2015;139:1224–1233.

23. Argani P, Reuter VE, Zhang L, et al. TFEB-amplified renal cell carcinomas: an aggressive molecular subset demonstrating variable melanocytic marker expression and morphologic heterogeneity. Am J Surg Pathol. 2016;40:1484–1495.

24. Trpkov K, Hes O. New and emerging renal entities: a perspective post-WHO 2016 classification. Histopathology. 2019;74:31–59.

25. Wang G, Rao P. Succinate dehydrogenase-deficient renal cell carcinoma: a short review. Arch Pathol Lab Med. 2018;142:1284–1288.

26. Nouh MA, Kuroda N, Yamashita M, et al. Renal cell carcinoma in patients with end-stage renal disease: relationship between histological type and duration of dialysis. BJU Int. 2010;105:620–627.

27. Sun N, Fu Y, Wang Y, et al. Mucinous tubular and spindle cell carcinoma of the kidney: a case report and review of the literature. Oncol Lett. 2014;7:811–814.

28. Yang XJ, Zhou M, Hes O, et al. Tubulocystic carcinoma of the kidney: clinicopathologic and molecular characterization. Am J Surg Pathol. 2008;32:177–187.

29. Bhullar JS, Thamboo T, Esuvaranathan K. Unique case of tubulocystic carcinoma of the kidney with sarcomatoid features: a new entity. Urology. 2011;78:1071–1072.

30. Banerjee I, Yadav SS, Tomar V, et al. Tubulocystic renal cell carcinoma: a great imitator. Rev Urol. 2016;18:118–121.

31. Foshat M, Eyzaguirre E. Acquired cystic disease-associated renal cell carcinoma: review of pathogenesis, morphology, ancillary tests, and clinical features. Arch Pathol Lab Med. 2017;141:600–606.

32. Kuroda N, Naroda T, Tamura M, et al. Acquired cystic disease- associated renal cell carcinoma: a clinicopathological study of seven cases. Pol J Pathol. 2017;68:306–311.

33. Przybycin CG, Harper HL, Reynolds JP, et al. Acquired cystic disease-associated renal cell carcinoma (ACD-RCC): a multiinstitutional study of 40 cases with clinical follow-up. Am J Surg Pathol. 2018;42:1156–1165.

34. Gobbo S, Eble JN, Grignon DJ, et al. Clear cell papillary renal cell carcinoma: a distinct histopathologic and molecular genetic entity. Am J Surg Pathol. 2008;32:1239–1245.

35. Kuroda N, Tanaka A. Recent classification of renal epithelial tumors. Med Mol Morphol. 2014;47:68–75.

36. Perrino CM, Grignon DJ, Williamson SR, et al. Morphological spectrum of renal cell carcinoma, unclassified: an analysis of 136 cases. Histopathology. 2018;72:305–319.

37. Sirohi D, Smith SC, Agarwal N, et al. Unclassified renal cell carcinoma: diagnostic difficulties and treatment modalities. Res Rep Urol. 2018;10:205–217.

第二十一章　肾癌的精神健康、心理和生活质量相关影响

Asanga Fernando, Sahil Suleman, Joanne Butler, Poorna Nagasinghe　著

包业炜，陈　童　校

第一节　概述

近年来，不论是放射抗癌治疗、手术抗癌治疗，还是药物抗癌治疗均取得了快速发展。然而，在癌症治疗中，对心理和精神疾病进行有效及时的评估、识别和管理方面仍有很大需求。本章将重点介绍在肾癌治疗中所面临的这些挑战。值得注意的是，未充分认识或治疗癌症相关心理疾病会严重影响患者、医护人员及其背后的家庭。笔者主张，作为临床医生，应认识到探讨的常见问题，以及医生可以将患者转诊至循证评估和管理这些患者的机构。

癌症患者中约有 10% 在确诊癌症 1 年内需要正规的心理和精神健康支持。而令人担忧的是，约有 73% 的癌症患者其抑郁症没有得到有效治疗。在癌症患者各治疗阶段，抑郁症都未被充分认识和治疗。有必要强调，癌症患者的自杀风险比年龄、性别相匹配的一般人群高。肾癌亦不例外，从诊断、生存直至生命终结，均对患者的心理健康产生深刻而又互相联系的影响。笔者意识到有必要进一步了解癌症与心理健康共发病之间的内在关联，并且为切实满足患者及照护者需求，有必要在临床癌症治疗中更大程度地整合且更好地适应精神卫生服务。

第二节　肾癌的心理影响

肾癌对患者在适应及面临治疗结果不确定性方面提出一系列重大挑战，尤其是在复发风险尚存的情况下。疾病本身会严重影响到自我形象、身份认同、家庭关系和社会角色。这些心理社会因素是癌症经历中的常见部分，可能对疾病适应、生活质量和潜在的生存结果产生影响。

肾癌的心理社会影响已超越诊断影响，并延伸至管理中。为了解患者对其治疗的看法，一项调查肾细胞癌患者的潜在挫折来源的研究发现，71.5% 的受访者报告称他们在治疗过程中遭受了情感或现实方面的挫折，且已验证非透明细胞组织与挫折情绪相关。最常见的主题包括对复发或进展的恐惧（15.8%）、对癌症治疗的不信任（12.9%）和缺乏适当的信息（9.8%）。对转移性肾细胞癌患者进行心理社会困扰筛查发现，最常见的原因包括身体和功能问题（如疲劳、疼痛、睡眠、行动能力）、现实问题（交通、

财务）和情感问题（家庭的应对能力）。

也有一些迹象表明，心理社会因素会影响癌症的结果。在一项针对肾细胞癌患者的研究中，报告有高积极情绪和低抑郁症状的患者其生存结果明显改善，即使在控制预后风险后，这些患者与报告低积极影响和高抑郁症状的患者相比，其死亡率降低了 50%。

英国国家卫生与临床优化研究所（National Institute for Health and Care Excellence，NICE）关于改善泌尿系统肿瘤疗效的指导意见，强调了临床心理学家和联络精神病学家等专业心理健康专家与泌尿科团队保持密切联系的重要性。重要的是，受肾癌影响而报告重大相关痛苦的患者比例远远高于自我报告社会心理支持需求的患者。

第三节　肾癌患者的健康相关生活质量及生活方式

随着治疗方案的发展和肾癌患者寿命的延长，近年来的方案已经转向关注如何最大限度地改善肾癌患者健康相关生活质量（health-related quality of life，HRQoL）。

心理社会因素对肾癌患者健康相关生活质量（HRQoL）有相当大的影响，事实上，与疾病相关因素相比，这些因素与生活质量的关系更为密切。鉴于在肾癌患者群体中已经确定了一系列可预防和可治疗的心理社会问题（如抑郁、焦虑、睡眠困难、对癌症复发的恐惧和疼痛管理），以及他们在影响结果方面的重要作用，故而临床医生的早期干预和教育尤为重要。

除了诊断和治疗可能带来的更广泛的心理挑战外，不同治疗的特定不良反应也会在一系列领域（例如生理、心理、社会、实际）对健康相关生活质量（HRQoL）带来具体挑战，并且其发生发展的程度不同。由于临床医生对其可见度或易评价程度不同，故肾癌患者在生活质量的负担方面亦存在差异。虽然临床上会考虑到一些因素（例如，疼痛、活动能力、恶心），但许多 HRQoL 的组成部分在这个群体中可能会被忽视。例如，肾癌患者的性功能通常较慢性病患者差，这反过来又对他们的心理产生重要影响。因此，重要的是临床医生通常采取整体全面的方法（通常使用经过验证的工具）来评估已经具有挑战性的疾病和治疗概况的 HRQoL。

第四节　治疗对心理和精神的影响

泌尿系统恶性肿瘤的手术治疗会引发焦虑和抑郁，这与治疗的辅助效应有关，如住院、疼痛和心理生理变化，后者包括身体结构的改变、尿失禁和性功能障碍[1]。心理困扰会对手术结果产生负面影响，阻碍术后恢复和康复。与接受其他泌尿系统恶性肿瘤手术的患者相比，肾癌患者的术前焦虑和抑郁程度更高[1]。

研究表明，与保留较多肾实质患者相比，行根治性肾切除术的患者焦虑和抑郁程度更高，生活质量更低，尽管证据远不能作为结论。

最后，尽管化疗药物在肾细胞癌治疗中的使用有限，但必须强调，在使用化疗药物的情况下（主要用于治疗罕见的移行细胞癌），临床医生需要意识到 5- 氟尿嘧啶（5-FU）等传统药物可能对情绪低落和认知障碍产生的影响，并需明确可能产生的药理学相互作用。

第五节　肾癌患者的临床评估和精神状态检查

肾癌有多种源于疾病和治疗的症状。不同研究报告的癌症患者情绪困扰患病率差异很大[2]。在非转移性肾细胞癌的诊断和治疗过程中，女性的心理困扰明显更高[3]。局限性肾细胞癌最突出的症状是烦躁、疲劳、担忧和睡眠障碍[4]。

肾癌患者并发焦虑、抑郁及创伤后应激症状的频率不断增加[5]。抑郁症是预测肾细胞癌患者生存的关键因素，可能与皮质醇及炎症生物学失调有关[6]。一项横断面研究显示，中国膀胱癌和肾癌患者抑郁和焦虑症的患病率较高[7]。

癌症患者重度抑郁的诊断方法多种多样[8]。已经对癌症患者抑郁症的各种不同的有效筛查工具进行了回顾[9,10]，重要的是认识到这些工具。然而，英国癌症中心所使用的整体需求评估地一部分且被广泛使用的抑郁量表，并不足以用来单独鉴别重度抑郁症[11]，也不应该代替详细病史及心理状态检查。

霍奇金（Hodgkiss）[11]强调，只有在发现精神疾病后有清晰的治疗路径，筛查才能带来更好的治疗。在评估患者的情绪时[11]，重要的是考虑到抑郁和焦虑的生理和身体症状通常不能可靠地反映癌症患者的情绪。应重点关注抑郁症的心理症状，包括绝望、无助和无价值感、快感缺失（丧失体验快乐的能力）以及自杀的念头和计划。

肾细胞癌患者的创伤后应激症状（posttraumatic stress symptoms，PTSS）既可以单独出现，也可以与抑郁症一同发生[12]。焦虑和抑郁在一起出现时，往往与较差的社会心理和治疗结果、较差的生活质量、较差的治疗依从性、较慢的恢复、较高的自杀风险和较高的成本利用相关[13]。英国一项大型全国性队列研究发现，泌尿系统恶性肿瘤患者自杀的可能性是普通人的 5 倍[14]。

因此，临床医生进行风险评估至关重要，因为癌症患者有很高的自杀风险。应努力探究自杀的意图、计划和准备程度，同时还要考虑其他风险，如自我忽视、治疗参与度低以及在认知障碍背景下被利用的风险。

临床医生应专注于完成全面生理—心理—社会临床评估，综合考察患者需求[15]。这可能包括精神和身体健康状况的全面病史、精神状态检查、风险因素和发生时间考察。

对于肾癌患者，应该对其认知功能和情绪进行适当评估。鉴于存在脑转移的可能性，临床检查时如果存在认知障碍，则需要进行脑部影像学检查。若临床上考虑到甲状腺功能减退的可能性，尤其是使用血管内皮生长因子受体（vascular endothelial growth factor receptor，VEGFR）抑制剂时，应考虑监测甲状腺功能。

关键点

- 肾癌患者可能受到心理和精神并发症的影响，对此已研发出有效的循证治疗方法。
- 在所有的癌症中，约有 10% 的患者在确诊后 1 年内需要正式的心理和精神健康支持。
- 作者主张以多学科团队（multi-disciplinary team，MDT）为基础，对癌症患者的心理和精神健康合并症进行评估和管理，并在当地由具有管理癌症患者专业知识的专家提供咨询、心理学和精神病学服务。临床医生应熟悉当地癌症心理支持和心理保健的循证转诊途径。
- 笔者强调，要认识到 CoVid-19 大流行对癌症患者的不利影响，以及对他们的癌症病程和心理健康造成的不利影响。
- 服务整合还应考虑研究和教育合作的机会 [14]。
- 令人担忧的是，约 73% 合并抑郁症的癌症患者并未得到有效的抑郁症治疗。
- 抑郁症在癌症患者的各个治疗阶段均未得到充分认识和治疗。
- 肾癌的社会心理影响不仅限于诊断，还包括治疗过程。
- 在评估患者情绪时，应重点关注抑郁症的心理症状，包括绝望、无助和无价值感、快感缺乏（失去体验快乐的能力）以及自杀意念和计划，因为生物学表现不是癌症患者情绪状况的可靠标志。
- 随着治疗方案的发展和肾癌患者寿命的延长，人们更加重视测量和最大限度地提高与健康相关的生活质量（HRQoL）。

参考文献

1. Pastore A, Maruccia S, Mir AB, et al. Psychological distress in patients undergoing surgery for urological cancer: a prospective single centre cross- sectional study. Eur Urol Suppl. 2017;16(3). https://doi.org/10.1016/s1569-9056(17)30729-30727.

2. Linden W, V odermaier A, Mackenzie R, et al. Anxiety and depression after cancer diagnosis: prevalence rates by cancer type, gender, and age. J Affect Disord. 2012;141(2–3):343–351. https://doi.org/10.1016/j.jad.2012.03.025.

3. Ajaj R, Cáceres JOH, Berlin A, et al. Gender- based psychological and physical distress differences in patients diagnosed with non- metastatic renal cell carcinoma. World J Urol. 2020. https://doi.org/10.1007/s00345- 019-03057-2.

4. Harding G, Cella D, Robinson D, et al. Symptom burden among patients with renal cell carcinoma (RCC): content for a symptom index. Health Qual Life Outcomes. 2007;5(1). https://doi.org/10.1186/1477- 7525-5-34.

5. Li M, Wang L. The associations of psychological stress with depressive and anxiety symptoms among Chinese bladder and renal cancer patients: the mediating role of resilience. PloS One. 2016;11(4). https://doi.org/10.1371/journal.pone.0154729.

6. Cohen L, Cole SW, Sood AK, et al. Depressive symptoms and cortisol rhythmicity predict survival in patients with renal cell carcinoma: role of inflammatory signaling. PloS One. 2012;7(8). https://doi.org/10.1371/journal.pone.0042324.

7. Yang Y-L, Liu L, Li M-Y , et al. Psychological disorders and psychosocial resources of patients with newly diagnosed bladder and kidney cancer: a cross-sectional study. PloS One. 2016;11(5). https://doi.org/10.1371/journal.pone.0155607.

8. Breitbart W, Bruera E, Chochinov H, et al. Neuropsychiatric syndromes and psychological symptoms in patients with advanced cancer. J Pain Symptom Manage. 1995;10(2):131–141. https://doi.org/10.1016/0885-3924(94)00075-v.

9. Mitchell AJ, Bultz BD. Psychological assessment in psychopharmacology. In: Psychopharmacology in oncology and palliative care. Berlin: Springer; 2014;49–67.

10. Vodermaier A, Linden W, Siu C. Screening for emotional distress in cancer patients: a systematic review of assessment instruments. J Natl Cancer Inst. 2009;101(21):1464–1488.

11. Hodgkiss A. Biological psychiatry of cancer and cancer treatment. Oxford: Oxford University Press; 2016.

12. Thekdi SM, Milbury K, Spelman A, et al. Posttraumatic stress and depressive symptoms in renal cell carcinoma: association with quality of life and utility of single-item distress screening. Psychooncology. 2015;24(11):1477–84. https://doi.org/10.1002/pon.3758.

13. Brintzenhofe-Szoc KM, Levin TT, Li Y , et al. Mixed anxiety/depression symptoms in a large cancer cohort: prevalence by cancer type. Psychosomatics. 2009;50(4):383–391. https://doi.org/10.1176/appi.psy.50.4.383.

14. Afshar M, Bardoli A, Tanner J-R, et al. Patients with urological malignancy are 5 times more likely to commit suicide: a large national cohort study. Eur Urol Suppl. 2018;17(2). https://doi.org/10.1016/s1569- 9056(18)30920-5.

15. Bostwick JM, Pabbati C, Geske JR, et al. Suicide attempt as a risk factor for completed suicide: even more lethal than we knew. Am J Psychiatry. 2016;173(11):1094–1100. https://doi.org/10.1176/appi.ajp.2016.15070854.

第二十二章　微创手术培训

Elio Mazzone, Sergi Beato, Alexandre Mottrie　**著**

吴　涵 **译**

蒋文韬 **校**

第一节　概述

　　微创手术（MIS）是泌尿外科广泛采用的手术方式[1]（图 22.1）。然而，是否采用这种方法取决于不同的因素。例如，微创手术经验不足、经济原因、缺乏培训和担心并发症都会导致选择开放手术而非 MIS。与开放性手术相比，MIS 已被证明具有诸多优势，如术后疼痛和不良反应减少、出血量较少、住院时间缩短以及更好的美容效果[2-4]。此外，MIS 的肿瘤控制和功能效果等手术结局并不劣于开放手术。

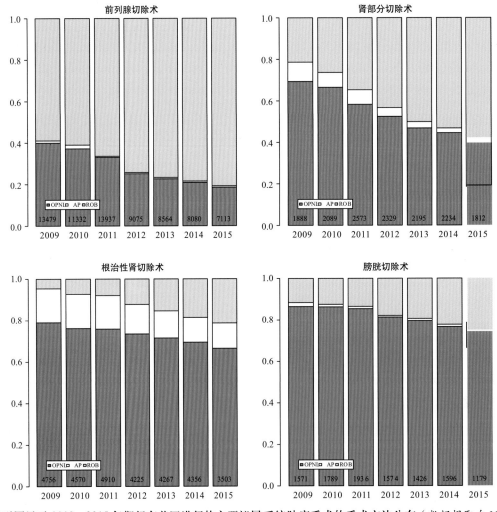

图 22.1　条形图显示 2009—2015 年期间在美国进行的主要泌尿系统肿瘤手术的手术方法分布（数据提取自 National Inpatient Sample database）

迄今为止，腹腔镜手术是一些外科手术（如根治性肾切除术）的金标准，并且正在迅速扩大使用，如根治性前列腺切除术、根治性膀胱切除术或肾部分切除术。因此，在腹腔镜和机器人手术方面的培训是当前文献日益关注的议题[5,6]。

传统的培训模式，如 Halsted 理论[7]（"看一次，做一次，教一次"）已经过时，新一代外科医生的学习方式需要变革。然而，对于充分培训的需求面临着工作时间减少和伦理考虑等限制，这增加了实现最佳培训的难度。

获得执行手术所需技能并取得最佳表现的时间被称为学习曲线。具体地说，学习曲线通过图形表示外科经验增加与手术结果改善之间的概念[8]。通常在学习曲线中评估的手术效果与技术层面（如手术时间、输血率）、并发症、肿瘤学和（或）功能结果有关。与经验更丰富的外科医生相比，处于初始学习阶段的培训者出现手术并发症和术后不良结果的可能性更高[8,9]。基于这一前提，人们提出了多种培训方法，以缩短 MIS 的初始学习曲线阶段，在尽量减少对患者疗效影响的同时逐步增加培训者的责任。本章的目的是描述关于不同培训方法的最新证据，旨在提高 MIS 中的外科技能，尤其是机器人辅助泌尿外科手术，重点是机器人辅助肾部分切除术（RAPN）。

第二节　初始步骤

在培训的第一步，必须掌握基础知识[10]。目标是对 MIS 中不同技术有良好的基本知识、了解手术室环境，并了解特定 MIS 的特点作用，如 Trocar 的放置或机器人的定位。在初始阶段，除对外科技术和 MIS 特点需了解外，还应强调病例观察、电子学习、课程和研讨会。

一、病例观察

在学习的早期阶段，观察经验丰富的外科医生进行 MIS 操作是常见的学习方法。尽管缺乏证据表明这种观察能够提高外科能力，但其可以让学员熟悉手术过程，并为他们在实施手术时提供模仿的最佳范例。此外，这也是一个提出问题以弥补知识差距的机会。虽然文献中没有证据证明其有效性，但这是多种培训模式所推荐的第一步[11,12]。

二、电子学习

计算机技术的使用以灵活的方式提供了易于获取的知识，没有时间或地点的限制，并可以进行评估及获得即时反馈。电子学习有助于简化教育，已成为另一种广泛采用的获取知识的方法[13,14]。

三、课程和研讨会

参加专门技能实验室的课程可以提高学员的积极性和注意力，并有助于更快地提高外科技能。参加定期举办的针对提高特定技能的课程，获得反馈和具体评估，已被证明对大多数参与者的外科表现有益[15,16]。

第三节　模拟训练

使用模拟器可以让外科医生在受控、安全的环境中实施手术，且不会对患者造成风险。此外，模拟器还有助于熟悉新的技术和器械，并有助于提高外科心理素质和视觉空间技能。其还允许任务重复，并可以根据需要中断，提供即时反馈的机会。有报道称，早期使用模拟器可能与降低培训成本、提高患者安全性以及减少错误有关。在其他医学领域，如介入放射学或中心静脉导管置入术中，模拟训练已被证明可以减少并发症[17-19]。已经证明，即使外科医生在约2年内不实施MIS，这一重要步骤所学会的技能也可以随着时间的推移而保留[20]。此外，得益于具有客观评价的标准化平台的应用，模拟训练的使用可以提供学员达到规定的熟练水平并使其具备进行特定手术所需的足够外科技能的记录。这种方法已应用于不同的外科考试，如ESU发起的欧洲基础腹腔镜泌尿外科技能（ESU-initiated european basic laparoscopic urological skills，EBLUS）或腹腔镜手术基础（fundamentals of laparoscopic surgery，FLS）[15,21,22]。不同的模拟训练模型可以分为基础训练模型和高级训练模型。

一、基础训练模型

基础训练模型能够提高基本的腹腔镜技能，如二维视觉、双手灵活性和器械操作以最大限度减少震颤。它们包括：①虚拟现实，虚拟现实是通过软件设计的模拟模型，可以展示完整的泌尿外科手术或用于提高特定技术技能的练习。虚拟现实的优点是无需使用一次性材料就可以方便地使用模拟器，并且所需的监督最少。其提供了客观和透明的指标来分析和评估学员在操作技能方面的表现。尽管具有潜在的优势，但其主要局限性在于高昂的初始成本，而且无法达到与真实病例相媲美的逼真度。然而，随着图形设计和重建反馈的进步，虚拟现实可以成为提高MIS技术技能的理想方法[18,21]；②箱式训练器，箱式训练器是对腹腔镜或机器人手术的手术场景进行物理模拟，需要用到摄像头、显示器和腹腔镜trocar。在箱子内部，使用非活体和合成模型使学员能够学习基础或高级腹腔镜技能，如视觉空间感知或缝合。箱式训练器的优点包括价格低廉、灵活性强、易于获取，并且便携。例如，可以在家中使用[23]。另外，箱式训练器的解剖逼真度低，难以再现组织结构和纹理。有几项研究强调了其益处，将单独使用传统训练与传统训练联合结构化的箱式训练相比，后者对手术技能的提高更加明显[24,25]。

二、高级训练模型

高级训练模型是在重现人体解剖结构和组织的模型中完成复杂手术的理想选择。包括：①动物，活体动物或其部分组织的使用是一种高级模型，可进行完整的泌尿外科手术。动物模型的优点包括组织质地与人体相似、解剖结构类似，并且对于活体模型来说，有机会模拟术中并发症。不过，动物模型价格昂贵并且需要专业人员，以及在使用活体动物时还需要伦理批准。尽管存在这些限制，但在匿名调查问卷中，有经验的学习者更偏好使用动物模型，因为虚拟现实或箱式训练器等非活体模型被认为刺激性较低[26]。例如，在一些泌尿外科机器人手术标准化课程中，无论是根治性前列腺切除术还是肾部分切除术，使用动物模型是在临床实践中受监督操作之前的最后一步[12,27]；②尸体，随着保存方法的现代化，人体尸体的使用可以在外科培训中发挥重要作用，其可以使我们按照真实的解剖结构进行手术。与动物模型相似，人体模型的使用也受到高昂成本和对中心特定设施要求的限制[28]。

　　总之，尽管有这些可用的模拟工具，但没有证据表明任意一种模型在技能习得方面优于其他模型[29]。同时，培训持续时间、任务、设施、指导和可用性也存在争议[16,30]。基于这些证据，结构化培训计划以及标准化评估方法已成为机器人手术领域的优先事项。为实现这一目标，欧洲泌尿外科学会机器人泌尿外科组（European Association of Urology Robotic Urology Section，ERUS）制定了结构化和验证性的泌尿外科课程[11,12]。具体地说，这些课程描述了增加临床前接触的有效的工具：初始步骤包括电子学习模块和观察，下一步是基于模拟的训练（虚拟现实和干/湿实验室），最后是模块化控制台训练，直到掌握所有的操作技巧。在这些课程中，提出了一个关于机器人辅助肾部分切除术（RAPN）的具体培训计划，旨在帮助希望开始进行机器人肾癌手术的外科医生[12]（图 22.2）。在初始的电子学习阶段和一周高强度的临床前模拟训练之后，RAPN 专门路径开始进入临床模块化培训，该培训将完整的 RAPN 案例分为 10 个基本步骤，以便将手术过程分解为可复制的模块进行学习[12]。具体而言，经过 Delphi 共识流程，提出了包括 10 个具体步骤在内的 5 个模块，并根据步骤复杂性逐渐增加进行排序。值得注意的

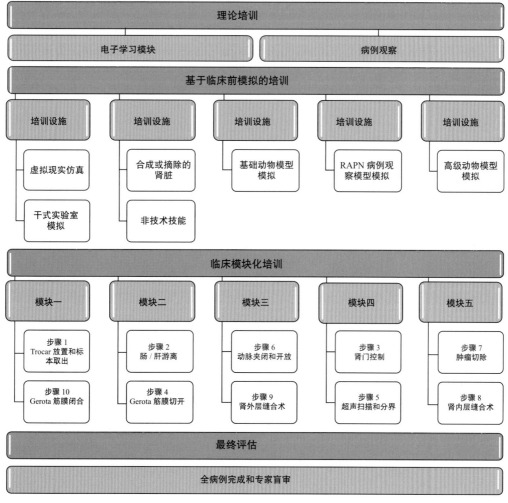

图 22.2　欧洲泌尿外科学会机器人泌尿外科组（ERUS）提出的机器人辅助肾部分切除术（RAPN）课程结构，由修订后的 Delphi 共识流程确定

是，RAPN 课程是第一个在临床环境中得到验证的培训课程，表明与完全由经验丰富的外科医生执行的 RAPN 相比，进行有监督的临床模块化培训对患者预后没有不利影响。这些数据表明，该计划可以通过逐步增加责任，安全地将外科经验从最初阶段过渡到独立完成完整病例的阶段[12]。此外，通过虚拟现实对比课程前后的练习完成指标，证实了 ERUS 基于模拟的训练对学员技能提升的效果[11,21]。

第四节　团队培训和认知/非技术技能

尽管技术技能在外科领域至关重要，但在进行 MIS 操作时，其他能力也是必要的。事实上，经验丰富的外科医生的特点还包括非技术技能，这些技能分为认知技能和社交技能[31]。机器人外科手术的技术复杂性更高，需要充分发展认知能力，包括情景意识、决策和规划能力。同样，我们必须强调社交技能的重要性，包括沟通、团队合作和领导能力。例如，无效的沟通可能导致手术期间 40% 以上的错误[32,33]。其他非技术技能的发展，如团队合作、沟通、领导、情景意识和决策能力，在确保患者安全方面亦发挥着至关重要的作用。

与技术技能类似，参加理论课程和在受控环境中进行实践有助于提高这些能力。研究者已经证明使用基于决策的模拟模型可以提高非技术技能[34]。此外，团队培训可以提高沟通能力、团队整合以及与团队合作相关的决策过程[35]。尽管存在这些替代方案，但文献中关于这个问题存在相互矛盾的证据。具体来说，有些研究显示，双人团队在任务执行上表现更好，但其他研究表明双人团队培训和单人培训的表现相当[36,37]。

第五节　导师制

一旦获得了必要的知识和技能，学习曲线过程的终点应该是在患者身上进行外科手术。在最后阶段，导师的作用变得十分重要[30]。导师这个经典的形象已经出现在历史模型中[7]，可以"现场"分享知识并进行实践教学，以完成技能学习。在这种背景下，模块化教学变得至关重要，因其将手术分成多个步骤，并根据难度级别进行分类。通过这样做，所需的技术技能可以逐步提高，直到学员达到必要的水平以能够实施整台手术。虽然导师通常由学员所在机构的经验丰富的外科医生担任，但目前还有其他可供选择的模式，例如与该领域的专业外科医生建立正式关系。同样，远程指导也是传统导师制的一种替代方式，通过实时视频连线，导师可以在其他地点为手术提供指导。然而，远程指导仍应作为一种实验性研究，其有效性有待验证[10,38]。

第六节　当前细节和未来展望

随着机器人技术的进步，外科医生的培训必须侧重于机器人类型和新的手术技术。独特的是，从临床角度来看，手术培训方案必须适应机器人辅助手术的创新（例如，不同机器人辅助手术平台的临床可用性），以确保在不同中心之间获得几乎相同的临床结果。这种增加的复杂性强调了设计标准化和经过验证的培训计划的根本必要性。尽管尚未就培训方法和技术改进的最佳组合达成最终共识，但提高技术技能的机会越来越多，优化技能评估的新方法也在不断发展[15,22,39,40]，这为未来的 MIS 培训方向提供了乐观的前景。

参考文献

1. Mazzone E, Mistretta FA, Knipper S, et al. Contemporary national assessment of robot-assisted surgery rates and total hospital charges for major surgical uro-oncological procedures in the United States. J Endourol. 2019;33(6):438–447.

2. Leow JJ, Reese SW, Jiang W, et al. Propensity-matched comparison of morbidity and costs of open and robot-assisted radical cystectomies: a contemporary population-based analysis in the United States. Eur Urol. 2014;66(3):569–576.

3. Yaxley JW, Coughlin GD, Chambers SK, et al. Robot-assisted laparoscopic prostatectomy versus open radical retropubic prostatectomy: early outcomes from a randomised controlled phase 3 study. Lancet Lond Engl. 2016;388(10049):1057–1066.

4. Larcher A, Capitanio U, De Naeyer G, et al. Is robot-assisted surgery contraindicated in the case of partial nephrectomy for complex tumours or relevant comorbidities? A comparative analysis of morbidity, renal function, and oncologic outcomes. Eur Urol Oncol. 2018;1(1):61–68.

5. Birch DW, Bonjer HJ, Crossley C, et al. Canadian consensus conference on the development of training and practice standards in advanced minimally invasive surgery. Can J Surg. 2009;52(4):321–327.

6. Janetschek G. Standardized and validated training programs for robot-assisted laparoscopy: the challenge of the future. Eur Urol. 2019;75(5):786–787.

7. Romero P, Günther P, Kowalewski K-F, et al. Halsted's "see one, do one, and teach one" versus Peyton's four-step approach: a randomized trial for training of laparoscopic suturing and knot tying. J Surg Educ. 2018;75(2):510–515.

8. Vickers AJ, Bianco FJ, Serio AM, et al. The surgical learning curve for prostate cancer control after radical prostatectomy. JNCI J Natl Cancer Inst.2007;99(15):1171–1177.

9. Larcher A, Muttin F, Peyronnet B, et al. The learning curve for robot-assisted partial nephrectomy: impact of surgical experience on perioperative outcomes. Eur Urol. 2019;75(2):253–256.

10. Brunckhorst O, Volpe A, van der Poel H, et al. Training, simulation, the learning curve, and how to reduce complications in urology. Eur Urol Focus. 2016;2(1):10–18.

11. Volpe A, Ahmed K, Dasgupta P, et al. Pilot validation study of the European Association of Urology robotic training curriculum. Eur Urol. 2015;68(2):292–299.

12. Larcher A, De Naeyer G, Turri F, et al. The ERUS curriculum for robot-assisted partial nephrectomy: structure defnition and pilot clinical validation. Eur Urol. 2019; https://doi.org/10.1016/j.eururo.2019.02.031.

13. Evgeniou E, Loizou P. The theoretical base of E-learning and its role in surgical education. J Surg Educ. 2012;69(5):665–669.

14. Chumley-Jones HS, Dobbie A, Alford CL. Web-based learning: sound educational method or hype? A review of the evaluation literature. Acad Med J Assoc Am Med Coll. 2002;77(10 Suppl):S86–93.

15. Somani BK, Van Cleynenbreugel B, Gözen A-S, et al. Outcomes of European Basic Laparoscopic Urological Skills (EBLUS) examinations: results from European School of Urology (ESU) and EAU Section of Uro-Technology (ESUT) over 6 years (2013–2018). Eur Urol Focus. 2019; https://doi.org/10.1016/j. euf.2019.01.007.

16. Torres-de la Roche LA, Leicher L, Steljes I, et al. Training and qualifcation in gynecological minimal access surgery: a systematic review. Best Pract Res Clin Obstet Gynaecol. 2019;59:2–11.

17. Achurra P, Lagos A, Avila R, Tejos R, et al. Allowing new opportunities in advanced laparoscopy training using a full high-defnition training box. Surg Innov. 2017;24(1):66–71.

18. Yang C, Kalinitschenko U, Helmert JR, et al. Transferability of laparoscopic skills using the virtual reality simulator. Surg Endosc. 2018;32(10):4132–4137.

19. Gallagher AG, Traynor O. Simulation in surgery: opportunity or threat? Ir J Med Sci. 2008;177(4):283–287.

20. Molinas CR, Campo R. Retention of laparoscopic psychomotor skills after a structured training program depends on the quality of the training and on the complexity of the task. Gynecol Surg. 2016;13(4):395–402.

21. Larcher A, Turri F, Bianchi L, et al. Virtual reality validation of the ERUS simulation-based training programmes: results from a high-volume training centre for robot-assisted surgery. Eur Urol. 2019;75(5):885–887.

22. Cullinan DR, Schill MR, DeClue A, et al. Fundamentals of laparoscopic surgery: not only for senior residents. J Surg Educ. 2017;74(6):e51–e54.

23. Thinggaard E, Konge L, Bjerrum F, et al. Take home training in a simulation-based laparoscopy course. Surg Endosc. 2017;31(4): 1738–1745.

24. Supe A, Prabhu R, Harris I, et al. Structured training on box trainers for frst year surgical residents: does it improve retention of laparoscopic skills? A randomized controlled study. J Surg Educ. 2012;69(5):624–632.

25. Clevin L, Grantcharov TP. Does box model training improve surgical dexterity and economy of movement during virtual reality laparoscopy? A randomised trial. Acta Obstet Gynecol Scand. 2008;87(1):99–103.

26. Shetty S, Zevin B, Grantcharov TP, et al. Perceptions, training experiences, and preferences of surgical residents toward laparoscopic simulation training: a resident survey. J Surg Educ. 2014;71(5):727–733.

27. Ahmed K, Khan R, Mottrie A, et al. Development of a standardised training curriculum for robotic surgery: a consensus statement from an international multidisciplinary group of experts. BJU Int. 2015;116(1):93–101.

28. Lim CP, Roberts M, Chalhoub T, et al. Cadaveric surgery in core gynaecology training: a feasibility study. Gynecol Surg. 2018;15(1).

29. Nagendran M, Toon CD, Davidson BR, et al. Laparoscopic surgical box model training for surgicaltrainees with no prior laparoscopic experience. Cochrane Database Syst Rev. 2014; https://doi.org/10.1002/14651858. CD010479.pub2.

30. De Win G, Everaerts W, De Ridder D, et al. Laparoscopy training in Belgium: results from a nationwide survey, in urology, gynecology, and general surgery residents. Adv Med Educ Pract. 2015;6:55–63.

31. Collins JW, Dell'Oglio P, Hung AJ, et al. The importance of technical and non-technical skills in robotic surgery training. Eur Urol Focus. 2018;4(5):674–676.

32. Gawande AA, Zinner MJ, Studdert DM, et al. Analysis of errors reported by surgeons at three teaching hospitals. Surgery. 2003;133(6):614–621.

33. Lingard L, Espin S, Whyte S, et al. Communication failures in the operating room: an observational classifcation of recurrent types and effects. Qual Saf Health Care. 2004;13(5):330–334.

34. Nguyen N, Watson WD, Dominguez E. Simulation-based communication training for general surgery and obstetrics and gynecology residents. J Surg Educ. 2019;76(3):856–863.

35. Andrew B, Plachta S, Salud L, et al. Development and evaluation of a decision-based simulation for assessment of team skills. Surgery. 2012;152(2):152–157.

36. Zheng B, Verjee F, Lomax A, et al. Video analysis of endoscopic cutting task performed by one versus two

operators. Surg Endosc. 2005;19(10):1388–1395.

37. Seal FB, He W, Pinzon D, et al. Training of laparoscopic novices both individually and in dyads using a simulation task. J Robot Surg. 2020;14(1):29–33.

38. Schlachta CM, Nguyen NT, Ponsky T, et al. Project 6 Summit: SAGES Telementoring Initiative. Surg Endosc. 2016;30(9):3665–3672.

39. Burden C, Fox R, Lenguerrand E, et al. Curriculum development for basic gynaecological laparoscopy with comparison of expert trainee opinions; prospective cross-sectional observational study. Eur J Obstet Gynecol Reprod Biol. 2014;180:1–7.

40. Fisher RA, Dasgupta P, Mottrie A, Volpe A, et al. An over-view of robot assisted surgery curricula and the status of their validation. Int J Surg. 2015;13:115–123.

第二十三章 大数据在肾细胞癌研究与管理中的作用

Hosam Serag, Prashant Patel **著**

包业炜，江爱民 **译**

王　正，周　烨 **校**

第一节　概述

过去的 10 年中，数据生成和计算分析领域取得了巨大的技术进步，导致了"大数据时代"这一术语的产生[1]。"大数据"这个词已经得到广泛使用，可以定义为"由仪器、传感器、互联网交易、电子邮件、视频、点击流以及现在和未来所有其他可用的数字源生成的大型、多样、复杂、纵向和（或）分布式的数据集"[2]。

分析大数据超出了人类单独的能力，它们的出现导致了对机器的依赖。因此，人们开发了许多方法，并将其归为广泛的人工智能（AI）[3]。大数据的使用已经引入到各种科学中，包括医学[4]。

在医学中利用的主要 AI 方法包括机器学习（ML）、自然语言处理（NLP）、深度学习、人工神经网络以及计算机视觉。所有这些方法都依赖于从提供的数据集中识别特征和模式，进而计算算法，然后推断出可以用来支持决策的模型。AI 在医学中的应用包括但不限于电子医疗记录（EMR）和医学影像分析以及精准医疗[5,6]。

AI 的应用已经扩展到泌尿外科领域，就像在其他许多医学专业中一样，以提高泌尿疾病的诊断和预测结果[7]。

肾细胞癌（RCC）是泌尿系统中的常见肿瘤，在男性和女性常见癌症中分别位列第六和第十位[8]。近些年，RCC 的新发病例呈上升趋势，这是由于腹部影像学检查中偶然发现的肾脏肿瘤增加所致[9]。本章旨在总结大数据和人工智能在 RCC 管理中的应用。放射学成像（放射组学）、组织病理学检查（病理组学）以及分子亚型鉴定（基因组学）生成的大数据，结合 AI 技术，能够创造出有潜力的改进 RCC 管理的模型。大数据技术有助于提高 RCC 的诊断准确性，从而将其与其他良性肾脏肿瘤加以鉴别。此外，病理亚型的识别和肿瘤的分级在治疗计划制定中起到关键作用。这些信息有助于预测疾病的发展趋势和患者的预后。目前，日益受到重视的领域是精准医疗，即根据患者的个体特征量身定制治疗方案。另外，大数据技术也被作为一种监测和评估治疗效果的方法。

第二节　肾癌中的基因组学

肾细胞癌中的基因组学研究得益于低成本的基因型阵列和生物库提供的大量样本[10,11]。目前，有多种技术可用于研究基因组，如全外显子组测序（whole-exome sequencing，WES）和全基因组测序（whole-genome sequencin，WGS）。这两种技术都可以提供关于基因组的替换、删除、插入、重复、拷贝数变化、倒位和易位等信息。但由于全基因组测序所提供的数据量庞大，超出了当前人类的解读能力，加上对非编码区域的基因变异的功能性影响难以评估，故而基因组测序在临床医学中尚未被广泛应用[12]。然而，有一些基因已被确认与 RCC 有关，包括 BR-CA1 关联蛋白 1（BAP1）、多溴结合蛋白 1（PBRM1）、SET 结构域包含酶 2（SETD2）和赖氨酸特异性去甲基酶 5C（KDM5C）[13-15]。PBRM1 突变与所有治疗方法中的良好存活率相关，而 BAP1 的缺失和 SETD2 与疾病的高级别和较差的存活率相关[16]。为预测透明细胞 RCC 患者的总体生存率和预后，研究人员评估了基于多个基因表达的生物标志物和特征。李（Li）等人[17]利用癌症基因组图谱数据集创建了一个基于 15 个基因的风险评分模型。与低风险组相比，高风险组的预后和生存率较差。风险评分与原发肿瘤的直径和分级有关。李等人还开发了一个模型来预测透明细胞 RCC 的分期，该模型由 23 个基因组成，准确率为 81.2%，具有良好的区分能力，这些结果超过了先进模型的 72.6% 的准确率和 0.81 的 AUC[18]。

第三节　肾细胞癌中的放射组学

放射组学是指从放射学图像中提取大量高维量化特征以用于决策支持。可以从放射学图像中提取多种量化特征，包括肿瘤直径、形状、形态和实质异质性等相关数据[19]。放射组学在 RCC 中的应用是一个活跃的研究领域，大量的研究已经发表，涉及 RCC 与良性病变的鉴别、分级和治疗反应的评估。

近期的一项系统性回顾和荟萃分析[20]评估了肾癌的放射组学，包括了 57 项研究（总计 4590 例患者）。在这 57 项研究中，22 项研究评估了用于鉴别良性和恶性病变的模型，15 项研究涉及亚型的鉴别，12 项研究调查了治疗反应和预后的预测。

一、鉴别肾细胞癌和良性病变

研究已经探讨了像素分布和纹理特征分析作为量化方法，用于开发识别 RCC 和良性病变之间差异的算法[21]。

脂肪贫乏的肾血管平滑肌脂肪瘤（AML）和肾嗜酸细胞瘤是常见的肾脏肿瘤，有时会被误诊为 RCC，导致不必要的干预[22-24]。

放射组学研究显示，与 RCC 相比，AML 的肿块异质性较小[25]。乌尔施普龙（Ursprung）等人[20]基于十项研究的数据进行了荟萃分析，使用随机效应模型。总结效应大小显示，用于鉴别脂肪贫乏的 AML 和 RCC 的放射组学模型的诊断优势比为 5.89（95%CI：4.02~8.23，$P<0.001$），由于使用的放射组学特征存在相当的变异性，故各项研究之间存在中度异质性。

RCC 和肾嗜酸细胞瘤之间也发现了差异，后者与透明细胞 RCC 相比异质性较低，但比乳头状 RCC 异质性更高，且像素直方图的偏度比 RCC 更负[26]。

二、评估肾细胞癌的侵袭性

对早期和较为缓慢的 RCC 推荐较为保守的管理，因此，需要确定肿瘤的侵袭性[27]。核分级被认为是影响治疗决策的最重要的预后因子之一[28]。遗憾的是，活检上确定核分级具有挑战性，并容易受到取样偏差的影响，约 40% 的病例在手术中核分级升级[29]。放射组学可以帮助识别侵袭性更高的肿瘤的纹理特征。

在之前的研究中，从计算机断层扫描（CT）图像中提取了纹理特征，通过机器学习开发了模型。这些模型能够鉴别透明细胞 RCC 病变的高低分级，准确率在 0.73~0.93[21,30-34]。席达（Schieda）等人[35]开发了一个模型，识别高级染色体移位 RCC 与低级肿瘤，因为前者在未增强的 CT 上更大、吸收度更高、异质性更强。该模型的 AUC 为 0.84。

此外，文德拉米（Vendrami）等人[36]创建了一个从磁共振成像（MRI）纹理特征中提取的模型。他们报告，在传统的定性 MRI 成像特征中添加纹理分析，增加了鉴别 I 型和侵袭性更高的 II 型乳头状 RCC 的可能性。

Big Data 的另一个应用结合了放射组学和遗传分型，被称为放射基因组学，其与特定基因的表达特征相关[37-39]。多种 CT 和 MRI 特征已经被报告与透明细胞 RCC 的基因表达相关，这些特征和基因又与患者的生存、转移和复发相关。放射基因组学可能比基因分型更有价值。透明细胞 RCC 的高度内部突变多样性可能不会反映在单一活检样本上的基因表达分型中。另外，放射基因组学可以从病变的成像特征中推断基因表达分型[40]。

三、治疗反应评估

放射组学可以帮助评估患者对化疗药物的反应，因为反应可能涉及肿瘤特征的变化，而不仅是肿瘤直径。放射组学依赖于提取这些变化的特征，如肿瘤的形态、吸收和增强的变化[41,42]。

第四节　肾细胞癌的病理组学

准确的肾细胞癌分级，特别是透明细胞亚型，对指导治疗和预测疾病预后至关重要。然而，为这些病变分级是具有挑战性的，并且是一个主观的程序，使得诊断因观察者的专业水平而异。几项研究[30,43,44]已经使用 AI 技术开发了基于肾细胞癌病变组织切片的大型数据集的自动化病理系统。这些自动化系统可以提供一个与人类病理学家准确性相当的客观方法以对肾细胞癌进行分级。

这些已开发系统之间存在几个差异，归因于组织切片图像处理的固有变异、提取的特征类型、使用的软件以及分类和分级方法（2 级或 4 级分级）[45]。

关键点

- 许多研究小组都研究了在泌尿科中使用大数据的方法，包括针对肾癌的诊断和治疗。肾细胞癌的早期诊断一直是一个挑战。近年来，其发病率一直在上升，这可能是因为在进行腹部其他非相关疾病的放射线检查时，偶然发现了肾脏肿块所致。

- 大数据的生成已被应用于放射学影像学（放射组学）、组织病理学检查（病理组学）和分子亚型分析（基因组学），并且正在研究人工智能在肾细胞癌管理中的实用性。

- 尽管大数据和 AI 技术在改进肾细胞癌患者的诊断和治疗方面具有潜在价值，但它们在日常实践中的应用仍然滞后，这些技术存在的一些局限性和挑战本身也是阻碍。

- 这些研究在设计和采用的方法中存在广泛的异质性，使得从它们中得到的证据不是很确定。此外，只有少数研究评估了技术的可重复性，或进行了内部和（或）外部验证[20,45]。

- 许多因素导致了方法的异质性。例如，在放射组学中，感兴趣区域的划定 / 分割的类型和方法、用于 CT 或 MRI 图像获取和重建的参数、病变的特点（包括其类型和位置）以及用于纹理特征提取的软件[46]。在病理组学领域也遇到了类似的挑战。

- 另一个关注点是使用 AI 技术的成本；但是据估计，可通过使用大数据技术来识别高风险患者、早期诊断和鉴定恶性病变，以及设计适应个体患者的需求和特点的特定治疗来减少支出[47]。

- 为了在常规临床决策中应用大数据和 AI，首先应该解决这些局限性和挑战。

参考文献

1. Saez-Rodriguez J, Rinschen MM, Floege J, Kramann R. Big science and big data in nephrology. Kidney Int. 2019;95(6):1326–37. https://doi.org/10.1016/j.kint.2018.11.048.

2. Favaretto M, De Clercq E, Schneble CO, Elger BS. What is your defnition of big data? Researchers' understanding of the phenomenon of the decade. PLoS One. 2020;15(2):e0228987.https://doi.org/10.1371/journal.pone.0228987.

3. Topol EJ. High-performance medicine: the convergence of human and artifcial intelligence.Nat Med. 2019;25(1):44–56. https://doi.org/10.1038/s41591-018-0300-7.

4. Andreu-Perez J, Poon CC, Merrifield RD, Wong ST, Yang GZ. Big data for health. IEEE J Biomed Health Informatics. 2015;19(4):1193–208. https://doi.org/10.1109/jbhi.2015.2450362.

5. Shah M, Naik N, Somani BK, Hameed BMZ. Artifcial intelligence (AI) in urology-Current use and future directions: an iTRUE study. Turk J Urol. 2020;46(Suppl. 1):S27–39. https://doi.org/10.5152/tud.2020.20117.

6. Mariani LH, Pendergraft WF 3rd, Kretzler M. Defning glomerular disease in mechanistic terms: implementing an integrative biology approach in nephrology. Clin J Am Soc Nephrol CJASN. 2016;11(11):2054–60. https://doi.org/10.2215/cjn.13651215.

7. Suarez-Ibarrola R, Hein S, Reis G, Gratzke C, Miernik A. Current and future applications of machine and deep learning in urology: a review of the literature on urolithiasis, renal cell carcinoma, and bladder and prostate

cancer. World J Urol. 2020;38(10):2329–47. https://doi.org/10.1007/s00345-019-03000-5.

8. Siegel RL, Miller KD, Jemal A. Cancer statistics, 2018. CA Cancer J Clin. 2018;68(1):7–30.https://doi.org/10.3322/caac.21442.

9. Capitanio U, Montorsi F. Renal cancer. Lancet (London, England). 2016;387(10021):894–906.https://doi.org/10.1016/s0140-6736(15)00046-x.

10. Wuttke M, Köttgen A. Insights into kidney diseases from genome-wide association studies.Nat Rev Nephrol. 2016;12(9):549–62. https://doi.org/10.1038/nrneph.2016.107.

11. Mohan C, Putterman C. Genetics and pathogenesis of systemic lupus erythematosus and lupus nephritis. Nat Rev Nephrol. 2015;11(6):329–41. https://doi.org/10.1038/nrneph.2015.33.

12. Nakagawa H, Fujita M. Whole genome sequencing analysis for cancer genomics and precision medicine. Cancer Sci. 2018;109(3):513–22. https://doi.org/10.1111/cas.13505.

13. Varela I, Tarpey P, Raine K, Huang D, Ong CK, Stephens P, et al. Exome sequencing identifes frequent mutation of the SWI/SNF complex gene PBRM1 in renal carcinoma. Nature.2011;469(7331):539–42. https://doi.org/10.1038/nature09639.

14. Peña-Llopis S, Vega-Rubín-de-Celis S, Liao A, Leng N, Pavía-Jiménez A, Wang S, et al. BAP1 loss defnes a new class of renal cell carcinoma. Nat Genet. 2012;44(7):751–9. https://doi.org/10.1038/ng.2323.

15. Duns G, van den Berg E, van Duivenbode I, Osinga J, Hollema H, Hofstra RM, et al. Histone methyltransferase gene SETD2 is a novel tumor suppressor gene in clear cell renal cell carcinoma. Cancer Res. 2010;70(11):4287–91. https://doi.org/10.1158/0008-5472.Can-10-0120.

16. Aurilio G, Santoni M, Cimadamore A, Massari F, Scarpelli M, Lopez-Beltran A, et al. Renal cell carcinoma: genomic landscape and clinical implications. Expert Rev Precis Med Drug Dev. 2020;5(2):95–100. https://doi.org/10.1080/23808993.2020.1733407.

17. Li P, Ren H, Zhang Y, Zhou Z. Fifteen-gene expression based model predicts the survival of clear cell renal cell carcinoma. Medicine (Baltimore). 2018;97(33):e11839. https://doi.org/10.1097/md.0000000000011839.

18. Li F, Yang M, Li Y, Zhang M, Wang W, Yuan D, et al. An improved clear cell renal cell carcinoma stage prediction model based on gene sets. BMC Bioinformatics. 2020;21(1):232.https://doi.org/10.1186/s12859-020-03543-0.

19. Lubner MG. Radiomics and artifcial intelligence for renal mass characterization. Radiol Clin North Am. 2020;58(5):995–1008. https://doi.org/10.1016/j.rcl.2020.06.001.

20. Ursprung S, Beer L, Bruining A, Woitek R, Stewart GD, Gallagher FA, et al. Radiomics of computed tomography and magnetic resonance imaging in renal cell carcinoma-a systematic review and meta-analysis. Eur Radiol. 2020;30(6):3558–66. https://doi.org/10.1007/s00330-020-06666-3.

21. Bektas CT, Kocak B, Yardimci AH, Turkcanoglu MH, Yucetas U, Koca SB, et al. Clear cell renal cell carcinoma: machine learning-based quantitative computed tomography texture analysis for prediction of fuhrman nuclear grade. Eur Radiol. 2019;29(3):1153–63. https://doi.org/10.1007/s00330-018-5698-2.

22. Hindman N, Ngo L, Genega EM, Melamed J, Wei J, Braza JM, et al. Angiomyolipoma with minimal fat: can it be differentiated from clear cell renal cell carcinoma by using standard MR techniques? Radiology. 2012;265(2):468–77. https://doi.org/10.1148/radiol.12112087.

23. Abrahams NA, Tamboli P. Oncocytic renal neoplasms: diagnostic considerations. Clin Lab Med. 2005;25(2):317–39, vi. https://doi.org/10.1016/j.cll.2005.01.006.

24. Kutikov A, Fossett LK, Ramchandani P, Tomaszewski JE, Siegelman ES, Banner MP, et al. Incidence of benign pathologic fndings at partial nephrectomy for solitary renal mass presumed to be renal cell carcinoma on preoperative imaging. Urology. 2006;68(4):737–40.https://doi.org/10.1016/j.urology.2006.04.011.

25. Yang CW, Shen SH, Chang YH, Chung HJ, Wang JH, Lin AT, et al. Are there useful CT features to differentiate

renal cell carcinoma from lipid-poor renal angiomyolipoma? AJR Am J Roentgenol. 2013;201(5):1017–28. https://doi.org/10.2214/ajr.12.10204.

26. Sasaguri K, Takahashi N, Gomez-Cardona D, Leng S, Schmit GD, Carter RE, et al. Small (< 4 cm) renal mass: differentiation of oncocytoma from renal cell carcinoma on biphasic contrastenhanced CT. AJR Am J Roentgenol. 2015;205(5):999–1007. https://doi.org/10.2214/ajr.14.13966.

27. Volpe A, Finelli A, Gill IS, Jewett MA, Martignoni G, Polascik TJ, et al. Rationale for percutaneous biopsy and histologic characterisation of renal tumours. Eur Urol. 2012;62(3):491–504.https://doi.org/10.1016/j.eururo.2012.05.009.

28. Kapur P, Peña-Llopis S, Christie A, Zhrebker L, Pavía-Jiménez A, Rathmell WK, et al. Effects onsurvival of BAP1 and PBRM1 mutations in sporadic clear-cell renal-cell carcinoma: a retrospective analysis with independent validation. Lancet Oncol. 2013;14(2):159–67. https://doi.org/10.1016/s1470-2045(12)7058-3.

29. Abel EJ, Carrasco A, Culp SH, Matin SF, Tamboli P, Tannir NM, et al. Limitations of preoperative biopsy in patients with metastatic renal cell carcinoma: comparison to surgical pathology in 405 cases. BJU Int. 2012;110(11):1742–6. https://doi.org/10.1111/j.1464-410X.2012.11124.x.

30. Holdbrook DA, Singh M, Choudhury Y, Kalaw EM, Koh V, Tan HS, et al. Automated renal cancer grading using nuclear pleomorphic patterns. JCO Clin Cancer Inform. 2018;2:1–12.https://doi.org/10.1200/cci.17.00100.

31. Ding J, Xing Z, Jiang Z, Chen J, Pan L, Qiu J, et al. CT-based radiomic model predicts high grade of clear cell renal cell carcinoma. Eur J Radiol. 2018;103:51–6. https://doi.org/10.1016/j.ejrad.2018.04.013.

32. Kocak B, Durmaz ES, Ates E, Kaya OK, Kilickesmez O. Unenhanced CT texture analysis of clear cell renal cell carcinomas: a machine learning-based study for predicting histopathologic nucleargrade. AJR Am J Roentgenol. 2019;W1–8. https://doi.org/10.2214/ajr.18.20742.

33. Lin F, Cui EM, Lei Y, Luo LP. CT-based machine learning model to predict the Fuhrman nucleargrade of clear cell renal cell carcinoma. Abdom Radiol (New York). 2019;44(7):2528–34.https://doi.org/10.1007/s00261-019-01992-7.

34. Sun X, Liu L, Xu K, Li W, Huo Z, Liu H, et al. Prediction of ISUP grading of clear cell renal cell carcinoma using support vector machine model based on CT images. Medicine (Baltimore). 2019;98(14):e15022. https://doi.org/10.1097/md.0000000000015022.

35. Schieda N, Lim RS, Krishna S, McInnes MDF, Flood TA, Thornhill RE. Diagnostic accuracy of unenhanced CT analysis to differentiate low-grade from high-grade chromophobe renal cell carcinoma. AJR Am J Roentgenol. 2018;210(5):1079–87. https://doi.org/10.2214/ajr.17.18874.

36. Vendrami CL, Velichko YS, Miller FH, Chatterjee A, Villavicencio CP, Yaghmai V, et al. Differentiation of papillary renal cell carcinoma subtypes on MRI: qualitative and texture analysis. AJR Am J Roentgenol. 2018;211(6):1234–45. https://doi.org/10.2214/ajr.17.19213.

37. Bodalal Z, Trebeschi S, Nguyen-Kim TDL, Schats W, Beets-Tan R. Radiogenomics: bridging imaging and genomics. Abdom Radiol (New York). 2019;44(6):1960–84. https://doi.org/10.1007/s00261-019-02028-w.

38. Karlo CA, Di Paolo PL, Chaim J, Hakimi AA, Ostrovnaya I, Russo P, et al. Radiogenomics of clear cell renal cell carcinoma: associations between CT imaging features and mutations.Radiology. 2014;270(2):464–71. https://doi.org/10.1148/radiol.13130663.

39. Kocak B, Durmaz ES, Ates E, Ulusan MB. Radiogenomics in clear cell renal cell carcinoma: machine learning-based high-dimensional quantitative CT texture analysis in predicting PBRM1 mutation status. AJR Am J Roentgenol. 2019;212(3):W55–w63. https://doi.org/10.2214/ajr.18.20443.

40. Alessandrino F, Shinagare AB, Bossé D, Choueiri TK, Krajewski KM. Radiogenomics in renal cell carcinoma. Abdom Radiol. 2019;44(6):1990–8. https://doi.org/10.1007/s00261-018-1624-y.

41. Goh V, Ganeshan B, Nathan P, Juttla JK, Vinayan A, Miles KA. Assessment of response to tyrosine kinase

inhibitors in metastatic renal cell cancer: CT texture as a predictive biomarker. Radiology. 2011;261(1):165–71. https://doi.org/10.1148/radiol.11110264.

42. Haider MA, Vosough A, Khalvati F, Kiss A, Ganeshan B, Bjarnason GA. CT texture analysis: a potential tool for prediction of survival in patients with metastatic clear cell carcinoma treated with sunitinib. Cancer Imaging. 2017;17(1):4. https://doi.org/10.1186/s40644-017-0106-8.

43. Yeh FC, Parwani AV, Pantanowitz L, Ho C. Automated grading of renal cell carcinoma using whole slide imaging. J Pathol Inform. 2014;5(1):23. https://doi.org/10.4103/2153-3539.137726.

44. Tian K, Rubadue CA, Lin DI, Veta M, Pyle ME, Irshad H, et al. Automated clear cell renal carcinoma grade classifcation with prognostic signifcance. PLoS One. 2019;14(10):e0222641.https://doi.org/10.1371/journal.pone.0222641.

45. Santo BA, Rosenberg AZ, Sarder P. Artifcial intelligence driven next-generation renal histomorphometry. Curr Opin Nephrol Hypertens. 2020;29(3):265–72. https://doi.org/10.1097/mnh.0000000000000598.

46. Kocak B, Durmaz ES, Kaya OK, Ates E, Kilickesmez O. Reliability of single-slice-based 2D CT texture analysis of renal masses: infuence of intra- and interobserver manual segmentation variability on radiomic feature reproducibility. AJR Am J Roentgenol. 2019;213(2):377–83.https://doi.org/10.2214/ajr.19.21212.

47. Palanisamy V, Thirunavukarasu R. Implications of big data analytics in developing healthcare frameworks – a review. J King Saud Univ Comput Inf Sci. 2019;31(4):415–25. https://doi.org/10.1016/j.jksuci.2017.12.007.